プチナース

急性期実習で使える！
周術期看護
第2版
ぜんぶガイド

著 北島泰子 中村充浩

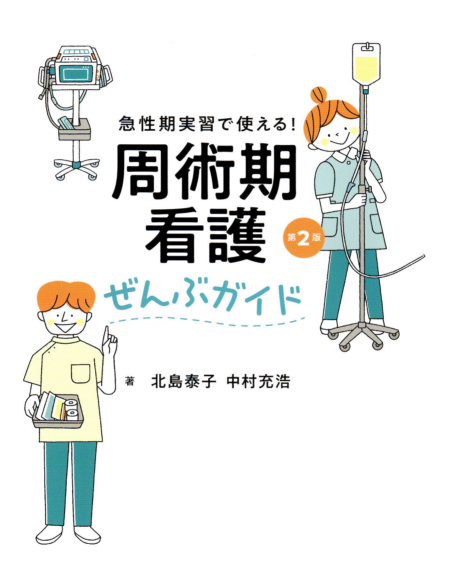

照林社

はじめに

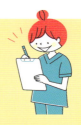

　周術期の実習は「大変」「ついていけない」「眠れない」などという学生さんの声をよく耳にします。確かに周術期の実習は学生さんにとっても、患者さんにとっても"忙しい"のだと思います。入院して自分の荷物の整理も終わらないうちに患者さんは多くのイベントをこなさなくてはならず、そして翌日にはもう手術です。それについていく学生さんも「大変」「ついていけない」となるのも頷けます。しかし一方で周術期の看護は単純明快である、と言うこともできると思います。例えば全身麻酔で開腹手術をするという情報しかなかったとしても一般的にたどる回復過程はわかっていますから、そのときどきで計画すべきケアがある程度みえてきます。一度しっかりと周術期の看護を頭に入れてしまえば何も恐れることはないのです。ただそれが学生さんにとっては難しい……。

　本書はそんな学生さんの周術期実習をガイドする1冊です。「大変」の元となっている回復過程の早さに対応できるよう、そのときどきで何を目的に、どのような看護計画を立てる必要があるのか、ページを順にめくっていけば患者さんの回復過程に併走できるようになっています。また、この改訂版では、術前アセスメントの考えかたがよりわかるように解説を加えました。実習期間中、学生さんが夜にぐっすり眠るための1冊となることを願っています。

　最後に本書はおもに看護学生を対象として書かれていますが、新人看護師の方や臨床実習指導者の方にもお手にとっていただければ、このうえない幸せです。

2025年3月

北島泰子

 〈著者紹介〉

執筆　北島泰子

東京有明医療大学
看護学部看護学科 教授
国保松戸市立病院附属看護専門学校卒業後、臨床経験を経て大学教育に携わる。おもな担当科目は、成人（急性期、周術期、クリティカル・ケア）看護学。

執筆　中村充浩

東京有明医療大学
看護学部看護学科 講師
長野県看護大学看護学部卒業後、諏訪中央病院訪問看護ステーション、内科病棟、ICU病棟に勤務。2009年長野県看護大学を経て、2010年より東京有明医療大学看護学部。2006年長野県看護大学大学院博士課程前期課程修了。修士（看護学）。看護師、保健師、アマチュア無線技士。好きな食べ物はとり肉料理全般。

CONTENTS

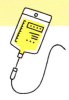

はじめに・著者紹介 ... i
本書の使いかた ... iv
手術を行う患者さんの経過と必要な
観察・ケアがひとめでわかるMAP ... vi

Part 1 術前

1. みてわかる 術前の患者さん ... 2
2. 術前に知っておきたい！ 術後合併症の知識 ... 3
3. 系統別にわかる！ 術後合併症のデータ収集と評価のしかた ... 11
4. 術前日の観察項目とポイント ... 25
5. 必要な看護の知識 ... 26
   - 術前日までに用意しておくもの／皮膚の清潔 ... 26
   - 消化管のプレパレーション／弾性ストッキングの計測 ... 27
   - 呼吸訓練／ベッド上で体位変換をする練習／ベッドから起き上がる練習 ... 28
   - 臥床したまま下肢を動かす練習／臥床したまま含嗽をする練習／疼痛スケールの使いかたの説明 ... 29
   - クリニカルパス ... 30
   - 心身の安定と休息／禁飲食の説明／内服薬の確認 ... 32
6. PICK UP 写真でわかる！ 周術期の患者ケアに役立つ看護技術 ... 33
   - 排痰援助法・呼吸援助法 ... 33
   - インセンティブスパイロメトリーによる呼吸訓練法 ... 39

Part 2 術直前（術当日）

1. みてわかる 術直前（術当日）の患者さん ... 48
2. 術直前（術当日）の観察項目とポイント ... 49
3. 必要な看護の知識 ... 50
   - 手術直前の確認の基本事項／浣腸の実施 ... 50
   - 患者さんの身じたく：外すもの／患者さんの身じたく：身につけるもの／弾性ストッキングの装着／ストレッチャー・車椅子への移乗 ... 51
4. PICK UP 写真でわかる！ 周術期の患者ケアに役立つ看護技術 ... 52
   - 深部静脈血栓症（DVT）の予防①：弾性ストッキング ... 52
   - 手術室入室の準備 ... 58

Part 3 手術中

1. みてわかる 手術中の患者さん ... 68
2. 手術中の観察項目とポイント ... 69
3. 必要な看護の知識 ... 70
   - 手術の大まかな流れ／手術室における看護：器械出し看護師・外回り看護師 ... 70
   - 患者さんの入室と申し送り ... 71
   - 学生の手術室見学のポイント ... 72
4. PICK UP 写真でわかる！ 周術期の患者ケアに役立つ看護技術 ... 74
   - 手術室看護師の更衣・手洗い・ガウンテクニック ... 74

Part 4 術直後（術当日）

1. みてわかる 術直後（術当日）の患者さん ... 84
2. 写真でわかる！ 術後ベッドの準備 ... 85
3. 必要な看護の知識 ... 90
   - ムーアの分類 ... 90
   - おもな術後合併症（帰室直後） ... 91
4. 術直後（術当日）の観察項目とポイント ... 93
5. PICK UP 写真でわかる！ 周術期の患者ケアに役立つ看護技術 ... 97
   - 酸素療法 ... 97
   - 深部静脈血栓症（DVT）の予防②：フットポンプ・カーフポンプ ... 111
   - ドレーン管理①：閉鎖式ドレーン ... 117
   - ドレーン管理②：胸腔ドレーン（低圧持続吸引法） ... 125

ii

Part 5 術後（術後1日目〜）

1. みてわかる 術後1日目〜の患者さん ... 136
2. 術後の観察項目とポイント ... 137
   - 術後1日目の患者さんの状態 ... 137
   - 術後2日目の患者さんの状態 ... 140
   - 術後3日目の患者さんの状態 ... 142
3. 必要な看護の知識（早期離床とその後の経過） ... 143
   - 術後数日後に出現する術後合併症 ... 143
   - 早期離床の重要性／離床時に念頭におきたいリスク ... 144
   - 離床終了後のケア ... 145
4. PICK UP 写真でわかる！ 周術期の患者ケアに役立つ看護技術 ... 146
   - 持続的導尿の管理から抜去まで ... 146
   - 術後の腸蠕動を促進するための温湿布 ... 154

Part 6 術後患者さんの機器・ルート別 観察・ケアのポイント

1. みてわかる 術後の患者さんの観察・ケアのポイント ... 158
2. よく出合う 機器・ルート別 観察・ケアのポイント ... 160
   - 点滴（輸液ポンプ） ... 160
   - 酸素 ... 161
   - 心電図モニタ／自動血圧計 ... 162
   - SpO_2モニタ／胃管 ... 163
   - 創部ドレーン ... 164
   - 創部ドレッシング／硬膜外麻酔 ... 165
   - 膀胱留置カテーテル ... 166
   - 弾性ストッキング／フットポンプ、カーフポンプ ... 167

Part 7 基礎疾患からみる 周術期の観察・ケアのポイント

1. 基礎疾患からみる 疾患別の観察ポイントとケア ... 170
   - 慢性心不全（CHF） ... 170
   - 慢性閉塞性肺疾患（COPD） ... 173
   - 高血圧症（HTNまたはHT） ... 176
   - 糖尿病（DM） ... 178
   - 慢性腎不全（CRF） ... 180
   - 肝機能障害 ... 182
2. 基礎疾患からみる 治療別の観察ポイントとケア ... 184
   - 人工透析を受けている患者さん ... 184
   - ワルファリン内服中の患者さん／ステロイド薬内服中の患者さん ... 185
   - インスリン皮下注射中の患者さん ... 186

Part 8 実習でよく出合う 疾患別 周術期看護のポイント

1. 肺がんの手術 ... 188
2. 食道がんの手術 ... 190
3. 胃がんの手術 ... 193
4. 膵がんの手術 ... 196
5. 大腸がんの手術 ... 198
6. 乳がんの手術 ... 202
7. 前立腺がんの手術 ... 204
8. 大腿骨頸部／転子部骨折の手術 ... 206

- 資料❶ 肺機能検査 ... 45
- 資料❷ バイタルサインの基準値一覧 ... 66
- 資料❸ 術前に休薬が必要な薬剤の例 ... 168
- 資料❹ 検査基準値一覧 ... 209
- 索引 ... 213

［表紙イラスト］Igloo*dining*　［表紙デザイン］ビーワークス　［本文デザイン］林　慎悟　［本文DTP］すずきひろし
［本文イラスト］Igloo*dining*、まつむらあきひろ、日の友太、今﨑和広、CHINATSU、うつみちはる、さかたしげゆき、中村知史
［写真］中込浩一郎

本書の使いかた

この本では、急性期実習で受け持つことが多い、周術期の患者さんの看護について経過を中心にまとめています。Part1～5では、術前、術直前（術当日）、手術中、術直後（術当日）、術後1日目以降の5つの経過に分けて、患者さんの状態、観察項目、必要な看護の知識、看護技術について解説しています。

また、視点を変えて、Part6では術後患者さんに装着されている機器・ルート別の観察・ケアの

ポイント、Part7では患者さんによくみられる基礎疾患（既往歴）別の観察・ケアのポイントをまとめました。

さらに、Part8では看護学生が実習で受け持つことの多い手術について、疾患別に注意したい合併症や看護のポイントを解説しています。

周術期看護を行う際に必要な、基礎知識、アセスメント、技術など、すべてが詰まった急性期実習必携の1冊となっています。

本 書 の 特 徴

1
周術期を
5つに分類して
解説

術前 → 術直前 → 術中 → 術直後 → 術後

2
術後患者さんに
装着されている機器・
ルート別の観察・ケアの
ポイントを解説

3
基礎疾患別の
観察・ケアの
ポイントを解説

4
実習でよく出合う
疾患の術後の
ポイントを解説

本書の構成

Part 1〜5 術前〜術後までを経過ごとに解説！

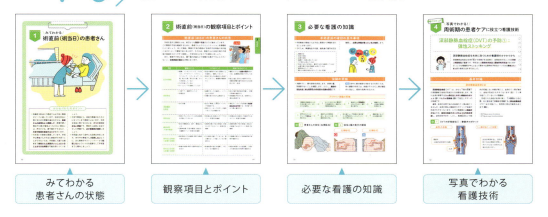

みてわかる
患者さんの状態

観察項目とポイント

必要な看護の知識

写真でわかる
看護技術

Part 6〜8 機器・ルート別、疾患別に解説！

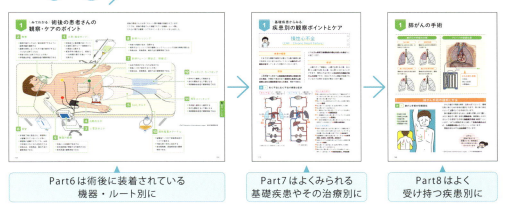

Part6は術後に装着されている
機器・ルート別に

Part7はよくみられる
基礎疾患やその治療別に

Part8はよく
受け持つ疾患別に

- 本書で紹介している治療・ケア方法などは、執筆者が臨床例をもとに展開しています。実践により得られた方法を普遍化すべく努力しておりますが、万一本書の記載内容によって不測の事故等が起こった場合、著者、出版社はその責を負いかねますことをご了承ください。
- 本書に記載している薬剤等の選択・使用方法については、2025年1月現在のものです。薬剤等の使用にあたっては、個々の添付文書を参照し、適応・用量等は常にご確認ください。
- 本書に掲載した医療機器等は、写真撮影後に販売会社等が変更されたものもあります。製品名・販売会社名は2025年1月時点の情報に統一しています。

手術を行う患者さんの経過と必要な観察・ケアがひとめでわかるMAP

状態がめまぐるしく変わる**手術前日から術後3日目**までの、患者さんの観察ポイントや状況、注意が必要な術後合併症の発生時期を表にまとめました。**全身麻酔下で開腹手術を受けた患者さんの一般的な経過**を基準に、観察・ケアの重要性を 高 中 低 、患者さんの状況を ―● で表しています。

ただし、患者さんの基礎疾患など（例：糖尿病、高血圧、抗血栓薬の内服）がある場合は、経過や観察・ケアの優先順位が変わります（**Part7**参照）。また、術式特有の合併症がある場合もあるため、患者さん全体をアセスメントし、観察・ケアの優先順位を考慮して看護計画を立てましょう（**Part8**参照）。

経過		手術前日	手術当日（術前）	手術当日（術後）	術後1日目	術後2日目	術後3日目
手術侵襲による生体反応（ムーアの分類）	●Part4　P.90参照	—		第1相（傷害期）			第2相（転換期）
術後合併症の予防・早期発見、回復を促進するケア ●Part1〜5 参照	意識レベル			高			
	術後出血		高	高	高	低	
	急性循環不全			高	中		
	呼吸器合併症	高		高	高	高	中
	深部静脈血栓症	中	中	高	高	中	低
	術後感染	高	高	中	中	中	高
	急性疼痛			高	高	中	低
	急性腎障害			高	高	中	
	イレウス						高
	早期離床	高			高	中	低
	精神状態	高	高	高	高	高	
患者さんの状況（患者さんについているもの）●Part6 参照	点滴（輸液ポンプ）		●――――――――――――――――●				
	酸素		●――――――●				
	心電図モニタ		●――――――●				
	自動血圧計		●――――――●				
	SpO₂*モニタ		●――――――●				
	胃管		●―――●				
	創部ドレーン（開放式、閉鎖式）		●――――――――――――――――●				
	創部ドレッシング		●――――――――――――――――●				
	硬膜外麻酔		●――――――――――――――――●				
	膀胱留置カテーテル		●――――――●				
	弾性ストッキング	●――――――――――――――――●					
	フット（カーフ）ポンプ		●――――――――――――●				

術前の各項目の 高 中 低 は合併症発症のリスクではなく、予防のためのケアの重要性を示しています。

＊【SpO₂】saturation of percutaneous oxygen：経皮的動脈血酸素飽和度

Part 1

術前

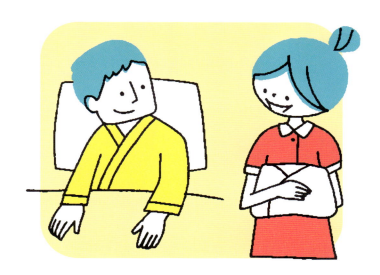

Contents

- P.2 …… ❶ みてわかる 術前の患者さん
- P.3 …… ❷ 術前に知っておきたい！ 術後合併症の知識
- P.11 … ❸ 系統別にわかる！ 術後合併症のデータ収集と評価のしかた
- P.25 …… ❹ 術前日の観察項目とポイント
- P.26 …… ❺ 必要な看護の知識
    - P.26 術前日までに用意しておくもの／皮膚の清潔
    - P.27 消化管のプレパレーション／弾性ストッキングの計測
    - P.28 呼吸訓練 PICK UP 参照／ベッド上で体位変換をする練習／ベッドから起き上がる練習
    - P.29 臥床したまま下肢を動かす練習／臥床したまま含嗽をする練習／疼痛スケールの使いかたの説明
    - P.30 クリニカルパス　P.32 心身の安定と休息／禁飲食の説明／内服薬の確認
- P.33 …… ❻ PICK UP 写真でわかる！ 周術期の患者ケアに役立つ看護技術
    - P.33 排痰援助法・呼吸援助法　P.39 インセンティブスパイロメトリーによる呼吸訓練法

1 みてわかる 術前の患者さん

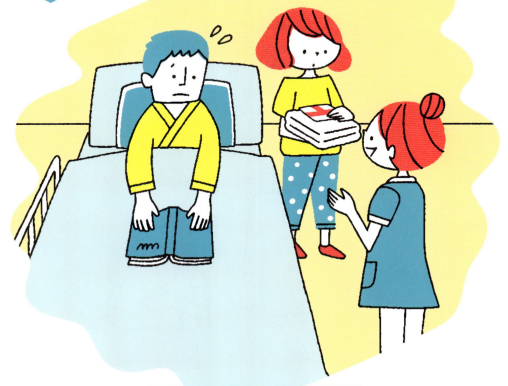

かかわりかたのポイント

- **基礎疾患や既往歴がなく、高齢ではない患者さんであっても**、全身麻酔下での手術にはさまざまな合併症リスクがあります。手術は治療の手段である一方、**生命の危機とも隣り合わせ**です。術前から術後の合併症を理解し、予防的看護を行いましょう。
- 手術前日までに主治医や執刀医、麻酔科医が手術に関する説明を行い、手術室看護師も患者さんを訪問します。患者さんが**情報を正しく理解し、不明点がないか**確認し、必要に応じて補足説明を行います。
- 手術前日の患者さんは「**他に治療法はないか**」「**失敗したらどうしよう**」など不安を抱えるため、個室など話しやすい環境を整え、不安の軽減をめざして話を傾聴しましょう。
- また、不安から準備不足にならないよう、**服薬・飲食の制限や必要物品の確認**を繰り返します。
- **家族へのケア**も重要です。不安への対応だけでなく、手術当日の待機場所や時間について事前に伝えましょう。

※本書は、全身麻酔下で開腹手術を受ける患者さんの一般的な経過を基準にしている。

2 術前に知っておきたい！術後合併症の知識

術後合併症

　発症時期はさまざまですが、以下のような術後合併症が起こるリスクがあります。これらの合併症を防ぐためには、術前からその可能性と発生機序を十分に理解し、予防策を講じることが重要です。術直後に起こる合併症については、**P.91**を参照してください。

図 1　おもな術後合併症

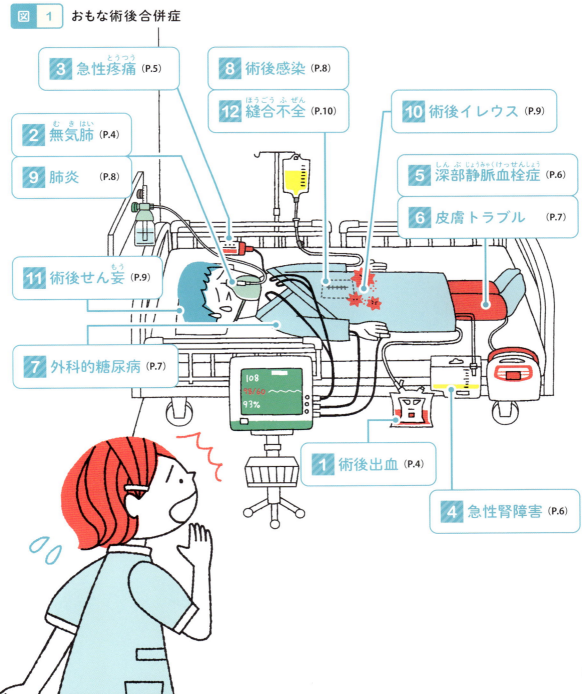

- 3 急性疼痛 (P.5)
- 8 術後感染 (P.8)
- 12 縫合不全 (P.10)
- 10 術後イレウス (P.9)
- 2 無気肺 (P.4)
- 9 肺炎 (P.8)
- 5 深部静脈血栓症 (P.6)
- 6 皮膚トラブル (P.7)
- 11 術後せん妄 (P.9)
- 7 外科的糖尿病 (P.7)
- 1 術後出血 (P.4)
- 4 急性腎障害 (P.6)

1 術後出血

機序

- 手術中に行う血管の結紮や電気凝固による止血が不十分な場合、結紮糸が緩む場合
- 手術侵襲によって凝固機能が低下した場合
- ↑これらの要因のほか → 創部へのドレーン挿入 → 患者さんを移動させる → 不用意にドレーンが引っ張られたり動いたり刺激が生じる → 術後出血を誘発
- 麻酔からの覚醒 → 創痛や種々のストレス環境 → 血圧の上昇 → 術後出血を誘発
- 術後の低体温 → 低体温が継続 → 血液凝固能が低下 → 出血量の増加

リスクの高い人

- **もともと出血傾向がある**人
- 手術侵襲によって出血傾向が増悪した人
- 手術前から**抗血栓薬**（抗凝固薬、抗血小板薬など）を内服している人

どんな問題が起こる?

- 大量出血により**血圧が低下**する。
- 血圧低下により、術後回復に必要な酸素が組織に供給されなくなる。
- 重要な臓器の機能が低下し、生体機能の維持が困難になる可能性がある。
- 血圧低下が続くと**ショック**を引き起こし、生命が危機にさらされる。

2 無気肺

機序

- 気管内挿管 → 気道内分泌物の増加 → 気管内チューブにより線毛運動が阻害 → 気道内分泌物の気道内への貯留 → 麻酔からの不十分な覚醒や創痛による、呼吸運動・咳嗽運動の抑制 → 創痛による体動困難で同一体位をとり続ける → 排痰困難 → 末梢気管支の閉塞 → 1回換気量の減少 → 肺胞虚脱 → 無気肺
- 創痛により深呼吸ができない、または深呼吸の数が減る → 浅い呼吸が続く → 機能的残気量（FRC*）の減少 → 肺胞虚脱 → 無気肺

*【FRC】functional residual capacity：安静時の呼気終了時に肺の中に残っている空気の量

リスクの高い人

- 平常時より線毛運動が阻害されている**喫煙者**、**慢性閉塞性肺疾患（COPD*）**患者
- 創痛の強い人、咳嗽をすることに不安がある人

どんな問題が起こる?

- 無気肺による低酸素血症で組織への酸素供給が不足し、**創傷治癒が遅れる**。
- 広範囲の無気肺が急速に発生すると、呼吸困難が生じ、心拍数や呼吸回数の増加、**疲労感**などの苦痛を引き起こす。

*【COPD】chronic obstructive pulmonary disease

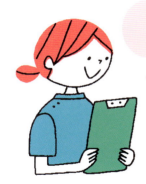

手術により起こることを術前から把握し、予防策を講じましょう

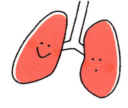

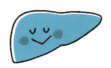
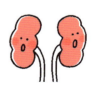

3 急性疼痛

機序

- 手術操作に伴う組織損傷により局所的な炎症反応が起こる ➡ 内因性発痛物質が産生される ➡ 内因性発痛物質の化学的刺激 ➡ 脊髄後角に伝達 ➡ 後脊髄視床路を通り視床下部へ伝達 ➡ 大脳皮質の体性感覚野に到達 ➡ 痛みの感覚として識別される ➡ 疼痛

- ⬆これら疼痛が持続すると ➡ 不安・無気力・睡眠の阻害の悪循環が起こる ➡ 疼痛の増強

- ⬆これら疼痛が持続すると ➡ 何度も痛み刺激が脊髄後角に伝達される ➡ 痛みに対する感覚が過敏になる ➡ 軽い刺激でも痛みを誘発する現象が起こる ➡ 疼痛の増強

リスクの高い人

- 術前から痛みに対する**不安が強い人**

どんな問題が起こる?

- 交感神経が優位になることで、**表1**に示す問題が起こる。
- 疼痛によって、**表2**に示す問題が起こる。

表 1 交感神経が優位になることで起こる問題

不整脈の発症
- 交感神経系を介してカテコールアミンなどの分泌が促進される。末梢血管が収縮し頻脈となることで心筋の酸素消費量が増大し、心負荷が大きくなって**不整脈**を発症しやすくなる。

術後出血のリスク上昇
- **血圧が上昇**し、**術後出血**のリスクを高める。

免疫機能の抑制
- 交感神経が優位になるとアドレナリンやノルアドレナリンが分泌され、コルチゾールの分泌も促進される。コルチゾールはリンパ球の細胞自然死を引き起こし、Tリンパ球を減少させる。ノルアドレナリンはマクロファージや樹状細胞に作用し、炎症性サイトカインの産生を抑制する。その結果、**免疫機能が抑制**される。

術後イレウスのリスク上昇
- 消化液分泌の減少、消化管の蠕動運動の低下などを引き起こし、**術後イレウスのリスク**を高める。

表 2 疼痛により起こる問題

創傷治癒遅延・創感染のリスク上昇
- 痛みにより神経内分泌反応が活性化し、ストレスホルモンの分泌が促進される。これに伴い、タンパク異化が進み、遊離脂肪酸、ケトン体、乳酸、**血糖値が上昇**する。
- 高血糖状態が持続すると、**創傷治癒の遅延**や**創感染**のリスクが高まる。

不安・恐怖、抑うつ状態
- 痛みの感覚が大脳辺縁系に伝達されると、情動反応を引き起こし**不安**や**恐怖**を助長させる。
- 持続する疼痛によって**無力感**が増し、抑うつ状態に陥ることがある。

術後せん妄のリスク上昇
- 疼痛によって休息や睡眠が妨げられ不眠状態が長く続くと、正常な精神活動ができなくなり**術後せん妄のリスク**を高める。

離床の遅れ
- 疼痛によって早期離床が困難になると、早期離床がもたらす生体への有益な影響を得られなくなる(**P.144表2**参照)。

4 急性腎障害

機序

- 手術中の出血量に対する輸液量の不足 ➡ 循環血液量の低下 ➡ 血圧低下 ➡ 尿量減少 ➡ 急性腎障害

- 手術侵襲が各種受容体を介して視床下部に到達 ➡ 下垂体前葉から副腎皮質刺激ホルモン（ACTH*）を分泌 ➡ 副腎皮質を刺激 ➡ 電解質コルチコイド（アルドステロンなど）を分泌 ➡ アルドステロンが腎臓の遠位尿細管に作用 ➡ ナトリウムと水の再吸収 ➡ 体液が増加 ➡ 尿量減少 ➡ 急性腎障害

- 手術侵襲が各種受容体を介して視床下部に到達 ➡ 下垂体後葉から抗利尿ホルモンが分泌される ➡ 尿量を抑える ➡ 尿量減少 ➡ 急性腎障害

- 出血、サードスペースに体液が貯留 ➡ 循環血液量の減少 ➡ 腎糸球体輸入動脈の血圧が低下 ➡ 傍糸球体装置からレニンが分泌される ➡ レニンにより活性化された血中のアンジオテンシンに刺激されアルドステロンが分泌される ➡ アルドステロンが腎臓の遠位尿細管に作用 ➡ ナトリウムと水の再吸収 ➡ 体液が増加 ➡ 尿量減少 ➡ 急性腎障害

- 手術中の出血 ➡ 手術中に貧血になる ➡ 腎臓への酸素供給量が低下 ➡ 急性腎障害

*【ACTH】adrenocorticotropic hormone：副腎皮質刺激ホルモン

リスクの高い人

- **慢性腎臓病**、**高血圧**、**糖尿病**、**心不全**、**肝硬変**、**貧血**、**末梢血管障害**のある人
- 術前に**造影剤**などの薬物を使用した人
- 術中に**大量出血**をした人

どんな問題が起こる？

- 腎障害が起こると、生体の代謝終末産物を排出できなくなり、**高窒素血症**、溢水・高カリウム血症などの**水電解質異常**、**代謝性アシドーシス**を引き起こす。

5 深部静脈血栓症

機序

- 手術中の長時間の同一体位 ➡ 手術により静脈壁が傷つけられる ➡ 手術により血管が切断され出血する ➡ 体が出血を止めようとして血液凝固能が亢進 ➡ 術後疼痛やドレーン・チューブ類が留置されていることにより離床や体動が困難となる ➡ 下肢の筋肉を動かさなくなる ➡ 下肢の筋肉を動かさないと、血液のポンプ機能がはたらかなくなる ➡ 血液がうっ滞しやすくなる ➡ 血栓ができる ➡ 深部静脈血栓症

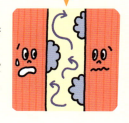

ポンプ機能がはたらかないと血栓ができてしまう！

リスクの高い人

- ウィルヒョウの3徴（①**血液の停滞**、②**静脈壁の傷害**、③**血液凝固能の亢進**）に該当する人（P.53表1）
- 疼痛や不安が強く、**離床が困難**な人

どんな問題が起こる？

- 下肢の静脈にできた血栓が血流に乗り、下大静脈を経て右心房・右心室を通過し肺動脈を閉塞すると、**肺血栓塞栓症**を引き起こし、突然死に至る可能性がある。

6 皮膚トラブル

機序

- 手術で消毒薬や血液が皮膚に付着する ➡ 創痛でセルフケアができない ➡ 皮膚を清潔にできない ➡ 消毒薬や血液が長時間皮膚に付着したままになる ➡ 皮膚炎を起こす
- 術中および術後の創痛や離床困難による同一体位 ➡ 同一部位が長時間圧迫される ➡ 術後の発汗、防水シーツなどによる皮膚の湿潤 ➡ 被覆材・テープ類による皮膚炎、ドレーンやチューブ類・酸素マスク・弾性ストッキングやフットポンプなどが皮膚を圧迫 ➡ 皮膚の発赤、潰瘍、びらん、水疱の発生、褥瘡や医療関連機器褥瘡発生

リスクの高い人

- **皮膚が弱い人**、**スキン-テア**※がある人
- 基礎疾患に**糖尿病**がある人
- **栄養状態が悪い**人、**るい痩**の人、**肥満**の人
- 疼痛や不安が強く、**体動が困難**な人

どんな問題が起こる?

- 手術創以外に新たな創が生じると、その治療が必要になり、**入院期間が延びる**リスクがある。
- 新たな創が**疼痛**や**瘙痒感**を引き起こし、不快感が増す。

※スキン-テアは、「摩擦・ずれによって、皮膚が裂けて生じる真皮深層までの損傷(部分層損傷)をスキン-テア(皮膚裂傷)とする」[1]と定義される。

7 外科的糖尿病

機序

- 手術侵襲 ➡ 体は脳に十分なエネルギーを供給したくなる ➡ 体は手術で損傷した組織を修復するためのエネルギーを供給したくなる ➡ 体は手術で失った循環血液量を回復させたい ➡ 血管内浸透圧を上昇させて組織間液を血管内に移動させて循環血液量を補おうとする ➡ これらすべてが血糖を上昇させることの目的となる
- 手術侵襲 ➡ 交感神経の活性化 ➡ 副腎髄質がカテコールアミン(アドレナリンやノルアドレナリン)を分泌※ ➡ インスリンの分泌を抑制 ➡ カテコールアミンが肝臓でのグリコーゲンの分解を促進 ➡ 末梢でのグルコースの利用を抑制 ➡ 血糖の上昇
- 手術侵襲 ➡ 交感神経の活性化 ➡ 膵臓のランゲルハンス島A(α)細胞からのグルカゴンの分泌亢進 ➡ 血糖の上昇
- 手術侵襲が視床下部に到達 ➡ 下垂体前葉が副腎皮質刺激ホルモン(ACTH)を分泌 ➡ 副腎皮質が刺激され糖質コルチコイド(コルチゾール)を分泌 ➡ コルチゾールによって糖新生が亢進 ➡ 血糖の上昇

※膵島系ではカテコールアミンの影響を受けると手術侵襲後の数時間はインスリン分泌を抑制する。

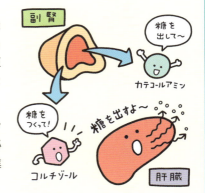

リスクの高い人

- **糖尿病**がある人、特に血糖コントロールが不十分な人
- **侵襲が大きい手術**や**膵臓の手術**を受ける人
- 強い疼痛や不安により**交感神経が優位**になりやすい人

どんな問題が起こる?

- インスリン分泌の抑制により異化が亢進し、低タンパク状態となる。この結果、コラーゲン組織の形成が障害され、**縫合不全**や**創傷治癒の遅延**が生じる。
- 高血糖状態が持続すると、マクロファージや好中球の免疫機能が低下し、**感染リスクが増加**する。

- 創部感染では皮膚が脆弱化し、**縫合不全**の原因となる。
- 糖尿病による血液循環障害で創部への酸素供給が低下し、**縫合不全**や**創傷治癒遅延**を引き起こす。

8 術後感染

機序

- 手術創の皮膚の防御機構が破綻 ➡ 術前処置が不十分で手術部位が不潔 ➡ 微生物がドレーンを経由して、または直接創部に侵入 ➡ 創部以外のカテーテルやチューブ類からも同様に微生物が侵入または逆流 ➡ タンパク異化によりブドウ糖が生産される ➡ 外科的糖尿病 ➡ 高血糖状態が継続 ➡ 易感染状態 ➡ 術後感染

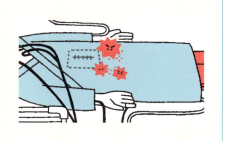

リスクの高い人

- 低栄養、糖尿病などで**防御機能が低下**している人
- 糖尿病で**高血糖の人**
- **喫煙者**(局所血流を減少させ、組織虚血や損傷組織の治癒障害から感染しやすくなる)
- **術後せん妄**で創部を不潔にしてしまうリスクがある人

どんな問題が起こる?

- **縫合不全**や**創傷治癒遅延**が生じる。
- **発熱**や**疼痛**などの苦痛が生じる。
- 術後感染が進行すると全身状態が悪化し、**敗血症**のリスクが生じる。
- 回復の遅れから不安が生じ、精神的に落ち込むなど**心理的な影響**も生じる。
- 治療期間や**入院期間が延長**する。

9 肺炎

機序

- 気管内挿管 ➡ 気道内分泌物の増加 ➡ 気管内チューブにより線毛運動が阻害 ➡ 気道内分泌物の気道内への貯留 ➡ 創痛により長時間の同一体位や咳嗽運動の抑制 ➡ 気道内分泌物が排出できず、さらに貯留 ➡ 気道内分泌物が誘引となって微生物が増殖 ➡ 肺炎

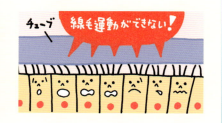

リスクの高い人

- 平常時より線毛運動が阻害されている**喫煙者**、**COPD**を患っている人
- **創痛**の強い人、咳嗽をすることに不安がある人
- 糖尿病、ステロイドを長期使用していたなど**易感染状態**にある人

どんな問題が起こる?

- 発熱、咳嗽、胸部痛、呼吸困難などが起こることで、心拍数や呼吸回数が増加し全身倦怠感などの苦痛を与え、**術後の回復を妨げる**ことにつながる。
- 呼吸困難から**低酸素血症**が起こると組織への酸素供給量が不足し、**創傷治癒の遅延**が起こる。

10 術後イレウス

機序
- 手術による開腹 ➡ 腸や腸間膜・大網などが外気に触れる ➡ 手術操作による腸管への刺激 ➡ 腹腔内の神経を刺激 ➡ 麻酔薬、筋弛緩薬の使用 ➡ 生理的腸管麻痺 ➡ ドレーンやチューブ類が留置されていることによる体動抑制 ➡ 術後疼痛により離床困難 ➡ 術後イレウス

リスクの高い人
- **腹部の手術歴**がある人
- 不安や痛みが強く、**早期離床が困難**と予測される人
- 糖尿病、パーキンソン症候群、精神疾患などの**腸蠕動運動が低下しやすい疾患の患者さん**や**高齢者**
- 消化管の**術前処置が不十分**だった場合

どんな問題が起こる？
- 激しい腹痛や腹部膨満感、嘔気・嘔吐、排ガスや排便の停滞が患者さんに**苦痛**をもたらす。
- 経鼻胃管やイレウス管の挿入には苦痛が伴い、留置中は**不快感**や**拘束感**が強い。
- **緊急の再手術**が必要になる場合がある。
- 回復の遅れや絶食の継続、経鼻胃管やイレウスチューブ留置による気分の**落ち込み**が**回復意欲の低下**につながる。
- **入院期間が長期化**する。
- 嘔吐や腹痛は面会する家族にも不安を与える。

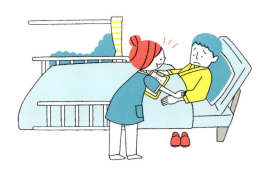

11 術後せん妄

機序
- 直接因子：脳疾患、代謝性疾患、電解質異常、低酸素血症などの脳機能を低下させる因子
  ➡ 術後せん妄を発症させる
- 準備因子：高齢、認知症などのその個人に従来から存在するせん妄が起こりやすい身体的・精神的因子
  ➡ 術後せん妄を発症させる
- 誘発因子：感覚遮断、身体拘束、精神的ストレス、疼痛、睡眠障害などのせん妄を誘発する因子
  ➡ 術後せん妄を発症させる

リスクの高い人
- **高齢、認知機能障害、視聴覚障害、喫煙歴、飲酒歴**などの背景がある人
- **脳血管疾患、糖尿病患者**
- 手術侵襲が大きい、麻酔時間が長い、手術時間が長いと予測される人
- 不安が強い人

どんな問題が起こる？
- 治療に必要な安静が保てないと、**回復が遅れる**。
- **予期せぬ事故**が発生し、治療の妨げとなるだけでなく、命の危険を伴うことがある。
- **昼夜逆転**により休息が十分にとれなくなる。

12 縫合不全

機序

〈局所的要因〉

- 手術中の不適切な手技による局所的な血行障害 ➡ 縫合部の壊死 ➡ 縫合部の離開 ➡ 縫合不全

- ドレーンの不適切な位置への挿入による、縫合部周囲への物理的な圧迫 ➡ 縫合部の血流が保たれない（血行障害）➡ 縫合不全

- 臓器同士を過度に引っ張って縫合した場合、腸内ガスや内容物が停滞した場合、経口摂取が早すぎた場合など ➡ 縫合部が緊張 ➡ 過度な緊張で血流障害が生じ縫合糸周囲が壊死 ➡ 縫合部の離開 ➡ 縫合不全

- 術前処置が不十分な場合、ドレーンの挿入が微生物の侵入経路となる ➡ 縫合部の感染が起こる ➡ 縫合部が癒合しない ➡ 縫合不全

〈全身的要因〉

- 術後の創部痛 ➡ 創部の血管が収縮 ➡ 縫合部の血流が保たれない ➡ 縫合不全

- 術後、タンパク異化が起こりブドウ糖が産生される ➡ 血清タンパク質量が低下 ➡ 創部の浮腫が起こる ➡ 浮腫が継続 ➡ 血管新生が阻害される ➡ 縫合部の血流が保たれない ➡ 縫合不全

リスクの高い人

- 低栄養、肝機能障害、糖尿病など、**血清タンパク質量の低下**がみられる人
- 呼吸器疾患、循環器疾患、貧血などで赤血球やHb*の低下があり、縫合部への**酸素供給低下**を招くおそれがある人
- 低栄養、糖尿病など、**感染防御機能が低下**している人

*【Hb】hemoglobin：ヘモグロビン

どんな問題が起こる？

- 腹痛や嘔気・嘔吐などの**苦痛**が生じる。
- **創部の離開**や**創傷治癒遅延**が発生する。
- 消化液の漏出によって**腹腔内膿瘍**を引き起こす。
- 膵液漏では血管や臓器の融解で**出血**や**腹膜炎**が生じる。
- 縫合不全の治療により、中心静脈栄養やドレナージが必要となり、拘束感が強まる。
- 経口摂取が困難となり、輸液やチューブ類により苦痛や不安が増し、精神的な**落ち込み**や**回復意欲の低下**につながる。
- 縫合不全の治療で**入院が長期化**する。
- 嘔吐や腹痛は面会家族にも不安を与える。

> 創部を治癒させるためには、創部に酸素と栄養を運ぶ必要があります。それをやってくれるのは血液です

> 血液の流れである血流は、体の中で宅配業者のような役割も担っています

＜引用文献＞
1. 一般社団法人 日本創傷・オストミー・失禁管理学会 編：ベストプラクティス スキン-テア（皮膚裂傷）の予防と管理．照林社，東京，2015：6．
※参考文献はP.24参照。

3 系統別にわかる！術後合併症のデータ収集と評価のしかた

術後合併症のアセスメント

P.3〜10で挙げた術後合併症の早期発見、予防、リスク評価をするためにアセスメントをします。

データ収集の奥義

- データはカルテの情報だけでなく、患者さんに接し、話を聞き、触れることで得られるものもあります。
- **患者さんのそばに長くいられる**という学生の特権を活かし、そこでしか得られないデータを大切にしましょう！

アセスメントの奥義

- アセスメントをする際は、すべての項目で患者さんの**身体的・精神的な発達段階**を念頭に置き、データを解釈することが重要です。
- データを異常か正常かで分類するだけでは、十分なアセスメントには至りません。
- 「循環器系」「呼吸器系」などに分けて考えつつ、「この患者さんの循環器系（呼吸器系）はどういう状態でどんなリスクがあるのか？」という問いをもって進めることで、アセスメント結果がみえてきます。
- 「まったく問題がない」という結果が出た場合でも、**全身麻酔下で開腹手術を受けること自体**が多くのリスクを伴うことを忘れないでください。

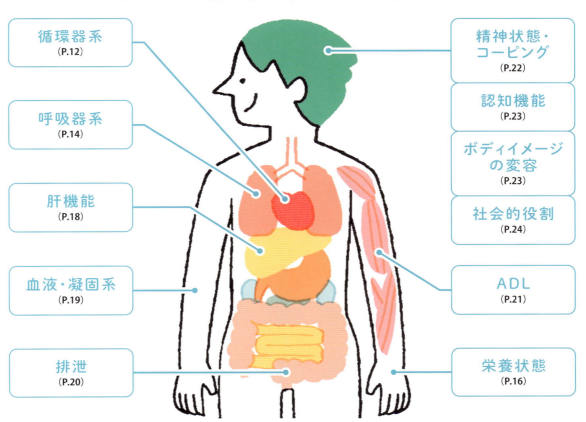

- 循環器系（P.12）
- 呼吸器系（P.14）
- 肝機能（P.18）
- 血液・凝固系（P.19）
- 排泄（P.20）
- 精神状態・コーピング（P.22）
- 認知機能（P.23）
- ボディイメージの変容（P.23）
- 社会的役割（P.24）
- ADL（P.21）
- 栄養状態（P.16）

循環器系

集めるデータ

- □ 血圧　□ 脈拍　□ 心電図　□ 胸部X線検査　□ 心エコー
- □ 心雑音の有無　□ 活動時の動悸の有無　□ 安静時の動悸の有無
- □ 息切れの有無　□ 日常の活動度　□ 治療薬の種類と量　□ 食生活
- □ 喫煙歴　□ 飲酒歴　□ 心疾患の既往歴（発症時期、現在の状況、治療方法など）
- □ その他の既往歴（内臓肥満、脂質異常症、糖尿病、高血圧など）　□ 痰の性状
- □ 頸静脈の怒張の有無　□ 肝腫大の有無　□ 浮腫の有無　□ 腹水の有無
- □ 体重　□ ペースメーカ使用の有無　□ チアノーゼ
- □ 血液検査（BNP*、NT-proBNP*、ANP*、CRP*など）　など

*【BNP】brain natriuretic peptide：脳性ナトリウム利尿ペプチド
*【NT-proBNP】N-terminal prohormone of brain natriuretic peptide：脳性ナトリウム利尿ペプチド前駆体N端フラグメント
*【ANP】atrial natriuretic peptide：心房性ナトリウム利尿ペプチド　*【CRP】C-reactive protein：C反応性タンパク

評価のしかた

胸部の聴診

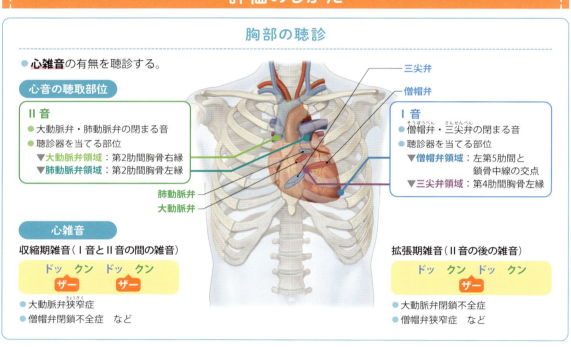

- **心雑音**の有無を聴診する。

心音の聴取部位

II音
- 大動脈弁・肺動脈弁の閉まる音
- 聴診器を当てる部位
  - ▼**大動脈弁領域**：第2肋間胸骨右縁
  - ▼**肺動脈弁領域**：第2肋間胸骨左縁

I音
- 僧帽弁・三尖弁の閉まる音
- 聴診器を当てる部位
  - ▼**僧帽弁領域**：左第5肋間と鎖骨中線の交点
  - ▼**三尖弁領域**：第4肋間胸骨左縁

心雑音

収縮期雑音（I音とII音の間の雑音）
ドッ　クン　ドッ　クン
　ザー　　　ザー
- 大動脈弁狭窄症
- 僧帽弁閉鎖不全症　など

拡張期雑音（II音の後の雑音）
ドッ　クン　ドッ　クン
　　ザー　　　ザー
- 大動脈弁閉鎖不全症
- 僧帽弁狭窄症　など

血圧測定

- 血圧の異常は、**心臓や血管に異常**があるかもしれないと考える（**P.66**参照）。
- 血圧が高い場合、**随伴症状**がないか問診する。
  - ▼頭痛　▼頭重感　▼めまい
  - ▼耳鳴り　▼鼻出血　など
- **高血圧の既往**や、**内服薬**の種類と量、内服後の普段の血圧の値などを問診する。

心電図検査

- **心室性期外収縮**の有無を確認する（**P.172**参照）。
  - ▼脈が飛んだり乱れたりする場合、動悸を訴えることがあるため、**脈の触診**と**問診**を行う。
  - ▼**息切れや浮腫**の有無も同時に確認する。
- **ST上昇**がみられる場合は、心筋梗塞や安静時狭心症の発作が考えられる。
- **ST低下**がみられる場合は、労作性狭心症の発作が考えられる。

胸部X線検査

- **心胸郭比（CTR*）** を測定する。適正値は**男性50％以下**、**女性55％以下**。
- 心胸郭比が適正値を超える場合、血管内の水分量が多く、心臓への負担が増していると考えられる。
- 胸水の有無を確認する。胸水が認められる場合、循環器系の原因として心不全が疑われる。

心胸郭比

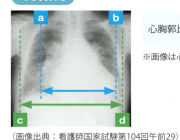

$$心胸郭比（\%）=\frac{心臓の幅（ab）}{胸郭の幅（cd）}\times100$$

※画像は心拡大がみられる。

（画像出典：看護師国家試験第104回午前29）

胸水のX線所見

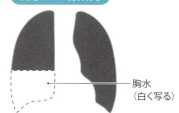

胸水（白く写る）

浅野嘉延：おもしろくなる病態生理．プチナース 2024；33（6）：52．より転載

*【CTR】cardio-thoracic ratio

血液検査

- 心不全マーカーである**下表**の数値が**上昇**している場合、心不全が疑われる。

検査項目	基準値
心房性ナトリウム利尿ペプチド（ANP）	10～43pg/mL
脳性ナトリウム利尿ペプチド（BNP）	18.4pg/mL以下
脳性ナトリウム利尿ペプチド前駆体N端フラグメント（NT-proBNP）	125pg/mL以下

心エコー

- **LVEF*（左室駆出率）**：**55％以上**が正常値。
- **Tei index**：**右室で0.40以上**、**左室で0.45以上**は異常とされ、心機能低下が疑われる。

*【LVEF】left ventricular ejection fraction

視診・触診

- **頸静脈の怒張**や**肝腫大**が認められる場合、右心不全が疑われる。
- 右心不全では、血液が心臓に戻れず頸静脈や肝臓にたまるため、頸静脈の怒張や肝腫大が出現する。

NYHA*の心機能分類による判定

NYHAの心機能分類

Class I	Class II	Class III	Class IV
心疾患を有するが身体活動が制限されない。普通の身体活動では特に疲労、動悸、呼吸困難、狭心痛をきたさない	身体活動が軽度～中等度に制限される。安静時には無症状である。普通の身体活動で疲労、動悸、呼吸困難、狭心痛をきたす	身体活動が高度に制限される。安静時には無症状であるが、普通以下の身体活動でも、疲労、動悸、呼吸困難、狭心痛をきたす	非常に軽度の身体活動でも愁訴をきたす。安静時においても心不全あるいは狭心症状を示す。少しの身体活動でも愁訴が増加する

*【NYHA】New York Heart Association：ニューヨーク心臓協会

アセスメント結果に問題がなくても 手術を受けるだけで生じる術後の**リスク**

- 急性循環不全のリスク
- 術後出血のリスク
- 不整脈・高血圧・低血圧のリスク
- 深部静脈血栓症のリスク
- 急性腎障害のリスク
- 起立性低血圧のリスク

呼吸器系

集めるデータ

- □ 呼吸回数　　□ 呼吸様式　　□ 日常生活での呼吸困難の有無　　□ 副雑音の有無
- □ 経皮的動脈血酸素飽和度（SpO_2）　□ 動脈血ガス分析　□ 肺機能検査（スパイロメトリー）
- □ 胸部X線検査　□ CT*検査　　□ 肥満　　　　□ 喫煙歴
- □ 呼吸器に関する既往歴（喘息、COPDなどの発症時期、現在の状況、治療方法など）

など

＊【CT】computed tomography：コンピューター断層撮影

評価のしかた

問診

- 日常生活での**呼吸困難の有無**を確認する。

経皮的動脈血酸素飽和度（SpO_2）

- **90%以下**は低酸素血症が考えられる。以下のようなことが考えられる（**P.66**参照）。
  - ▼ 低酸素血症を引き起こす疾患がある
  - ▼ 低酸素血症が起こる換気障害や酸素化障害が起こっている

聴診・視診

- 呼吸回数、呼吸様式
- 副雑音（**表1**）

- **肥満**があると、肋骨、横隔膜、腹腔内に脂肪がたまるため、胸郭の膨らみが悪くなり1回換気量が減り、浅く早い呼吸になる傾向がある。

表 1　副雑音の種類と特徴

	連続性副雑音		断続性副雑音	
	低調性連続性副雑音 ロンカイ (rhonchi)	**高調性連続性副雑音** ウィーズ (wheeze)	**細かい断続性副雑音** ファイン・クラックル (fine crackles)	**粗い断続性副雑音** コース・クラックル (coarse crackles)
聴こえかた	● 低音 ● いびき音：グーグー、ボーボー	● 高音 ● 笛音：ピーピー、ヒューヒュー	● 短い、高い、細かい音 ● 捻髪音：チリチリ、バリバリ、パチパチ	● 長め、低い、粗い音 ● 水泡音：ブツブツ、プツプツ、ポコポコ
聴こえるとき	吸気　呼気	吸気　呼気	吸気　呼気	吸気　呼気
機序	● 気管や太い気管支が、腫瘍や分泌物などによって狭くなっていて音が生じる	● 末梢の気管支など、細い気管支が狭窄すると音が生じる	● 疾患で広がりにくくなっている肺胞が広がるときに生じる	● 気道内に液体が存在し、そこに空気が通るときに生じる
原因	● 分泌物の貯留 ● 異物の存在 ● 腫瘍　● COPD	● 気管支喘息 ● COPD	● 間質性肺炎 ● 肺線維症	● 肺水腫 ● 肺炎 ● 分泌物の貯留

動脈血ガス分析

- PaO_2* ＜60mmHg・$PaCO_2$* ≦45mmHg
  - ▼酸素が不足しており、**二酸化炭素は適切に排出されている**
  - ▼**Ⅰ型の呼吸不全**とよばれる
  - ▼間質性肺炎、肺水腫、肺血栓症など
- PaO_2＜60mmHg・$PaCO_2$＞45mmHg
  - ▼酸素が不足しており、**二酸化炭素も適切に排出されていない**
  - ▼**Ⅱ型の呼吸不全**とよばれる
  - ▼COPD、喘息の重積発作など

＊【PaO_2】arterial O_2 pressure：動脈血酸素分圧
＊【$PaCO_2$】arterial partialpressure of carbondioxide：動脈血二酸化炭素分圧

肺機能検査（スパイロメトリー）

- 換気障害の分類で評価する（**P.45**参照）。
  - ▼縦軸：**1秒率**（FEV_1%* ＝FEV_1/FVC*）
  - ▼横軸：**パーセント肺活量**（%VC*＝VC*/予測VC）
- 1秒率が70%未満：**閉塞性換気障害**
- パーセント肺活量が80%未満：**拘束性換気障害**
- 1秒率が70%未満、かつパーセント肺活量も80%未満：**混合性換気障害**
- 換気障害の分類とあわせて、**フローボリューム曲線**でも評価する（**P.46**参照）。

＊【FEV_1%】percentage of forced expiratory volume in one second
＊【FEV_1/FVC】forced expiratory volume in 1second/forced vital capacity
＊【%VC】vital capacity as percent of predicted
＊【VC】vital capacity：肺活量

胸部Ｘ線検査

- 以下のような所見を観察する。

❶肺炎
浸潤影

❷肺結核
空洞

❸ COPD
過膨張

❹間質性肺炎
すりガラス影

❺肺がん
結節影

❻気胸
片肺の虚脱

❼胸水貯留
胸水貯留

❽心不全
心拡大

浅野嘉延：おもしろくなる病態生理. プチナース 2024；33（6）：52. より転載

喫煙

- 喫煙者は術中に喀痰量が多くなり、呼吸器系、循環器系、創関連、感染などの**合併症が多く、死亡率が高くなる**[1]。

\アセスメント結果に問題がなくても/
手術を受けるだけで生じる 術後の リスク

- 無気肺のリスク
- 肺炎のリスク
- 低酸素血症のリスク
- 創傷治癒遅延のリスク

栄養状態

集めるデータ
- □血清アルブミン　□血清トランスフェリン　□血清総タンパク
- □血清総コレステロール　□TG*　□HDL-C*　□LDL-C*
- □RBC*　□Ht*　□Hb　□AST*（GOT*）　□ALT*（GPT*）
- □γ-GT*　□Na*　□GLU*　□HbA1c*
- □食事摂取量・内容・パターン　□代謝系疾患の既往歴の有無
- □皮膚・髪・爪などの外観　□身長　□体重　□BMI*　など

* 【TG】triglyceride：トリグリセリド
* 【HDL-C】high density lipoprotein-cholesterol：高密度リポタンパクコレステロール
* 【LDL-C】low density lipoprotein-cholesterol：低密度リポタンパクコレステロール
* 【RBC】red blood cell：赤血球数
* 【Ht】hematocrit：ヘマトクリット
* 【AST】aspartate aminotransferase：アスパラギン酸アミノトランスフェラーゼ
* 【GOT】glutamic oxaloacetic transaminase：グルタミン酸オキサロ酢酸トランスアミナーゼ
* 【ALT】alanine aminotransferase：アラニンアミノトランスフェラーゼ
* 【GPT】glutamic-pyruvic transaminase：グルタミン酸ピルビン酸トランスアミナーゼ
* 【γ-GT】γ-glutamyl transferase：γ-グルタミルトランスフェラーゼ
* 【Na】natrium：血清ナトリウム
* 【GLU】glucose：血糖
* 【HbA1c】hemoglobin A1c：ヘモグロビンエーワンシー
* 【BMI】body mass index：体格指数

評価のしかた

問診

- 問診では以下を確認する。
  - ▼食事の摂取パターン　▼食事内容（自炊、外食など）
  - ▼食事摂取量　▼よく噛めるか
  - ▼義歯を使っているか　▼つかえる感じがあるか　▼むせるか
  - ▼糖尿病・脂質異常症・痛風・肥満症・メタボリックシンドロームといわれたことがあるか

視診・触診

- 視診・触診では以下を確認する。
  - ▼皮膚・髪・爪の光沢・張り・乾燥などの状態
  - ▼身長　▼体重　▼BMI

浮腫・腹水の有無

- 肝機能が低下すると、食事を摂取していても**タンパク質の合成ができず**、低タンパク血症を引き起こし、浮腫や腹水の原因となる。
- 肝機能に問題がなくても、**食事摂取ができない**場合、同様に浮腫や腹水が生じる。

血液検査データ

- 上記「集めるデータ」のデータから、**タンパク質を合成できないのか**、**食事が足りていないのか**、**タンパク質が漏れているのか**予測する（P.209〜212）。
- 血液検査データから栄養状態を評価する。

水分平衡

- 必要水分量は、以下の式で求める。

必要水分量 ＝ 尿量 ＋ 不感蒸泄 ＋ 糞便水分量 － 代謝水

不感蒸泄による1日の水分喪失量　約15mL/kg

1日の代謝水　体重(kg)×5mL

> 術後、第1相（傷害期）は乏尿期、第2相（転換期）は利尿期となり普段と異なった反応が起こります

必要摂取カロリー

● **推定エネルギー必要量**（kcal/日。**表2**、**表3**）と実際に摂取しているkcalを比較してエネルギーの過不足を評価し、**BMI**や**皮膚の状態**、**血液検査データ**とあわせて低栄養か、栄養過多なのか判断する。

表 2　推定エネルギー必要量（kcal/日）

性別	男性			女性		
身体活動レベル[1]	低い	ふつう	高い	低い	ふつう	高い
0〜5（月）	──	550	──	──	500	──
6〜8（月）	──	650	──	──	600	──
9〜11（月）	──	700	──	──	650	──
1〜2（歳）	──	950	──	──	900	──
3〜5（歳）	──	1,300	──	──	1,250	──
6〜7（歳）	1,350	1,550	1,750	1,250	1,450	1,650
8〜9（歳）	1,600	1,850	2,100	1,500	1,700	1,900
10〜11（歳）	1,950	2,250	2,500	1,850	2,100	2,350
12〜14（歳）	2,300	2,600	2,900	2,150	2,400	2,700
15〜17（歳）	2,500	2,850	3,150	2,050	2,300	2,550
18〜29（歳）	2,250	2,650	3,000	1,700	2,050	2,250
30〜49（歳）	2,350	2,750	3,150	1,750	2,050	2,350
50〜64（歳）	2,250	2,650	3,000	1,700	1,950	2,250
65〜74（歳）	2,100	2,350	2,650	1,650	1,850	2,050
75以上（歳）[2]	1,850	2,250		1,450	1,750	──
妊婦（付加量）[3]　初期					+50	
中期					+250	
後期					+450	
授乳婦（付加量）					+350	

1　身体活動レベルは、「低い」、「ふつう」、「高い」の3つのカテゴリーとした。
2　「ふつう」は自立している者、「低い」は自宅にいてほとんど外出しない者に相当する。「低い」は高齢者施設で自立に近い状態で過ごしている者にも適用できる値である。
3　妊婦個々の体格や妊娠中の体重増加量及び胎児の発育状況の評価を行うことが必要である。
注1：活用にあたっては、食事評価、体重及びBMIの把握を行い、エネルギーの過不足は、体重の変化又はBMIを用いて評価すること。
注2：身体活動レベルが「低い」に該当する場合、少ないエネルギー消費量に見合った少ないエネルギー摂取量を維持することになるため、健康の保持・増進の観点からは、身体活動量を増加させる必要がある。
厚生労働省：「日本人の食事摂取基準（2025年版）」策定検討会報告書：78. より引用
https://www.mhlw.go.jp/stf/newpage_44138.html（2024.11.19アクセス）

表 3　身体活動レベル（カテゴリー）別にみた活動内容と活動時間の代表例

身体活動レベル（カテゴリー）	低い	ふつう	高い
身体活動レベル基準値[1]	1.50（1.40〜1.60）	1.75（1.60〜1.90）	2.00（1.90〜2.20）
日常生活の内容	生活の大部分が座位で、静的な活動が中心の場合	座位中心の仕事だが、職場内での移動や立位での作業・接客等、通勤・買い物での歩行、家事、軽いスポーツのいずれかを含む場合	移動や立位の多い仕事への従事者、あるいは、スポーツ等余暇における活発な運動習慣を持っている場合

1　代表値。（ ）内はおよその範囲。　厚生労働省：「日本人の食事摂取基準（2025年版）」策定検討会報告書：68. をもとに作成
https://www.mhlw.go.jp/stf/newpage_44138.html（2024.11.19アクセス）

＼アセスメント結果に問題がなくても／

手術を受けるだけで生じる 術後の リスク

- ● 低タンパク血症のリスク
- ● 創傷治癒遅延のリスク
- ● 易感染のリスク
- ● 免疫能の低下のリスク
- ● 低タンパク血症によるショックのリスク
- ● 貧血による低酸素血症のリスク
- ● 皮膚トラブル・褥瘡のリスク

肝機能

集めるデータ

- □ AST（GOT）　□ ALT（GPT）　□ γ-GT　□ ChE*　□ T-Bil*
- □ ヘパプラスチンテスト（HPT*）　□ プロトロンビン時間（PT*）
- □ 活性化部分トロンボプラスチン時間（APTT*）　□ フィブリノゲン
- □ 出血や出血傾向　□ ウイルス性肝炎の有無　□ 飲酒の状況
- □ 食欲や食事摂取量　□ 皮膚の状態　□ 黄疸の有無　□ 腹水の有無
- □ ビリルビン尿　□ 手掌紅斑の有無　□ クモ状血管腫の有無
- □ 女性化乳房の有無　□ 腹壁静脈怒張の有無　など

＊【ChE】cholinesterase：コリンエステラーゼ　　＊【PT】prothrombin time
＊【T-Bil】total bilirubin：総ビリルビン　　＊【APTT】activated partial thromboplastin time
＊【HPT】hepaplastin test

評価のしかた

問診

- **飲酒量、頻度、種類**を確認する（**表4**）。
- そのほかに以下を確認する。
  - ▼ 肝機能にかかわる**既往歴**（肝硬変、B型肝炎、C型肝炎など）の有無
  - ▼ 腹水による**腹部膨満感**の有無
  - ▼ 黄疸による**皮膚の瘙痒感**の有無
  - ▼ 低タンパク血症による**浮腫**や**腹水**の有無
  - ▼ **食事摂取**の状況
  - ▼ **嘔吐**の有無

| 表 4 | 生活習慣病のリスクを高める飲酒量 |

男性	女性
40g 以上	20g 以上

※1日あたりの平均純アルコール摂取量

純アルコール 20g のめやす

日本酒（度数15%）	180mL
ビール（度数5%）	500mL
焼酎（度数25%）	110mL
ワイン（度数14%）	180mL
ウイスキー（度数43%）	60mL
缶チューハイ（度数7%）	350mL

厚生労働省：習慣を変える、未来に備える　あなたが決める、お酒のたしなみ方. 2024年11月版. を参考に作成
https://e-kennet.mhlw.go.jp/wp-content/themes/targis_mhlw/pdf/leaf-alcohol-female.pdf（2024.11.25アクセス）

視診・触診・打診

- 腹部を触診・打診し、**肝腫大**や**腹水**の有無を確認する。
- 視診で、以下の有無を確認する。
  - ▼ **黄疸**（皮膚や眼球結膜）
  - ▼ **手掌紅斑**
  - ▼ **クモ状血管腫**
  - ▼ **女性化乳房**
  - ▼ **腹壁静脈怒張**（メデューサの頭）

> 肝機能低下により血清ビリルビンが上昇することで起こる

出血

- 肝機能低下があると、血小板減少、血液凝固能低下、線溶亢進などから**出血傾向**になる。
- 肝細胞から産生されるトロンボポエチンの低下、フィブリノゲン、プロトロンビン時間などの**凝固因子の活性低下**がみられる。

肝臓の合成・解毒・排泄機能

- 血清酵素活性検査の結果を確認する。
  - ▼AST（GOT）、ALT（GPT）の上昇、コリンエステラーゼ（ChE）の低下があると肝機能低下が疑われる。特にChEは、肝臓の**タンパク質合成能**の指標となる。
  - ▼肝機能低下から、解毒や排泄機能が低下していると**麻酔からの覚醒が遅延**する。

＼アセスメント結果に問題がなくても／
手術を受けるだけで生じる術後のリスク

- 肝虚血や麻酔薬による肝不全のリスク
- 麻酔覚醒遅延のリスク
- 麻酔覚醒遅延による気道閉塞・低体温・低酸素血症のリスク
- 術後出血のリスク
- 創傷治癒遅延のリスク

血液・凝固系

集めるデータ
- □血小板数　□出血時間　□ヘパプラスチンテスト（HPT）
- □プロトロンビン時間（PT）　□活性化部分トロンボプラスチン時間（APTT）
- □プロトロンビン活性　□フィブリノゲン
- □フィブリン・フィブリノゲン分解産物（FDP＊）　□D-ダイマー　□出血斑の有無
- □脳梗塞・心房性期外収縮・高血圧・脂質異常症・糖尿病の既往の有無
- □抗血栓薬・女性ホルモン剤・副腎皮質ステロイド薬・止血剤などの内服の有無
- □喫煙の有無　□長時間同一体位でいる時間の有無　など

＊【FDP】fibrin degradation product

評価のしかた

血液検査データ

- 以下の値が延長または低下している場合、**出血傾向**が疑われる（P.209参照）。
  - ▼ヘパプラスチンテスト（HPT）
  - ▼プロトロンビン時間（PT）
  - ▼活性化部分トロンボプラスチン時間（APTT）

- 線溶亢進により以下の値が上昇している場合、**血栓形成**が疑われる（P.209参照）。
  - ▼フィブリン・フィブリノゲン分解産物（FDP）
  - ▼D-ダイマー

ハイリスクとなる要因

- 血栓ができやすい状況
  - ▼**止血剤**、**女性ホルモン剤**、**副腎皮質ステロイド薬**を内服している場合
  - ▼体動ができない、制限されている、**長時間同一体位をとっている**場合
- 出血しやすい状況
  - ▼**抗血栓薬**（抗凝固薬、抗血小板薬）を内服している場合（P.185参照）

＼アセスメント結果に問題がなくても／
手術を受けるだけで生じる術後のリスク

- 術後出血のリスク
- 深部静脈血栓症のリスク
- 肺血栓塞栓症のリスク
- 術後出血による急性腎障害・低酸素血症のリスク
- 循環血液量減少性ショックのリスク
- 起立性低血圧のリスク

排泄

集めるデータ

- □ 1日の排便回数と規則性　□ 便の性状　□ 緩下薬(かんげやく)の使用・頻度・種類
- □ 腹部X線検査　□ CT検査　□ 腸蠕動音　□ 腹部の状態　□ 排ガス
- □ 1日の排尿回数と規則性　□ 尿の性状　□ 膀胱留置カテーテル　□ 自己導尿
- □ 利尿薬使用・種類　□ 前立腺肥大の有無　□ おむつの使用の有無
- □ 排泄の方法　□ 人工肛門　□ ウロストミー　□ BUN*　□ Cr*　□ CCr*
- □ e-GFR*　□ Na　□ K*　□ Cl*　□ P*　□ Ca*
- □ RBC　□ Hb　□ Ht　□ 尿タンパク　□ 尿糖　□ 尿潜血(せんけつ)
- □ ケトン体　□ 腎疾患の既往　□ 糖尿病　□ 高血圧
- □ 下部消化管疾患の既往　□ 全身倦怠感の有無　など

＊【BUN】blood urea nitrogen：血清尿素窒素
＊【Cr】creatinine：血清クレアチニン
＊【CCr】creatinine clearance：クレアチニン・クリアランス
＊【e-GFR】estimated glomerular filtration rate：推定糸球体濾過量
＊【K】kalium：血清カリウム
＊【Cl】chlorine：血清クロール
＊【P】phosphorus：血清リン
＊【Ca】calcium：血清カルシウム

評価のしかた

血液検査データ

- 以下の数値変化が認められる場合、腎疾患が疑われる（**P.209〜212**参照）。
  - ▼ BUN、Cr、K、Pの**上昇**　▼ Caの**低下**　▼ RBC、Hb、Htの**低下**
- e-GFRが**低値**の場合、腎機能低下が考えられる。
- 日本では以下の推算式で求めるJSN eGFRcrを用いて評価する（18歳以上）※。
  - ▼ 男性：JSN eGFRcr＝$194×血清Cr(mg/dL)^{-1.094}×年齢(歳)^{-0.287}$ (mL/分/1.73m^2)
  - ▼ 女性：JSN eGFRcr＝$194×血清Cr(mg/dL)^{-1.094}×年齢(歳)^{-0.287}×0.739$ (mL/分/1.73m^2)

※酵素法で測定されたCr値（小数点以下2桁表記）を用いる。

問診（排泄のパターン）

- 排尿：1日の**排尿回数**や**夜間頻尿**の有無を確認し、腎機能評価の1つとする。
- 排便：1日の**排便回数**、**下痢**、**便秘**、**緩下薬使用**の有無を確認し、術前処置に役立てる。
- 以下を確認し、術後の離床目標設定に役立てる。
  - ▼ 自立してトイレで排泄しているか、おむつを使用しているか
  - ▼ 発達段階に適した排泄方法か、または疾患などで困難になっていないか
  - ▼ 自己導尿、ウロストミー、人工肛門など特別な方法で排泄しているか　など

腹部の聴診

- 腸蠕動音が減弱、または消失している場合、**イレウス**や**腸閉塞**を引き起こす原因があることを疑う。

＼アセスメント結果に問題がなくても／

手術を受けるだけで生じる術後の リスク

- 急性腎障害のリスク
- 術後イレウスのリスク
- 尿路感染症のリスク

ADL

集めるデータ
- □ 日常生活行動で可能なこと、不可能なこと
- □ どれくらい歩けるか　□ 杖を使うか
- □ 普段はどういう生活だったか　□ 家事の状況
- □ 仕事　□ 運動習慣
- □ 清潔ケア・整容などのセルフケアの習慣　など

評価のしかた

ADL*・IADL*

- **どれくらい活動できるか**、術前に活動能力を把握することで、術後の離床目標設定に役立てる。歩行距離や杖の必要性、発達段階と比較した活動性を評価する。
- 普段の入浴や整容など、**セルフケアの習慣**を把握し、術後回復過程の計画に活用する。
- **運動習慣**、**仕事や家事の内容**、**通勤手段**を術前に確認し、退院指導計画に役立てる。

ADL評価に用いるスケールの例：バーセル・インデックス

		点数	質問内容		点数	質問内容
1	食事	10	自立、自助具などの装着可、標準的時間内に食べ終える	6 歩行	15	45m以上の歩行、補装具（車椅子、歩行器は除く）の使用の有無は問わず
		5	部分介助（たとえば、おかずを切って細かくしてもらう）		10	45m以上の介助歩行、歩行器の使用を含む
		0	全介助		5	歩行不能の場合、車椅子にて45m以上の操作可能
2	車椅子からベッドへの移動	15	自立、ブレーキ、フットレストの操作も含む（歩行自立も含む）		0	上記以外
		10	軽度の部分介助または監視を要する	7 階段昇降	10	自立、手すりなどの使用の有無は問わない
		5	座ることは可能であるがほぼ全介助		5	介助または監視を要する
		0	全介助または不可能		0	不能
3	整容	5	自立（洗面、整髪、歯磨き、ひげ剃り）	8 着替え	10	自立、靴、ファスナー、装具の着脱を含む
		0	部分介助または不可能		5	部分介助、標準的な時間内、半分以上は自分で行える
4	トイレ動作	10	自立（衣服の操作、後始末を含む、ポータブル便器などを使用している場合はその洗浄も含む）		0	上記以外
				9 排便コントロール	10	失禁なし、浣腸、坐薬の取り扱いも可能
		5	部分介助、体を支える、衣服、後始末に介助を要する		5	ときに失禁あり、浣腸、坐薬の取り扱いに介助を要する者も含む
		0	全介助または不可能		0	上記以外
5	入浴	5	自立	10 排尿コントロール	10	失禁なし、収尿器の取り扱いも可能
		0	部分介助または不可能		5	ときに失禁あり、収尿器の取り扱いに介助を要する者も含む
					0	上記以外

※1 得点：0〜15点　※2 得点が高いほど、機能的評価が高い。
厚生労働省：日常生活機能評価 評価の手引き．を参考に作成
https://www.mhlw.go.jp/file/06-Seisakujouhou-12400000-Hokenkyoku/0000038913.pdf（2025.2.13アクセス）

*【ADL】activities of daily living：日常生活動作　*【IADL】instrumental activities of daily living：手段的日常生活動作

\アセスメント結果に問題がなくても/
手術を受けるだけで生じる術後のリスク
- 疼痛による離床困難のリスク
- セルフケア不足による感染のリスク

精神状態・コーピング

集めるデータ
- □ 表情
- □ 行動
- □ 睡眠状態
- □ 脈拍
- □ 趣味
- □ 言葉
- □ 質問内容
- □ 血圧
- □ 呼吸回数
- □ ストレス発散法　など

評価のしかた

問診・観察

- 表情の硬さ、言動の落ち着きのなさ、話を理解していない様子、不安の強さ、質問の内容などから、**緊張**や**不安**の有無を判断する。過剰な緊張や強い不安は交感神経を優位にしてしまう。
- **趣味**や**リラックス方法**、**ストレス発散法**を術前に把握することで、緊張や不安を軽減する療養環境の整備に役立てる。

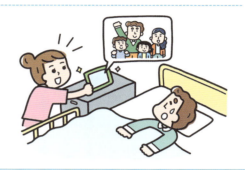

睡眠・休息

- 睡眠や休息が十分にとれているか確認する。
- 睡眠不足や休息不足は交感神経を優位にしてしまう。

血圧・脈拍・呼吸

- 普段の血圧を確認し、測定値がそれより高い場合や、脈拍が速い、呼吸回数が多い場合は、**言葉や態度に表れなくても**実際に緊張している可能性がある。

アセスメント結果に問題がなくても　手術を受けるだけで生じる術後のリスク
- 高血圧・頻脈・過呼吸のリスク
- 麻酔導入時に薬剤の量が増えるリスク
- 術後せん妄のリスク
- 疼痛増強のリスク

ワンポイント

術前の不安への対応

不安を完全に取り去ることは難しいですが、**患者さんの話に耳を傾ける**だけでも不安の軽減につながることがあります。1人の患者さんだけを受け持つことができる学生の特権を活かして十分に患者さんの話を聞いてください。

一方で学生は「術前の患者さん＝不安」と決めつけてしまうことがあります。思い込みで患者さんにかかわると、逆に患者さんの不安を誘発してしまうこともあります。患者さんを理解するためのアセスメントがとても重要になります。

認知機能

集めるデータ 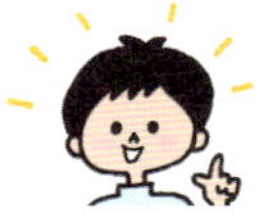
- □ 意識状態
- □ GCS*
- □ 受診行動
- □ 服薬管理
- □ 仕事
- □ 理解力
- □ 会話の受け答え
- □ 質問内容　など

*【GCS】Glasgow coma scale：グラスゴー・コーマ・スケール

評価のしかた

聴覚・視覚・言語表現の程度
- **仕事内容**や**会話**から、聴覚・視覚・言語表現の程度を**発達段階**に基づいて確認する。術前説明が理解できているか、術後の早期回復に向けた行動が可能かを判断する。

受診行動・服薬管理の様子
- 術前の禁食や内服指示を守れるか、術後の早期離床に賛同してもらえるかを判断し、看護計画に活用する。
- **退院指導の方法選択**に役立てる。

\アセスメント結果に問題がなくても/
手術を受けるだけで生じる術後のリスク
- 離床困難のリスク
- 手術中止のリスク

ボディイメージの変容

集めるデータ 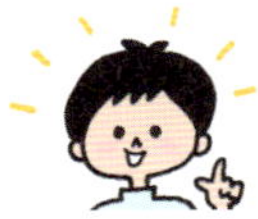
- □ 術前に医師からどんな説明を受けているか
- □ 術後の創部や身体の変化をどれくらい事前に理解しているか
- □ 職業
- □ 趣味
- □ 年齢（発達段階）
- □ 自分の容姿の認識　など

評価のしかた

ボディイメージ
- **日々の整容**や入院時の服装、化粧、装飾品などから容姿への意識を判断する。
- 職業や趣味がボディイメージに関連する場合、術前に把握することで精神的看護に役立てる。

予測される変化の捉えかた
- 医師の説明や術後の創部・身体の変化を**誤解している**場合、術後に自尊心が大きく損なわれ、治療への積極的な参加が困難になる可能性がある。

\アセスメント結果に問題がなくても/
手術を受けるだけで生じる術後のリスク
- ボディイメージの変容から、以下が起こるリスク
  ▼ 精神的混乱
  ▼ 自己概念が大きく崩れる
  ▼ 自尊心が低下する
  ▼ 恐怖や不安に陥る

社会的役割

集めるデータ
- □ 年齢（発達段階）
- □ 家族
- □ 家庭での役割
- □ 社会的役割
- □ 仕事での役割　など

評価のしかた

問診

- 年齢や発達段階を考慮し、以下の点を確認して心配ごとの解消に役立てる。
  - ▼**仕事**を休めるか
  - ▼代わりに仕事をしてくれる人がいるか
  - ▼**家事や子育て**を代わりにしてくれる人がいるか
- 退院後に**役割復帰**が可能か、**本人がどのように感じているか**を確認し、不安解消や退院指導に活用する。

アセスメント結果に問題がなくても
手術を受けるだけで生じる術後のリスク

- 一時的にまたは長期的に、もとの役割に復帰できなくなるリスク

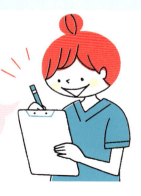

これらを術前からアセスメントしておくことが重要です

＜引用文献＞
1. 日本麻酔科学会：周術期禁煙ガイドライン　4．各論　①-b．術中・術後合併症への影響．2015．
   http://www.anesth.or.jp/guide/pdf/20150409-1guidelin.pdf（2024.11.25アクセス）

＜参考文献＞
1. 浅野嘉延：からだのしくみといっしょに学ぶ おもしろくなる病態生理．プチナース 2024；33(6)：8-31，52．
2. 日本麻酔科学会：周術期禁煙ガイドライン 2015．
   http://www.anesth.or.jp/guide/pdf/20150409-1guidelin.pdf（2024.11.29アクセス）
3. 厚生労働省：「日本人の食事摂取基準（2025年版）」策定検討会報告書．Ⅱ 各論　1 エネルギー・栄養素．エネルギー．
   https://www.mhlw.go.jp/content/10904750/001316461.pdf（2024.11.29アクセス）
4. 中村充浩：根拠からわかる！実習で実践できる！フィジカルアセスメント．照林社，東京，2024；184-185．
5. 石川晴士：麻酔科専門医が知っておきたい急性腎障害関連の基礎知識．日本臨床麻酔学会誌 2016；36(5)：550-557．
6. 茂木孝：閉塞性肺疾患の基礎と周術期管理のポイント．日本歯科麻酔学会雑誌 2022；50(1)：33-39．
7. 湯澤基，山口泰弘：呼吸機能検査の理解と臨床応用．日本内科学会雑誌 2020；109(12)；2496-2501．
8. AKI（急性腎障害）診療ガイドライン作成委員会 編：AKI（急性腎障害）診療ガイドライン 2016．日本腎臓学会誌 2017；59(4)：419-533．
   https://cdn.jsn.or.jp/guideline/pdf/419-533.pdf（2024.11.29アクセス）
9. 厚生労働省：習慣を変える、未来に備える あなたが決める、お酒のたしなみ方 2024年11月版．
   https://e-kennet.mhlw.go.jp/wp/wp-content/themes/targis_mhlw/pdf/leaf-alcohol-female.pdf（2024.11.29アクセス）
10. 髙久史麿 監修，黒川清，春日雅人，北村聖 編集：臨床検査データブック 2019-2020．医学書院，東京，2019．
11. 伊豆津宏二，今井靖，桑名正隆，他 編：今日の治療薬2024 解説と便覧．南江堂，東京，2024．

術前日の観察項目とポイント

術前日の患者さんの状態

手術前の検査や処置、緩下薬の内服などで**疲労感**があったり、手術についての**緊張**や**不安**が強い状態です。

項目	観察ポイント	ケアのポイント	経過でみるポイント
術前のフィジカルアセスメント	● 皮膚、顔色、体温、脈拍、呼吸回数、呼吸音、血圧、SpO₂*、腹部の状態、腸蠕動音、歩行状態、腎機能、肝機能、栄養状態、血液凝固能、既往歴、血液検査データ、X線検査、心電図	● 内服薬がある場合、術前日や当日の内服可否を確認し説明する	● 術前にデータ収集とアセスメントを行い、手術が安全に受けられる状態かを判断する ● 術後に異変が生じた際、術前の状態と比較できるよう、術前のデータ収集は重要である
術後感染	● 皮膚や爪の汚れ、術野周囲の体毛、排便状況、栄養状態、血液検査データ（血清総タンパク[TP*]、血清アルブミン[Alb*]、赤血球数[RBC]、ヘモグロビン[Hb]、ヘマトクリット[Ht]）	● 入浴、シャワー浴、清拭により全身を清潔に保つ ● 創部に近い場合、臍処置と剃毛を行う ● 緩下薬の内服について説明する	● 術後感染のリスク軽減のために術前に全身の保清、排泄ケアを行う
呼吸器合併症	● 呼吸回数、呼吸のリズム、呼吸音、SpO₂、動脈血ガス分析、胸部X線検査、肺機能検査（**スパイロメトリー**）、喫煙状況	● インセンティブスパイロメトリーや排痰法の説明を行い、患者さんが継続して呼吸訓練を実施できるよう支援する ● 喫煙者には禁煙の重要性を説明する	● 呼吸器合併症のリスクを減らすために**術前から呼吸訓練や排痰法を行う**
深部静脈血栓症	● 既往歴、血液検査データ（D-ダイマー、プロトロンビン時間[PT]、出血時間、活性化部分トロンボプラスチン時間[APTT]、ヘパプラスチンテスト[HPT]、血小板数[PLT*]）、下肢の周囲径・皮膚の色	● 下肢のサイズを測定し、適切なサイズの弾性ストッキングを準備する ● ベッド上で行える下肢の自動運動方法を説明し、練習を行う	● 手術当日から装着できるように事前に準備する ● 今後必要となる下肢の自動運動をあらかじめ練習しておく
早期離床	● 手術前のADLの程度やレベル	● 術後の創部の位置を予測し、負担を軽減する動作や方法を説明し、練習する	● **術前に離床方法を説明し練習しておく**
術後出血	● 血液検査データ（D-ダイマー、プロトロンビン時間[PT]、出血時間、活性化部分トロンボプラスチン時間[APTT]、ヘパプラスチンテスト[HPT]、血小板数[PLT]、赤血球数[RBC]、ヘモグロビン[Hb]、ヘマトクリット[Ht]）	● 抗血栓薬が術前に中止されているかを確認する	● **抗血栓薬**を内服していた場合は術後出血のリスクが高い。術後は特に術後出血の早期発見に努める
精神状態（不安の軽減）	● 不安の徴候や普段と異なる言動	● 患者さんが不安を表出しやすいように環境を整え、話を傾聴する	● 不安は不眠の原因となるだけでなく、交感神経を優位にするため、周術期のバイタルサインに影響が出ることがある

＊【SpO₂】saturation of percutaneous oxygen：経皮的動脈血酸素飽和度
＊【TP】total protein　＊【Alb】albumin　＊【PLT】platelet

5 必要な看護の知識

術前日までに用意しておくもの

患者さんに準備してもらうもの

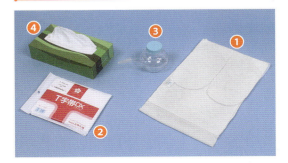

❶腹帯　❷T字帯　❸吸い飲み　❹ティッシュペーパー

- **腹帯**：創部保護のために使用します。
- **T字帯**：T字帯は紐(ひも)を外すだけで着脱でき、下着よりも痛みを生じにくく、簡単に創部を確認できる利点があります。
- **吸い飲み**：術後安静や創痛で起き上がれない患者さんが、寝たままでも飲水しやすいように使用します。
- **ティッシュペーパー**：全身麻酔での手術後は気道内分泌物が増加し痰が出やすくなるため、準備します。

病棟から手術室へ持参する物品（例）

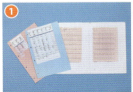 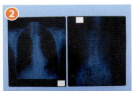
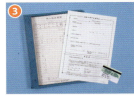 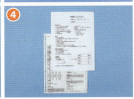

❶各種検査データ、心電図　❷X線フィルム
❸カルテ、IDカードなど
❹手術承諾書、手術室入室前チェックリスト

- 病棟から手術室へ持参する物品は病院によって異なるので、担当看護師に確認しましょう。
- 病院で作成している**手術室入室前チェックリスト**を用いて漏れがないように確認します。

> **注意** 手術当日は持参品を確認するだけにとどめられるように、また、手術直前に不足していることが発覚しても急に準備できない物品もあるため、**前日までに準備**することが望ましい。

皮膚の清潔

- 術前日には**シャワー浴**を行い、手術部位周囲の体毛を短く整えます。臍の周囲を切開する手術の場合は、**臍垢(さいこう)を除去**します。
- 爪を短く切ります。

  [根拠] 皮膚や体毛、臍に存在する微生物を減少させ、術中および術後の感染を予防するため。

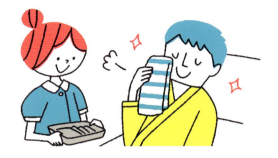

消化管のプレパレーション

- 手術中の麻酔による筋弛緩作用で肛門括約筋が緩み、便が排出され手術環境が汚染されるのを防ぐため、術前に腸管内容物を排出します。
- **手術前日は飲食を制限し、薬剤（経口腸管洗浄剤、表1）を用いて**腸管内容物を排出します。

表1 術前に使用する経口腸管洗浄剤

種類（商品名）	内服のしかた・注意点
ニフレック®	● 1袋を水に溶かして約2Lの溶解液とする ● 通常、成人には2〜4Lを1時間あたり約1Lの速度で経口投与する ● 排泄液が透明になった時点で投与を終了する
マグコロール®	● 1袋(50g)を水に溶解し180mLとする ● 手術開始予定時間の10〜15時間前に経口投与する

弾性ストッキングの計測

- 術中から術後にかけて、長時間の同一体位や安静により下肢に**深部静脈血栓症**が発生しやすくなります。血栓が血流に乗り**肺血栓塞栓症**を引き起こすと生命の危険があります。その予防のため、弾性ストッキングを装着します。

弾性ストッキングの種類※

- **ハイソックス**(膝丈)タイプと**ストッキング**(大腿丈)タイプがあります。つま先には検査穴（インスペクションホール）があります。

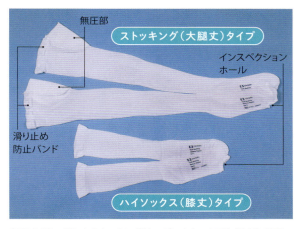

※ T.E.D.™サージカル ストッキング（カーディナルヘルス株式会社）の場合

採寸・弾性ストッキングの選択

- ここではストッキング（大腿丈）タイプを使用する場合の採寸、選択について説明します。

① 大腿上部の周囲径（太さ）を測る。周囲径が63.5cm以上の場合は、大腿部への食い込みが強くなるため、ハイソックス（膝丈）タイプを選択する。

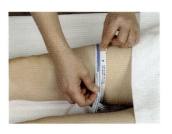

② 次に腓腹部（ふくらはぎ）の周囲径を測る。

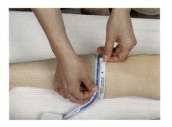

③ 次にかかとから足の付け根までを測定し、弾性ストッキングの長さを選択する。

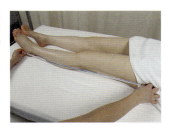

④ 採寸した数字をもとに適切なサイズのストッキングを準備する。

根拠 ストッキングのサイズが合っていないと適切な圧がかからなくなるため。

採寸方法は、製品によって異なる場合があります。必ず添付文書などで確認しましょう

呼吸訓練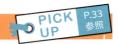

- 術後は創痛によって呼吸運動や咳嗽運動が抑制され、通常は簡単に排出できる痰などの**気道内分泌物が排出しにくくなります**。
- 創痛により体動が減少し、仰臥位を続けることが多くなるため、横隔膜運動が抑制され、**1回換気量が減少**します。
- これらの要因で呼吸器合併症（おもに無気肺）が起こりやすいため、**手術前からインセンティブスパイロメトリーによる呼吸訓練**や**口すぼめ呼吸・深呼吸**の練習を行います。口すぼめ呼吸は気道内圧を高め、末梢気管支の拡張を促し閉塞を改善します。

根拠 痛みのない術前から始めることで訓練に慣れることができる。

インセンティブスパイロメトリー
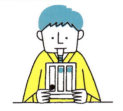

ハフィング
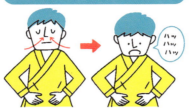

口すぼめ呼吸
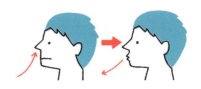

ベッド上で体位変換をする練習

- 術後は早期離床が望まれますが、疼痛が強い場合には理想的な実施が難しいこともあります。
- 離床が難しい場合でも、ベッド上での**体位変換**により褥瘡や腰痛の予防が可能です。点滴やドレーン、カテーテルがあっても体位変換が可能であることを伝え、術前に実践してもらいます。

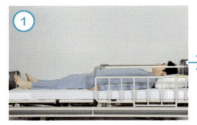
仰臥位をとる（ここでは左側臥位の練習を行う）

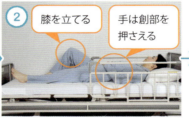
左手で手術創ができる部位を押さえ、右膝を立てる

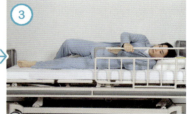
右手でベッド左側の柵をつかんでもらい、ゆっくりと側臥位になる

ベッドから起き上がる練習

- 術後は**早期離床**が望まれます。疼痛が少ない起き上がりかたを患者さんに説明します。
- 実際にベッドで起き上がる練習を行い、患者さんといっしょに最適な方法を考えるのも有効です。

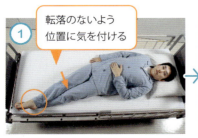
手術創ができる部位を押さえながら、左足の上に右足を乗せ運ぶように下肢をベッド左方に移動させる※

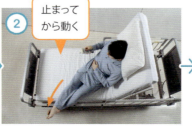
ギャッチアップして上体を起こしたあと、完全に止まってから下肢をベッドから下ろす

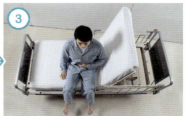
殿部を中心に回転し、端座位をとる

※ここでは患者さんの左手側に端座位となる練習をする。

臥床したまま下肢を動かす練習

- 術後に疼痛や気分不快で早期離床が難しい場合、**深部静脈血栓症のリスク**が高まります。
- 離床が難しい場合でも、ベッド上で**下肢の自動運動**を行うことで予防が可能です。
- 術前に底屈・背屈運動の方法を指導し、実践してもらいます。

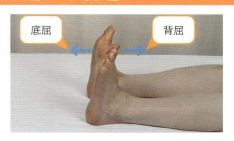

臥床したまま含嗽をする練習

- 術後早期には、口腔内の不快感や嘔吐後など、**臥床したまま含嗽**を行う場面があります。
- ストロー付きカップや吸い飲みを使い、水を口に含んでガーグルベースンで含嗽を行います。

疼痛スケールの使いかたの説明

- 術後に**疼痛スケール**で痛みの程度を確認することを事前に伝えます。
- 視覚的アナログスケール（VAS*）、数値的評価スケール（NRS*）、フェイススケール（FRS*）など、使用予定のスケールを使い、痛みの表現方法を術前に説明します。

根拠 術後の激しい痛みの際に、すぐにスケールを使えるようにするため。

*【VAS】visual analogue scale
*【NRS】numeric rating scale
*【FRS】face rating scale

図1 疼痛スケール

視覚的アナログスケール（VAS）

痛みなし ―――――――――― 最悪の痛み

長さ10cmのスケールの線上に痛みの程度を記入してもらう

数値的評価スケール（NRS）

0 1 2 3 4 5 6 7 8 9 10

0を痛みなし、10を想像できる最大の痛みとして、現在の痛みの強さを数字で示してもらう

フェイススケール（FRS）

0	1	2	3	4	5
無痛	多少の痛み	もう少しひどい痛み	さらにひどい痛み	とてもひどい痛み	最悪の痛み

患者さんの痛みに近い表情を選んでもらう

クリニカルパス

クリニカルパスとは

- クリニカルパスは、疾患の治療や検査について**標準化された患者さんのスケジュールを表形式でまとめたもの**です。入院から退院までの食事、処置、治療、検査が日ごとに詳細に記載されています。
- クリニカルパスには患者さん用と医療者用の2種類があり、患者さん用はわかりやすく平易な言葉で表現されています。

表 2　クリニカルパスのメリットとデメリット

メリット	デメリット
● 患者さん用のクリニカルパスは、検査や治療の情報がわかりやすく記載され、患者さんが治療内容や過程を理解しやすい ● いつ、誰が、何を行うかが明確に決められ、医療の質が標準化される ● 医師、看護師、他の医療職者の情報が一目でわかり、チーム医療の推進や医療安全、質の向上に役立つ	● 標準化により患者さんの個別性がみえにくくなるリスクがある

表 3　クリニカルパスの例―胃全摘

		1病日	2病日		3病日		4病日
	手術	手術2日前	手術1日前	術前	術後		手術後1日目
アウトカム	患者所見、治療・検査・栄養、生活、理解・自己管理	◆手術、麻酔に対する不安が表出できる ┄┄┄→			◆循環動態が安定している（収縮期血圧が80〜180mmHg、脈拍50〜120/分）┄┄┄		
					◆痛みが自制可能である ┄┄┄		
					◆呼吸状態が安定している（SpO$_2$ 95%以上）		
					◆創部に異常がない ┄┄┄		
					◆腹部膨満がない ┄┄┄		
							◆腸蠕動が回復する
							◆スムーズに離床できる
		◆手術前の検査が終了している ┄┄┄→			◆ベッド上安静		◆歩行ができる ┄┄┄
		◆手術の必要性を、患者・家族が理解し同意する	◆手術の準備が整っている ┄┄┄→				
治療※	処方		●下剤				
検査	検体・細菌・病理		●交差適合試験抗体スクリーニング				●血算／血液像　他
手術・輸血	輸血			●血液製剤依頼オーダー			
看護	看護指示 看護：教育・指導	●パス評価 ┄┄┄→ ●栄養評価					●パス評価 ┄┄┄ ▲入院3日目評価 ●フットポンプ管理 ┄┄┄ ●転倒転落アセスメントスコア評価
	看護：測定	●排便回数 ┄┄┄→					●排便回数 ┄┄┄
文書	文書						

※その他に輸液等の指示もあるが、今回は割愛する　注：誌幅の都合で10〜12病日を割愛している。

クリニカルパスでの重要な言葉

- **アウトカム**：クリニカルパスに記載された介入に対して期待される成果のことです。クリニカルパスは、各アウトカムを達成することで進行します。
- **バリアンス**：クリニカルパスどおりに治療や検査が進まず、アウトカムが達成されない要因を指します。バリアンスには、**回復が早く、予定されたケアが不要となる**「正のバリアンス」と、**治療や検査が中断・遅延する**「負のバリアンス」があります。これらを詳細に分析することで、患者さんの個別性に応じた看護が可能になります。

実習でのクリニカルパスの活用方法

- クリニカルパスは受け持ち患者さんのスケジュール表です。数日先の予定を把握し、観察ポイントや看護計画の立案に活用しましょう。

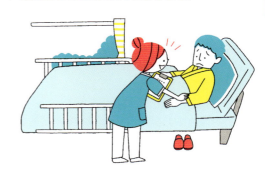

	5病日	6病日	7病日	8病日	9病日	13病日
	手術後2日目	手術後3日目	手術後4日目	手術後5日目	手術後6日目	手術後10日目

- 体温38.0℃以上の発熱がない
- ダンピング症状がない
- （10病日まで）
- ◆腸蠕動が回復し排ガスがある
- ◆胸やけ、逆流、悪心・嘔吐がない
- ◆排ガスがある
- ◆排便のコントロールができる
- ◆飲水が開始できる
- ◆術後の食事が可能になる
- ◆病棟内歩行ができる
- ◆転倒・転落がない
- ◆食事療法について理解できる
- ◆退院後の治療や注意事項が理解できる
- ●消化酵素製剤
- ●血算／血液像 他
- ●栄養評価
- ●回診時に主治医に飲水可か確認
- ●栄養指導依頼
- ●栄養指導依頼

塩澤実香：実習でのケアや看護過程に使える！　クリニカルパス活用法．プチナース 2019；28(9)：38-39．より一部改変して転載

心身の安定と休息

- 照明や空調を調整し、休息しやすい環境を整えます。
- 不眠時には**睡眠薬**の使用を検討します。
- **不安**や**緊張**を観察し、患者さんの話を傾聴します。

根拠 不安や不眠は交感神経を優位にし、麻酔の導入・維持を困難にする。これにより薬剤の使用量が増加し、術後に嘔気、嘔吐、頭痛など回復を遅らせる症状が生じる可能性があるため。

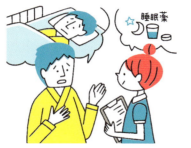

禁飲食の説明

- 禁飲食の目的と開始時間を説明します。
- 口頭だけでなく書面を活用し、患者さんが忘れないよう配慮します。
- 手術直前まで禁飲食が守られているかを観察・確認します。

根拠 全身麻酔や気管内挿管の刺激により嘔吐しやすい状態となるため。

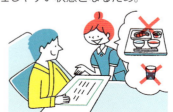

内服薬の確認

- 禁飲食中でも、医師の指示で**服用が必要な薬や中止する薬がある**ため、**事前に確認**し患者さんに説明します（**表4**、**P.168**参照）。
- 血圧の上昇が周術期の循環動態に影響する危険があるため、降圧薬は内服する場合があります。一方、手術中の出血量を増やすリスクがあるため、抗血栓薬（抗凝固薬、抗血小板薬）は中止となる場合があります。
- 手術当日に服用が必要な場合は、必要最小限の水で内服することを説明します。

根拠 嘔吐時の吐物量を最小限に抑えるため。

表4 術中に影響を及ぼす可能性のある内服薬

薬剤	注意点
抗血栓薬 （抗凝固薬、抗血小板薬）	● 抗血栓薬は血液を凝固しにくくし、術中・術後の**出血量が増加**する可能性がある ● 内服抗血栓薬は中止後も数日から数週間薬効が残るため、手術数日前に薬効の少ない点滴に変更する場合がある
ジギタリス製剤	● ジギタリス製剤は安全な血中濃度の幅（安全域）が他の薬剤よりも狭く、術中の輸液で希釈されると安全域を外れ、**不整脈**が起こる可能性がある
β遮断薬[1]	● 術前にβ遮断薬を中断し効果が切れると、術中に**心拍数増加**や**血圧上昇**のリスクが生じる
ACE阻害薬、ARB[1]	● 術前にACE*阻害薬やARB*を使用していると、術中や術後も効果が続き、**血圧低下**や**腎機能低下**が起こる可能性がある
副腎皮質ステロイド薬[2]	● 手術侵襲により副腎皮質からホルモンが分泌され、血圧上昇や炎症制御が行われる。しかし、副腎皮質ステロイドの長期使用で副腎皮質のホルモン分泌が抑制されると、手術侵襲時に副腎皮質ホルモンが十分分泌されず**血圧低下**や**けいれん**などの症状が生じることがある
降圧利尿薬[1]	● 術前に降圧利尿薬を使用していると、術中も薬効が出現し、**低血圧**や術後に**脱水**、**低カリウム血症**が起こる可能性がある

*【ACE】angiotensin-converting enzyme：アンジオテンシン変換酵素　　*【ARB】angiotensin Ⅱ receptor blocker：アンジオテンシンⅡ受容体拮抗薬

<引用・参考文献>
1. 日本高血圧学会高血圧治療ガイドライン作成委員会 編：高血圧治療ガイドライン2019．ライフサイエンス出版，東京，2019：173-174．
2. 淺野間理仁，森大樹，栗田信浩，他：ステロイド長期投与患者における周術期ステロイドカバー．四国医誌 2010；66(3・4)：85-90．

PICK UP 6

\写真でわかる！/
周術期の患者ケアに役立つ看護技術

1 術前

排痰援助法・呼吸援助法

全身麻酔による手術後の患者さんへの排痰援助法と呼吸援助法

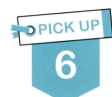

呼吸器合併症の予防には排痰援助と呼吸援助が不可欠

手術後、5〜10%の患者さんに**無気肺や肺炎などの呼吸器合併症**が起こるとされています。これを防ぐには手術後だけでなく、**手術前からの介入が重要**です。ここでは、手術前から術後までの排痰援助法と呼吸援助法を学びます。

基本知識

全身麻酔を受ける患者さんに起こっていること

全身麻酔は、麻酔薬、鎮痛薬、筋弛緩薬によって中枢神経系の機能を抑制し、患者さんが痛みを感じずに手術を受けられるようにします。

しかし、全身麻酔は呼吸機能も抑制し、自発呼吸を止めてしまいます。そのため、手術中は気管内にチューブを挿入（気管内挿管）し、人工呼吸器で呼吸を補助します。

手術終了後に全身麻酔の効果が切れると、患者さんは意識を回復（覚醒）し、自発呼吸が再開します。この段階で気管内チューブを抜去し、手術室を退出します。

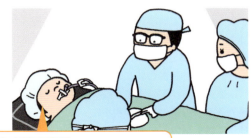

全身麻酔の影響
➡ 中枢神経系の機能を抑制
- 意識がなくなり、痛みを感じなくなる
- 呼吸機能への影響（自発的な呼吸の停止） ココに着目！
- 循環機能への影響（血圧の低下）

手術中〜手術後は気道内分泌物が貯留しやすい

気道には、粘膜が分泌する粘液で異物を捉え、線毛運動で体外に排出する自浄作用が備わっています。痰が出るのは異物を除去する生体反応です（**P.34図1**）。

手術中に使用する気管内チューブは異物とみなされ、気道内分泌物が増加します。しかし、チューブが線毛運動を阻害するため、分泌物は体外に排出されず気道内に貯留します（**P.34図2**）。喫煙者や慢性閉塞性肺疾患（COPD）の患者さんでは分泌物がさらに増える傾向があります。

手術後は創部の痛みにより呼吸運動や咳嗽運動が抑制され、痰の排出が困難になります。また、同一体位が続くことで分泌物が貯留しやすくなります。

気管内挿管による分泌物の増加と排出機能の低下を補うために、排痰援助が重要です。

図1 正常な気道内のようす

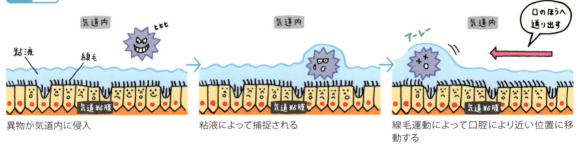

異物が気道内に侵入 / 粘液によって捕捉される / 線毛運動によって口腔により近い位置に移動する

図2 気管内挿管中の気道内のようす

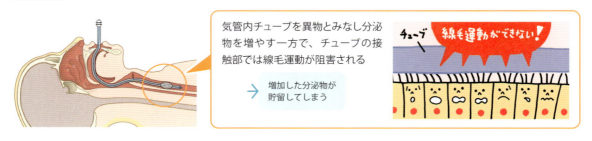

気管内チューブを異物とみなし分泌物を増やす一方で、チューブの接触部では線毛運動が阻害される

→ 増加した分泌物が貯留してしまう

手術後は呼吸が浅くなりがち

手術後、創部痛により体位変換が困難になり、仰臥位など同一体位をとり続けることがあります。仰臥位では腹腔内臓器に押されて横隔膜運動が抑制されるため、1回換気量(TV*)が減少します（**図3**）。また、創部痛や傷が開く恐怖心が深呼吸を阻害します。

手術直後で麻酔薬の影響が残っている場合、呼吸筋運動や呼吸中枢が抑制され、呼吸が浅くなり、回数も減少します。さらに、胸帯や腹帯による締め付けが深呼吸を妨げることもあります。

*【TV】tidal volume：安静時に1回の呼吸で出入りする空気の量

図3 立位と仰臥位での横隔膜の動き

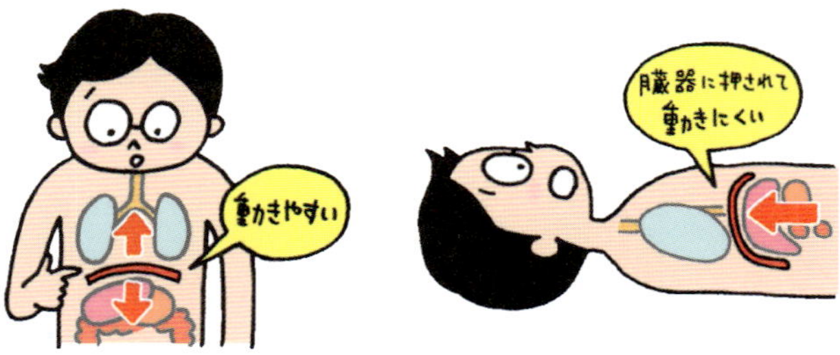

立位／仰臥位

横隔膜の上下運動が阻害されない

腹腔内臓器に押されることにより、横隔膜の上下運動が阻害される

気道内分泌物の貯留や浅い呼吸は無気肺、肺炎を引き起こす

気道内分泌物が末梢気管支を閉塞すると無気肺が生じます。さらに、貯留した分泌物が排出されないと細菌が繁殖し、肺炎を引き起こします（**図4**）。また、1回換気量(TV)の減少や深呼吸の阻害によって浅い呼吸が続くと、機能的残気量(FRC)が減少し、肺胞が虚脱して無気肺に至ります（**図5**）。

手術後の患者さんは無気肺や肺炎のリスクが高いため、気道内分泌物を排出し、機能的残気量の減少を防ぐ援助が必要です。このケアが排痰援助法と呼吸援助法です。

図 4　気道内分泌物の貯留から無気肺、肺炎が起こるまでの機序

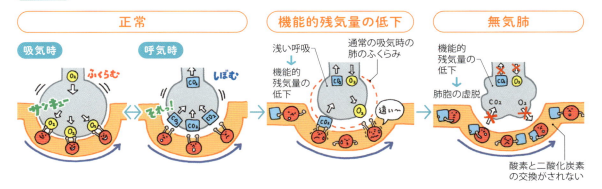

図 5　機能的残気量の低下から無気肺が起こるまでの機序

写真でわかる 手技と根拠

　排痰援助法や呼吸援助法には多くの種類があり、1つだけを実施するよりも、**複数の方法を組み合わせるほうが効果的**です。ここでは、体位ドレナージとハフィングを組み合わせた方法を紹介します。

アセスメント

- 後述の「観察アセスメント、ケアと根拠」(P.38)を参考にし、聴診などで**痰の有無**や**貯留部位**をアセスメントします（図6）。

呼吸音の聴診のポイント
- 前面、背面の両方で聴診を行う
- 痰の貯留がある場合、低調性・高調性連続性副雑音、粗い断続性副雑音が聴取される
- 無気肺をきたしている場合、呼吸音の減弱がみられる

図 6　呼吸音の聴取部位

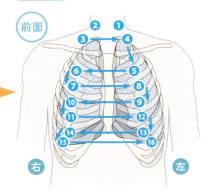
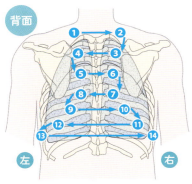

体位ドレナージ

- 体位ドレナージは、痰などの気道内分泌物を自力で排出が困難な患者さんに行う排痰援助法の1つで、体位排痰法ともよばれます。これにより、肺にたまった気道内分泌物を口腔近くまで移動させられます。
- 聴診で貯留部位を確認し、対応する体位をとります（**図7**）。
- 安楽枕などを使用して患者さんの苦痛を軽減しつつ体位を維持することが重要です。**1回約15分、1日2〜6回**をめやすに実施します。
- 食後は避け、食後2時間以上経過後に行います。
- 心不全、肺水腫、肺出血、重症不整脈、重症高血圧、頭蓋内圧亢進の患者さんでは、呼吸が循環に影響を及ぼすため、援助を中止するか慎重に実施する必要があります。

図7 体位ドレナージ

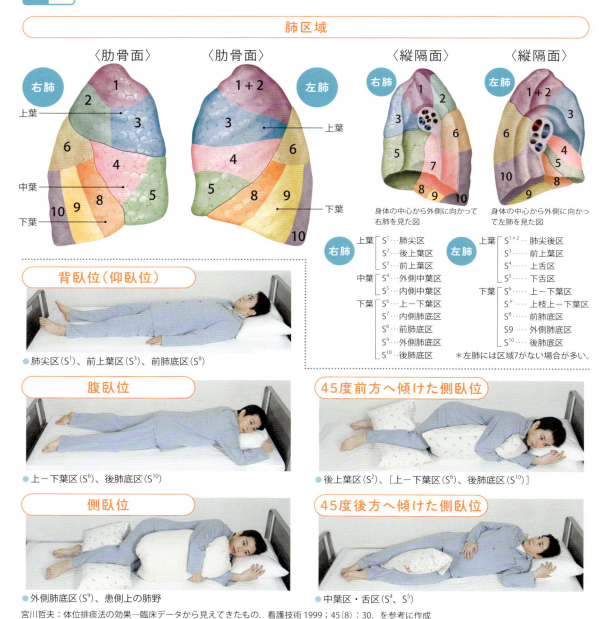

宮川哲夫：体位排痰法の効果―臨床データから見えてきたもの．看護技術 1999；45(8)：30. を参考に作成

ハフィング

- ハフィングは、体位ドレナージで中枢気道に移動した痰を**体外に排出する排痰法**の1つです（**図8**）。
- 咳ばらいをせずに痰を吐き出せる点が特徴で、咳ばらいの振動が創部に響いたり創痛が増強するのを避けられます。
- 深呼吸を含むため、呼吸法の1つとしても活用できます。

図8 ハフィング

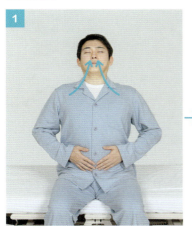

数回深呼吸をする。鼻からゆっくりと大きめに息を吸い込む

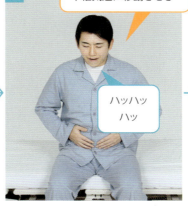

一度息を止めてから、声を出さずに「ハッ、ハッ、ハッ」と強く、速く息を吐き出す

ハッハッハッ

これを2〜3回繰り返すことで、気道内分泌物を中枢気道に移動させる

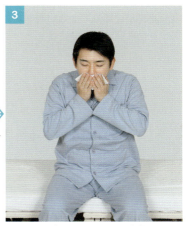

喉元に痰が移動してきたら咳嗽をして、ティッシュペーパーなどに痰を吐き出す

ワンポイント

ハフィングでの創部の保護のしかた

体位ドレナージで痰を中枢気道まで移動させても、体外に排出しなければ効果はありません。しかし術後の患者さんは、創部痛や傷が開く恐怖心で排痰が困難な場合があります。ここでは、痛みや恐怖心を軽減するための創部保護法を紹介します。

▼創部の保護法

患者さんが手で創部を押さえる方法。正中創の場合は両脇から挟むように押さえる。

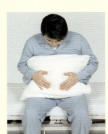

クッションや枕を創部に押し当てる方法。痛みのある箇所に使用する。

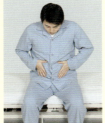

創部に手を当てることが不安な患者さんには、看護師が創部を挟み込むように押さえる。

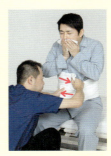

バスタオルを使用する方法。胸部や腹部を包み、排痰時に腹圧をかけるタイミングでタオルを引き締め、創部への負担を緩和する。

観察アセスメント、ケアと根拠

排痰援助法と呼吸援助法の目的は、手術前から手技を習得し、呼吸機能を維持・向上させること、手術後の気道内分泌物の貯留を防止し、貯留があった場合に自力で排出できるようにすることです。これにより、手術後に起こりやすい無気肺や肺炎を予防できます。そのため、**排痰法と呼吸法が適切に実施できているか、気道内分泌物が貯留していないか**を観察し、アセスメントする必要があります。

＊【FVC】forced vital capacity

表1 観察のポイント

呼吸機能 （肺機能検査： スパイロメトリー）	● 肺活量（VC） ● パーセント肺活量（%VC）	● 努力性肺活量（FVC＊） ● 1秒率（FEV₁/FVC）
呼吸状態と 気道内分泌物の 有無	● 呼吸回数・SpO₂などの バイタルサイン ● 呼吸困難の有無	● 咳嗽の有無 ● 痰の有無や量・性状 ● 呼吸音
呼吸運動を 阻害する要因	● 創部痛の有無 ● 体位 ● 安静度	● ドレーンなどによる 体動制限の有無

> このほかにも、手術によって生じる循環機能の変化なども観察しましょう

看護計画立案のポイントと根拠

表2 全身麻酔による手術後の患者さんの排痰法と呼吸法の看護計画

手術前

排痰法と呼吸法の必要性を理解し、自立して実施できる

根拠 排痰法や呼吸法は一時的な実施ではなく、患者さんが継続して行えることが理想であるため、手技の必要性を患者さんに説明し、理解を深めることが重要である。

早期に禁煙を開始する

根拠 喫煙は術後の呼吸状態や呼吸器合併症の発生率に大きく影響するため、手術直前ではなく、可能な限り早い時期から禁煙する必要がある。

排痰法と呼吸法を習得する

根拠 術前に習得することで、患者さんが自立して呼吸機能の維持・向上に取り組むことが可能なため。

手術後

呼吸困難がなく、気道内分泌物を自力で排出できる

根拠 気道内分泌物を排出することで無気肺や肺炎を予防できるため。

ファーラー位やセミファーラー位をとる

根拠 これらの体位をとることで横隔膜が動きやすくなり、呼吸が楽になるため。

痛みがなく過ごせる状態を保つ

根拠 手術後の痛みは呼吸運動や咳嗽運動を妨げるため。

排痰法と呼吸法を実施できる

根拠 手術前に習得し実施することで機能的残気量の減少や気道内分泌物の貯留を防ぎ、呼吸機能の維持につながるため。

知りたい なぜ？ スパイロメータ、スパイログラムとは

全身麻酔の術前には、**スパイロメータ**を用いて**肺機能検査**を行い、**スパイログラム**とよばれる図で結果を示します（**P.46資料1**）。

吸気量や呼気量だけでなく、その速さも指標とし、呼吸機能が正常か異常かを評価します。さらに、身長、年齢、性別から計算される予測値と実測値を比較することもできます。

肺は麻酔の影響を受けやすい臓器であり、全身麻酔後は最大換気量が術前の40〜60%減少し、酸素消費量が20%増大するといわれています。手術中だけでなく術後の経過にも影響を与える呼吸機能を把握するため、術前にこの検査を行います。

<参考文献>
1. 下間正隆：まんがで見る術前・術後ケアのポイント．照林社，東京，2000．
2. 塩澤実香：実習でのケアや看護過程に使える！　クリニカルパス活用法．プチナース 2019；28（9）：28-46．

インセンティブスパイロメトリーによる呼吸訓練法

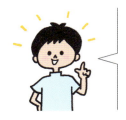

呼吸器合併症の予防のために呼吸訓練が必要

全身麻酔後の手術では無気肺や肺炎が起こりやすくなります（**P.34〜35参照**）。これらの**呼吸器合併症**は、患者さんの回復を妨げる大きな要因となるため、**手術前からインセンティブスパイロメトリーという呼吸訓練器具で呼吸訓練を行って予防**します。ここでは、この呼吸訓練器具を用いた方法について学びます。

基本知識

インセンティブスパイロメトリーとは

インセンティブスパイロメトリー（incentive spirometry）は、呼吸筋訓練用補助器具の総称[1]で、**外科手術後の呼吸器合併症を予防・治療**するために、深く長い呼吸を促す器具です。

特に**上腹部や胸部**の全身麻酔手術後では、創部痛により深呼吸が困難になり、肺胞が虚脱しやすくなります。また、咳嗽時に創部痛が生じるため効果的な咳嗽ができず、痰が排出されないことで気道内分泌物が肺胞内に貯留し、無気肺や肺炎など呼吸器合併症を引き起こしやすい状況になります（**図1**）。

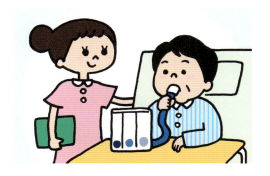

図1 呼吸器合併症の機序

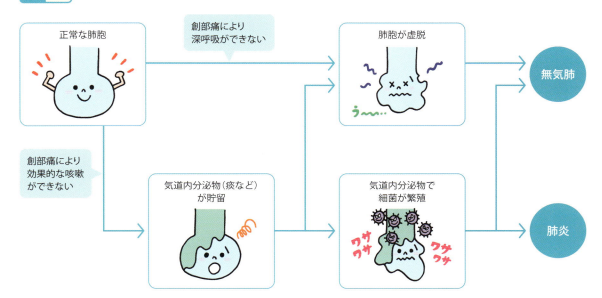

器具を使用しない呼吸援助法や排痰援助法も（P.35〜37）、無気肺や肺炎など呼吸器合併症の予防に効果があります。しかし、これらの方法では患者さん自身が呼吸機能や訓練の効果を確認することはできません。

肺機能検査（スパイロメータ）は呼吸機能を数値や視覚的に示しますが、医師の指示が必要で日常的に使用するものではありません。

インセンティブスパイロメトリーの特徴は、日常的に訓練しながら**呼吸機能やその効果を視覚的に確認できる**点です（表1）。

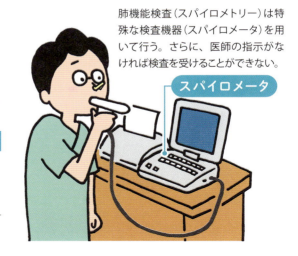

肺機能検査（スパイロメトリー）は特殊な検査機器（スパイロメータ）を用いて行う。さらに、医師の指示がなければ検査を受けることができない。

表1 インセンティブスパイロメトリーによる呼吸訓練法の利点と欠点

利点	欠点
● 自分の呼吸機能やその変化を視覚的に理解できる ● 1人で呼吸訓練ができる	● 器具を購入しなければならない ● 器具の使用方法や管理方法を習得しなければならない ● 訓練が単調で飽きやすい

インセンティブスパイロメトリーの目的

インセンティブスパイロメトリーは、呼吸器合併症のなかでも特に**無気肺の予防と改善**に用いられる器具です。収縮した肺胞にゆっくり一定の速度で息を吸い込み、空気を取り入れて肺胞を拡張する「**最大吸気持続法**」とよばれる呼吸訓練を行います。

この訓練により、**吸気容量を増加**させ、外肋間筋や横隔膜の筋力（**吸気筋力**）を改善します。**手術前から訓練を開始し、手術後も継続する**ことで、無気肺の発生を効果的に予防します。

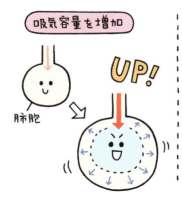
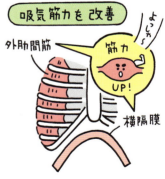

知りたいなぜ？ インセンティブスパイロメトリーの実施回数

インセンティブスパイロメトリーの効果を調査した研究では、呼吸器合併症の予防に効果があると結論づけたもの[1]もあれば、それほど影響しないとするもの[2]もあります。つまり、何回行えば効果的かという明確な基準は現時点では確立されていません。

練習の回数や頻度は基本的に**医師の指示**に従います。患者さんの**肺機能検査の結果をもとに設定**することが重要です。**負荷をかけすぎず、患者さんに不利益が生じない範囲**で練習回数を設定しましょう。

インセンティブスパイロメトリーの種類

インセンティブスパイロメトリーには、**流速タイプ**と**容量タイプ**の2種類があります（**表2**）。

表 2　インセンティブスパイロメトリーの種類

流速タイプ	容量タイプ
トリフローⅡ （メドライン・ジャパン合同会社）	ポーテックス・コーチ 2 （村中医療器株式会社）
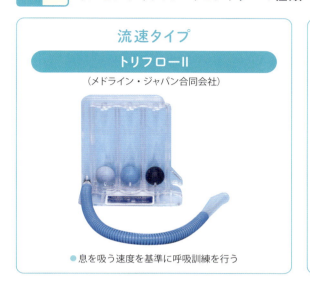	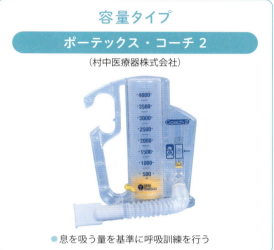
●息を吸う速度を基準に呼吸訓練を行う	●息を吸う量を基準に呼吸訓練を行う

インセンティブスパイロメトリーの適応と禁忌[3]

表 3　インセンティブスパイロメトリーの適応・禁忌

適応	禁忌
●上腹部手術後、胸部手術後、COPD患者の術後の無気肺の予防 ●無気肺の治療 ●四肢麻痺や横隔膜機能不全などによる拘束性換気障害の患者	●医療者が正しい使用法の指導ができない ●患者の協力が得られない ●深い呼吸ができない患者（めやす：肺活量が約10mL/kg以下または最大吸気量が予測値の約1/3以下） ●気管開窓状態（気管切開などで気管孔が開存している状態）にある患者

> 医療者が正しい使いかたの指導ができないのも禁忌です（責任重大！）

> 体重60kgの患者さんを例にすると、60kg×10mL＝600mLとなり、肺活量が600mL未満の場合は使用できません

写真でわかる 手技と根拠

流速タイプのインセンティブスパイロメトリー（トリフローⅡ）を使用した呼吸訓練法

① マウスピースはあらかじめ洗浄しておく。マウスピース、蛇管（チューブ）、本体を接続し組み立てる。秒針が確認できる時計を準備し、時計は訓練中も見えるような位置に置く。

根拠 ボールが上がっている時間を測るため。

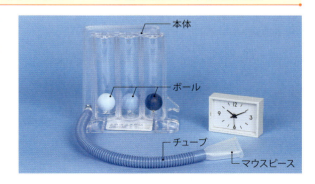

②　器具を垂直に立てておくか手で保持し、自然に息を吐いてからマウスピースを唇でしっかりとくわえてもらう。

根拠　器具を垂直に立てないと、正確な吸気流量がボールに反映されないため。

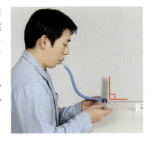

③　器具の中に息を普通に吐き出してもらう。

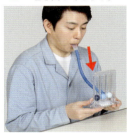

④　そのままゆっくり息を吸い込んでもらう。

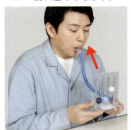

⑤　患者さんに合った負荷で練習する。

5-1　**少ない吸気量で練習する場合**
- 3個のボールのうち、**チューブ差し込み口に一番近いボールのみが筒の最上部まで上がるように**、なめらかに息を吸い込んでもらう。
- このとき、**他のボールが上がらないように注意**する。
- ボールが筒の上部に上がっている時間を時計で計測する。

根拠　最初は複数のボールを上げるより、1個のボールを長時間上げるほうが吸気力を高めることができるため。

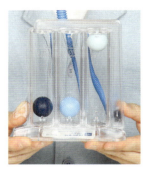

5-2　**吸気量を多くして練習する場合**
- 3個のボールのうち、**2個のボールができるだけ長く筒の最上部まで上がるように**なめらかに息を吸い込んでもらう。
- このとき、**3つめのボールが上がらないように注意**する。
- ボールが筒の上部に上がっている時間を時計で計測する。

根拠　1個のボールから2個へと吸気量を多くしたことから、3個のボールを短時間上げるより2個を長時間上げるほうが吸気力を高めることができるため。

5-3　**ボールが1個も上がらない場合**

負荷を軽減するために、器具を**約45度に傾けて使用**する。

根拠　45度に傾けることで、吸気の流速が十分に得られない場合でも訓練を行うことができるため。

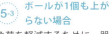
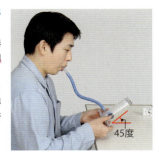

⑥　息を吸い込んだ後はマウスピースを唇から離し、普通に息を吐き出す。体の力を抜いてリラックスし、しばらく普通の呼吸を行う。

根拠　休憩をとるため。

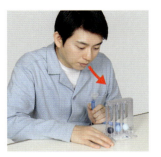

⑦　浮き上がったボールの数や計測した時間を記録する。

根拠　吸気容量＝吸気流量×持続時間で算出するため。

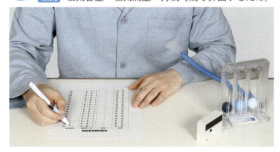

⑧　医師の指示による回数分、②〜⑦を繰り返す。

⑨　訓練を実施した回数などを記録する。

根拠　記録することで、呼吸機能やその変化をみることができる。

⑩　終了後はマウスピースを洗浄し、乾かしておく。

自分の呼吸機能を視覚的に実感できる訓練です

容量タイプのインセンティブスパイロメトリー（コーチ2）を使用した呼吸訓練法

① マウスピースはあらかじめ洗浄しておく。マウスピース、蛇管（チューブ）、本体を接続し組み立てる。秒針が確認できる時計を準備し、訓練中も見えるような位置に置く。
根拠 息を止める時間を計測するため。

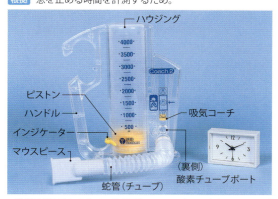

※肺活量が2,500mLまでの患者用と4,000mLまでの患者用の2タイプがある。写真は4,000mLまでの患者用。

② 目標の吸気量にインジケーターを合わせる。

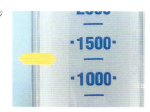

③ 器具を垂直に立てておくか手で保持し、完全に息を吐き出し、マウスピースを唇でしっかりとくわえる。
根拠 器具を垂直に立てないと、正確な吸気容量がピストンの動きに反映されないため。

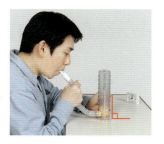

④ ゆっくりと息を吸い、ピストンを上昇させる。このとき、小さい黄色の「吸気コーチ」ができる限り太枠のスマイルマークに入るようにゆっくりと深く、息を吸う。
根拠 吸気コーチは吸気流速が適切かどうかを簡易的に表示するマーカーであるため。

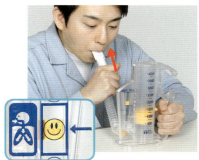

⑤ ゆっくりと深く息を吸い込み、これ以上息を吸い込めない状態になったら、唇からマウスピースを外して医師の指示による時間または6秒息を止める。
根拠 息を止めることで、肺胞を十分に拡張させ、機能的残気量の減少を防ぐため。

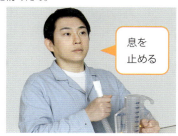

息を止める

⑥ 口または鼻から息をゆっくり吐き出す。

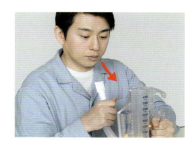

⑦ ピストンが一番高い位置になったときの数字（吸気量）を記録する。
根拠 訓練の結果を確認できるようにするため。

⑧ 1時間に5回から10回程度、または医師の指示による回数分、③〜⑦を繰り返す（1回ごとにマウスピースを唇から外し、ピストンが一番下まで降りてきたことを確認してから③に戻る）。

⑨ 医師の指示に従い、2〜3回咳ばらい（ハフィング）をする（ハフィングについてはP.37を参照）。必要に応じて咳嗽をして分泌物を吐き出す。

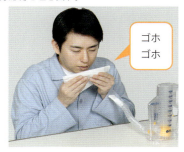

ゴホゴホ

⑩ 訓練を実施した回数を記録する。
根拠 訓練の状況を確認することができるため。

⑪ 終了後はマウスピースを洗浄し、乾かしておく。

観察アセスメント、ケアと根拠

呼吸状態は呼吸訓練実施中も観察しよう

インセンティブスパイロメトリーを使用した呼吸訓練は、吸気に負荷をかけて呼吸機能を維持・向上させる訓練です。**呼吸訓練の前後で呼吸状態を観察**し、**改善しているか悪化しているか**をアセスメントする情報を得ることができます。また、**訓練の回数や負荷が適切だったか**も評価できます。

呼吸状態の観察は、訓練の前後だけでなく**実施中**も重要です。はじめて訓練する場合や呼吸機能が低下している患者さんでは、**SpO$_2$モニタを装着**し動脈血酸素飽和度を観察します。さらに、患者さんの表情や息苦しさの有無も確認しながら訓練を進めましょう。

手術後は創部の痛みも大事な観察ポイント

手術後の創部痛は、正常な呼吸運動を阻害する要因です。**いつ、どこが、どのように、どのくらい痛むのか**、また**鎮痛薬の効果が十分か**を観察し、呼吸が阻害されていないかをアセスメントしましょう（**表4**）。

表 4 観察のポイント

呼吸訓練の内容	● 訓練の時間、回数、訓練の程度（上げられたボールの個数やインジケーターの吸気量など）
呼吸状態	● 呼吸回数などのバイタルサイン　● SpO$_2$ ● チアノーゼの有無　　　　　　　● 呼吸困難の有無 ● 痰などの気道内分泌物の有無や量、性状
創部痛	● 痛みの有無（強さ、部位、どのように痛むのか、鎮痛薬の使用時間や効果など）

看護計画立案のポイントと根拠

表 5 インセンティブスパイロメトリーを使用した呼吸訓練法の看護計画立案のポイント

座位で実施する

根拠 座位は重力の影響で横隔膜が下がりやすく、深呼吸がしやすい体位であるため、効率的に肺容量を拡張できる（肺胞を広げられる）。座位保持が困難な患者さんでは、ベッドをギャッチアップして実施する。

吸気時間を少なくとも3秒は維持する

根拠 患者さんは急いで速く息を吸い込もうとしてしまうが、インセンティブスパイロメトリーの目的は横隔膜の動きを意識しながらゆっくり深呼吸することである。吸気時間を最低3秒は維持し、徐々に延ばすことで訓練効果を高めることができる。

患者さんが継続できることが重要

根拠 手術前の呼吸訓練は呼吸機能の維持・向上に役立ち、手術後も続けることで無気肺を予防できる。ただし、訓練は単調で意欲が低下しがちである。そのため、チェックリストを用意したり、訓練意欲を高めるパンフレットを提供するなど、患者さんが継続しやすい工夫が必要である。

<引用・参考文献>
1. 玉田章 他：Incentive Spirometryを使用した呼吸訓練による換気機能回復への効果．日本看護研究学会雑誌 2010；33（4）：13-19.
2. 上田伊佐子：周手術期の"器具を用いた呼吸訓練"は「術後合併症にそれほど影響しない」．エキスパートナース 2014；30（1）：40-41.
3. 小松由佳：ワザとコツがひとめでわかる！人工呼吸ケア基本手技のDo&Do Not トレーニング 第5章 早期離床のために必要な手技のDo & Do Not インセンティブ・スパイロメトリー．呼吸器ケア 2013；冬季増刊：167-171.
4. Ruben D Restrepo et al.：AARC Clinical Practice Guideline Incentive Spirometry. *Respir Care* 2011；56（10）：1600-1604.
5. Shawna L Strickland et al.：AARC Clinical Practice Guideline Effectiveness of Nonpharmacologic Airway Clearance Therapies in Hospitalized Patients. *Respir Care* 2013；58（12）：2187-2193.

資料1 肺機能検査

肺機能検査の基準値

検査項目	基準値	説明
肺活量(VC)	—	●最大限吸って最大限吐いたときの空気の量
努力肺活量(FVC)	—	●思い切り息を吸ってから強く吐き出したときの息の量
パーセント肺活量(%VC)	80%以上	●性別、身長、年齢別の予測肺活量を100%としたときの推定肺活量
1秒量(FEV_1)	—	●最大努力で息を吸った後、できるだけ速く吐いたときに、最初の1秒間で排出される空気の量
対標準1秒量(%FEV_1)	—	●性別、年齢、身長から求めたFEV_1の標準値に対する割合
1秒率(FEV_1%)(FEV_1/FVC)	70%以上	●最大努力で息を吐いた際、最初の1秒間で排出された空気量(FEV_1)が、努力肺活量(FVC)に占める割合
パーセント最大中間呼気流量(%MMF)	65%以上	●最大努力で息を吐いたときの中間部分(25〜75%)の平均流速を評価し、中小気道の状態を反映する指標
パーセント最大換気量(%MVV)	80%以上	●最大努力で速く深く呼吸した際の最大換気量(MVV)が、年齢・性別・身長から算出した予測値に対してどの程度かを示す割合
50%肺気量位での呼気流量($\dot{V}_{50}$)	3.5以上	●最大吸気と最大呼気のちょうど中間(50%肺気量位)における呼気流速
25%肺気量位での呼気流量($\dot{V}_{25}$)	1.0以上	●最大吸気(100%)と最大呼気(0%)の間の25%における呼気流速
$\dot{V}_{50}/\dot{V}_{25}$	3以下	●$\dot{V}_{50}$と$\dot{V}_{25}$の比
気管支拡張効果判定基準 ※硫酸サルブタモール吸入前後	12%以上(FEV_1改善率)かつ200mL以上(改善量)	

換気障害の分類

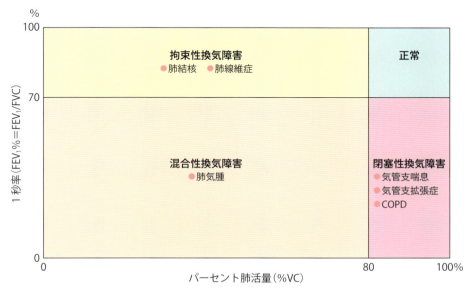

スパイログラム

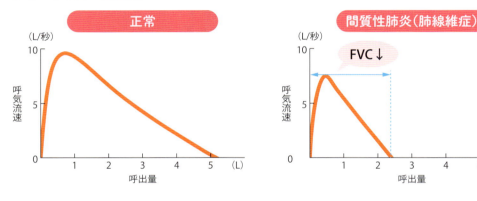

フローボリューム曲線

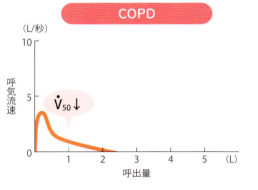

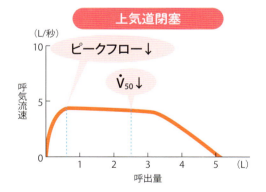

フローボリューム曲線は、呼気を吐く速さと量を描いています。気管支喘息は呼気がしづらい疾患なので、その重症度を調べるのに役立ちます

Part 2 術直前（術当日）

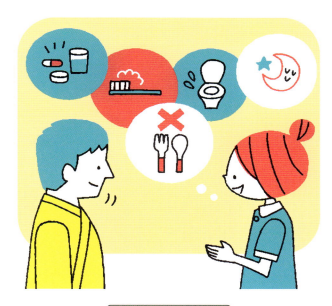

Contents

- P.48 …… ❶ みてわかる 術直前（術当日）の患者さん
- P.49 …… ❷ 術直前（術当日）の観察項目とポイント
- P.50 …… ❸ 必要な看護の知識
    - P.50 手術直前の確認の基本事項／浣腸の実施
    - P.51 患者さんの身じたく：外すもの PICK UP 参照
    - 患者さんの身じたく：身につけるもの PICK UP 参照
    - 弾性ストッキングの装着 PICK UP 参照
    - ストレッチャー・車椅子への移乗 PICK UP 参照
- P.52 …… ❹ PICK UP 写真でわかる！ 周術期の患者ケアに役立つ看護技術
    - P.52 深部静脈血栓症（DVT）の予防①：弾性ストッキング
    - P.58 手術室入室の準備

1 みてわかる 術直前（術当日）の患者さん

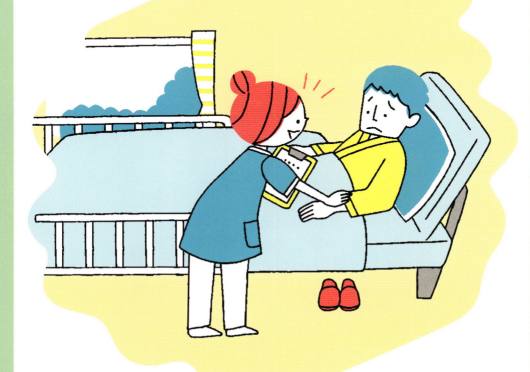

かかわりかたのポイント

- 術直前（術当日）の患者さんは不安と緊張がピークに達しています。手術を安全に受けるための準備を進めながらも、**患者さんの表情をよく観察して**、表情が硬い場合や口数が普段よりも少ない場合には、声をかける、肩や腕をさするなど、**不安や緊張を軽減するケア**を行います。
- 付き添いの家族も緊張しています。手術中は患者さんのそばに家族が付き添うことができないため、手術室に入室する直前まで**患者さんと家族がいっしょにいることができる時間**を可能な限りつくりましょう。
- 不安や緊張から、術前の準備がおろそかになってしまう患者さんもいます。手術を安全に受けるためには、**すべてが欠かせない準備**です。患者さん自身におまかせした準備でも、**必ず看護師が確認**しましょう。
- 手術室に向かう途中にも危険は存在します。歩行中の患者さんが**転倒しない**ように、また車椅子やストレッチャーから**転落しない**ように十分な配慮をして手術室までご案内しましょう。

2 術直前（術当日）の観察項目とポイント

術直前（術当日）の患者さんの状態

　手術を控えた患者さんは、前日よりも**緊張**や**不安**がさらに強まっています。この緊張や不安を軽減するために、患者さんとのコミュニケーションを積極的にとりましょう。多くの場合、緊張や不安の原因は「手術中や手術後に何が起こるのか」という情報不足にあります。そのため、患者さんに手術の流れや術後の経過をわかりやすく説明し、不安を和らげるケアを提供しましょう。

　また、緊張や不安に加え、緩下薬の内服などで夜間の休息が十分にとれていないと、**交感神経が優位**な状態になります。

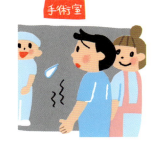

項目	観察ポイント	ケアのポイント	経過でみるポイント
安全の確保	● 眼鏡、コンタクトレンズ、つけまつげ、アクセサリー、ヘアピン、マニキュア、ペディキュア、化粧、総入れ歯、部分入れ歯、かつらを除去しているか ● ひげを剃っているか ● ネームバンドを装着しているか	● 安全の確保のために必要なことを説明し、理解してもらう ● 除去するものは患者さん自身で外してもらい、看護師が確認を行う	● 電気メスによる**通電**や**熱傷**を防ぐため、金属類は術前から外しておく ● 総入れ歯・部分入れ歯やひげは、気管内挿管の操作を妨げるため術前に外す・剃る
術後感染	● 口腔ケア、歯磨きをしたか ● 排便状況	● 歯磨きをしたか確認し、していなければ促す ● 浣腸の指示があれば実施する	● 前日の緩下薬内服を考慮し、排便の有無を確認する ● 術後感染予防のため、排便がない場合は報告する
深部静脈血栓症	● 歩行状態	● 前日に準備した弾性ストッキングを着用する ● 弾性ストッキングが正しく着用できているか確認する	● 弾性ストッキングは術後の**深部静脈血栓症を予防**する。手術室へ向かう際に着用する
術後出血	● 術前に中止となっている抗血栓薬を内服していないか	●【術後出血（術前日）のケアのポイント（P.25）】を継続	●【術後出血（術前日）の経過でみるポイント（P.25）】を継続
精神状態（不安の軽減）	● 前日の睡眠状況、疲れ・緊張はないか ●【精神状態（不安の軽減）（術前日）の観察ポイント（P.25）】を継続	●【精神状態（不安の軽減）（術前日）のケアのポイント（P.25）】を継続	●【精神状態（不安の軽減）（術前日）の経過でみるポイント（P.25）】を継続
術中および術後に影響する薬剤	● 降圧薬などの内服薬に関する医師の指示はあるか	● 中止薬を内服していないか、指示薬を正しく内服しているか確認する	● 内服薬の変化による身体症状の有無を確認する
術中および術後に影響する飲食	● 飲食の制限に関する医師の指示はあるか	● 飲食制限の指示を理解し、守られているか確認する	● 飲食の制限による空腹感、口渇などの身体症状の有無を確認する

3 必要な看護の知識

手術直前の確認の基本事項

- 手術直前の患者さんは不安と緊張から準備を忘れることがあります。
- そのため、準備物品や内服、絶飲食の遵守状況を確認し、**必要な準備が整っているか確認**します。

☐ 睡眠状況
☐ 排尿の有無
☐ 排便の有無
☐ 歯磨き・洗面は済んでいるか
☐ ひげ剃りは済んでいるか
☐ 除去するものを除去し、着用するものを着用しているか
☐ 必要な薬の内服（再確認）は済んでいるか
☐ 絶飲食は守っているか
☐ 購入が必要な物品がそろっているか（P.26）

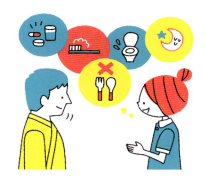

浣腸の実施

- 浣腸を行い、腸内容物を排泄します。排便の量、残便感のないことを確認します。ただし、**腹部の急性炎症、消化管穿孔の手術前の浣腸は禁忌**です。

根拠 術中に便が創部を汚染するのを防ぐため。特に腸管の手術では、排便が不十分だと便が腹腔内に流出し、感染の危険があるため。

グリセリン浣腸の実施

1. 浣腸液を包装袋に入ったままお湯に入れ、40〜41℃に温める。
2. カーテンを引くなど羞恥心への配慮を行い、患者さんの殿部を露出する。
3. 患者さんに**左側臥位**になってもらい、膝を軽く曲げる。
4. 浣腸のカテーテル先端に潤滑剤を塗布する。
5. 肛門にゆっくりとチューブを**約5cm**挿入する。
6. 患者さんに口呼吸を促し、ゆっくりと浣腸液を注入する。
7. 注入後チューブを静かに抜き取り、肛門部をティッシュペーパーなどで押さえる。
8. 便意が強くなってから排便を促す。

図1 患者さんの体位（左側臥位）

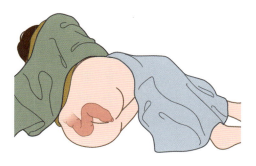

図2 体位と腸の走行の関係

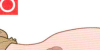
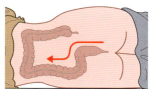
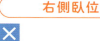
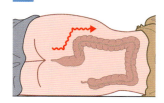

患者さんの身じたく：外すもの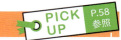

- 全身麻酔による手術では人工呼吸器で呼吸管理を行うために、気管内チューブを鼻や口から挿入・留置します。しかし、ひげがあるとチューブ固定用テープが剥がれやすくなり、事故抜去のリスクが高まります。また、緊急時のバッグバルブマスクによる換気でもマスクが密着しにくくなるため、**手術前にひげを剃る**必要があります。
- 電気メス使用時、金属類に通電して熱傷を引き起こす可能性があります。そのため、**身につけている金属類はすべて取り除いて**おきます。

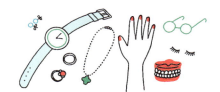

患者さんの身じたく：身につけるもの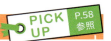

- 麻酔中に患者さんが本人であることを確認するため、**リストバンドを正しく装着し、記載内容に間違いがないか**確認しましょう。
- 手術の種類や体位に応じて、**適切な衣服を事前に確認し、着用**します。下着も手術に適したものが必要です。また、手術中だけでなく手術後も継続して膀胱留置カテーテルが留置されていることが多いため、手術室用の下着とは別に**リハビリパンツ**や**おむつ**を準備しておきましょう。

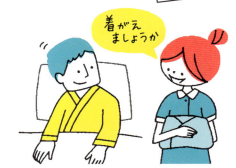

弾性ストッキングの装着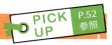

- 健康な人は日常生活で歩行することで、下腿のヒラメ筋や腓腹筋が収縮と弛緩を繰り返し、筋肉の間を通る静脈の幅が広くなったり狭くなったりします。この作用によって血流が心臓へ勢いよく戻り、血液のうっ滞を防いでいます。
- しかし、手術中や術直後は安静を保つ必要があり歩行ができません。その結果、**血液がうっ滞**し、血流が緩やかになりすぎることで血栓が生じることがあります。この血栓が静脈の血流に乗って心臓や肺に達すると、肺血栓塞栓症の原因となります。
- 血液のうっ滞を防ぐには歩行が最適ですが、手術中や術直後には困難です。そのため、歩行と同じように**下腿の静脈を圧迫して血液のうっ滞を防ぐ**ために**弾性ストッキング**を装着します。これにより、肺血栓塞栓症のリスクを低減できます。

ストレッチャー・車椅子への移乗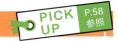

- 病室から手術室へは、患者さんが徒歩で移動する、または**ストレッチャー**や**車椅子**で移送することもあります。しかし、これらを普段使用していない患者さんでは、**移乗時に転倒などの危険が伴います**。特に手術前の患者さんは緊張しているため、説明だけでは十分に理解できない場合があります。移乗前に**どこをつかみ、どのように移動すればよいか**、具体的かつわかりやすく説明することが大切です。

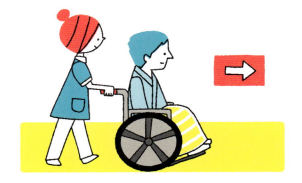

PICK UP 4

\写真でわかる!/
周術期の患者ケアに役立つ看護技術

深部静脈血栓症（DVT）の予防①：弾性ストッキング

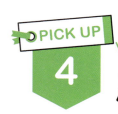

深部静脈血栓症を未然に防ぐための看護師のかかわりかた

深部静脈血栓症は生命を脅かす危険がある疾患で、自覚症状が乏しいため**予防**と**早期発見**が重要です。予防法には**理学的予防法**と**薬物学的予防法**がありますが、ここでは看護師が中心となって関与する理学的予防法の１つである**弾性ストッキング**の使用方法を学びましょう。

基本知識

深部静脈血栓症とは

深部静脈血栓症（DVT*）は、おもに下肢の筋膜下の深部静脈で血栓が形成される状態を指します。特に血流が停滞する**うっ滞が生じやすい静脈弁のポケット**（図1）や**ヒラメ筋静脈**（図2）で発生しやすいのが特徴です。

通常、血流が正常であれば血液のうっ滞は起こりませんが、血流が滞ると静脈弁のポケットで血栓が形成されやすくなります。ヒラメ筋静脈には**静脈弁がないため**、**筋肉の収縮でポンプのような作用を発揮**し、逆流を防ぎます。しかし、長期臥床などで筋肉が収縮しない状態が続くと、血液のうっ滞が強まり、血栓が形成されやすくなります（図2：うっ滞を起こしているヒラメ筋静脈）。

形成された血栓が血流に乗り、下大静脈から右心房、右心室を経て肺動脈を閉塞すると**肺血栓塞栓症**（PTE*）を引き起こし、突然死に至る可能性もあります（図3）。

*【DVT】deep venous thrombosis
*【PTE】pulmonary thromboembolism

図 1　DVTの好発部位①：静脈弁のポケット

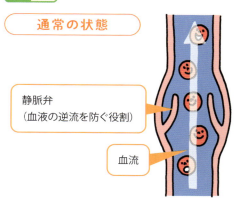

通常の状態 — 静脈弁（血液の逆流を防ぐ役割）／血流

うっ滞が起こった状態 — 血流が停滞すると、逆流を防ぐために静脈弁が閉じ、ポケットになった部分に血液がたまりやすい

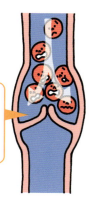

図 2 DVTの好発部位②：ヒラメ筋静脈

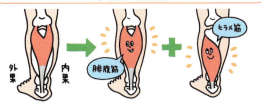

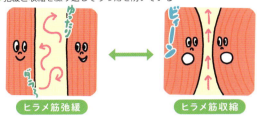

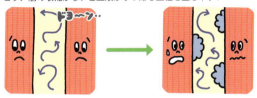

図 3 PTEの発生機序

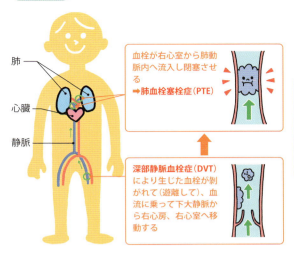

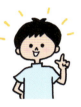

肺血栓塞栓症は、別名「エコノミークラス症候群」ともいわれています

DVTを発症しやすい人とは

　DVTの誘発因子には、**①血流の停滞、②静脈壁の傷害、③血液凝固能の亢進**（ウィルヒョウの3徴）が挙げられます（表1）。これらの誘因がある場合は、DVTのリスクが高まるため、予防策が必要です。

　外科手術を受ける患者さんでは、これらの誘因が複数重なるため、DVTリスクが特に高くなります。リスクは手術部位や侵襲の大きさ、手術時間の長さによっても変化します。また、**手術を受けない**患者さんでもリスクがあるため、まずは患者さんのDVTリスクを正確にアセスメントすることが重要です。

表 1 DVTの誘発因子（ウィルヒョウの3徴）

	❶血流の停滞	❷静脈壁の傷害	❸血液凝固能の亢進
解説	●血流の停滞（うっ滞）とは、血液の流れが滞ってしまうことをいう	●静脈壁の傷害とは、手術や検査、外傷などで静脈の壁が傷つくことをいう ●上記以外でも、膠原病やベーチェット病などで血管炎が起こると、静脈壁が損傷する。これらも静脈壁の傷害という	●手術や外傷で血管が断裂すると出血が起こり、止血のために血小板、トロンビン、フィブリンが血栓を形成し血管断端を収縮させる。このような状態を血液凝固能の亢進という
誘発因子	●長期の臥床　●肥満 ●妊娠　●全身麻酔 ●下肢麻痺 ●下肢のギプス固定 など	●手術 ●外傷 ●中心静脈カテーテル ●カテーテル検査、治療 ●血管炎が起こる疾患 など	●悪性腫瘍　●妊娠　●脱水 ●手術　●熱傷　●感染症 ●ネフローゼ症候群　●炎症性腸疾患 ●真性赤血球増加症などの骨髄増殖性疾患 ●薬物（ステロイド、ピル、エストロゲン製剤など） など

手術を受ける患者さんは深部静脈血栓症になりやすい

手術中の患者さんは長時間同一体位をとり、手術後も痛みや安静のため**臥床時間が長く、体動が少ない状態**が続きます。これにより、下肢筋肉のポンプ機能が低下し、血液のうっ滞が起こりやすく血栓形成のリスクが高まります。

また、手術で**静脈壁が損傷**したり、**リンパ節郭清**（せつかくせい）を伴う腹部手術ではDVTリスクがさらに増加します。加えて、手術侵襲により**血液凝固能が亢進**し、血栓形成の可能性がさらに高まります。これらの要因から、手術後の患者さんはDVTの発症リスクが非常に高い状態にあります。

深部静脈血栓症の予防の方法

理学的予防法と**薬物学的予防法**があります（**表2**、**表3**）。

表2　理学的予防法：下肢の静脈うっ滞の予防

予防法	根拠	予防法	根拠
早期離床	● 通常歩行時は、下肢の筋収縮が深部静脈を圧迫しポンプの役割を果たし、貯留（ちょりゅう）血液を中枢へ戻してうっ滞を防ぐ ● 臥床安静ではこのポンプ機能が阻害されるため、早期離床により下肢静脈のうっ滞を防ぐ	弾性ストッキング	● ホースの先をつまむと水の勢いが強くなるように、下肢を圧迫すると静脈径が細くなり血流速度が速くなる。弾性ストッキングはこれにより血液のうっ滞を防ぐ ● 弾性ストッキングで下肢を圧迫すると表在静脈の血流が深部静脈に集まり、血流が増加して静脈還流が促進される
早期からの下肢の自動運動	● 患者さんに足関節の底屈（ていくつ）・背屈（はいくつ）運動をしてもらう ● この運動は静脈還流（血液が心臓に戻ろうとする流れ）を促進し、下肢静脈のうっ滞を防ぐ効果があるとされている 底屈　背屈	間欠的空気圧迫法（フットポンプ、カーフポンプ）	● 間欠的空気圧迫法は、空気を送るポンプと下肢に装着するカフ、パッド、スリーブ、ガーメントなどとよばれる部分からなる機器で下肢を間欠的に圧迫する方法である ● 下肢に圧力を間欠的に加えることで静脈還流を促進し、血液のうっ滞を防ぐ
下肢のマッサージ	● 足首からふくらはぎにかけて血液を搾（しぼ）り出すようにマッサージし、血液のうっ滞を防ぐ ● やさしくマッサージし、患者さんに痛みを与えないよう配慮する		

フットポンプ、カーフポンプの使用方法は取扱説明書などで確認しましょう

表3　薬物学的予防法：血液凝固活性の調節

予防法	根拠
低用量未分画ヘパリン、用量調節未分画ヘパリン、ワルファリン、Xa阻害薬の与薬	● 血液をさらさらにしたり、血液を固まりにくくする薬で血栓の形成を予防する

写真でわかる 手技と根拠

ここでは、理学的予防法のなかでも看護師の介入が特に重要となる**弾性ストッキング**を取り上げます。

弾性ストッキングによる深部静脈血栓症の予防

弾性ストッキングの種類

T.E.D.™サージカル ストッキング（カーディナルヘルス株式会社）

ハイソックス（膝丈）タイプとストッキング（大腿丈）タイプがある。つま先には検査穴（インスペクションホール）がある。

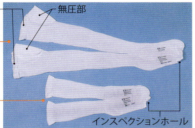

適切な履かせかたができていないと、強い圧によって血行障害を起こしてしまいます

弾性ストッキングの履かせかた

● ここではストッキング（大腿丈）タイプを用いて説明します。

① ストッキングに手を入れ、内側からかかと部分をつかむ。

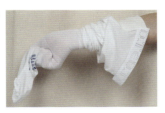

② かかと部分をつかんだまま、ストッキングを裏返す。

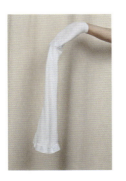

③ 患者さんと同じ向きを向いて、履かせる足と同じ側（右足であれば右足側）に立ち、つかんだストッキングのかかと部分が下にくるようにして、つま先からかかと部分まで履かせる。

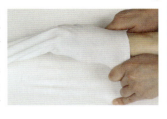

よくある間違いポイント
自分で普段ハイソックスを履くときのようにストッキングをたぐり寄せてはいけない。弾性ストッキングの締めつける力が1か所に集中してしまいストッキングに足が入らなくなってしまう

④ 裏返したストッキングの上端を持ち、足首部分まで引き上げる。

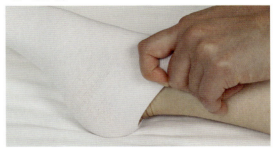

⑤ 裏返したストッキングの残りの部分をたくし上げ、円を描くようにゆっくりと引き上げる。このとき、**ストッキングのかかと部分と、患者さんのかかととの位置が合っているかどうか**を確かめる。つま先部分は余っていても問題はない。

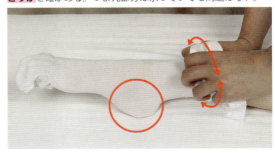

2 術直前

⑥ ストッキングの薄手の部分と厚手の部分の境目が、膝下2.5cmから5.0cmの間にくるように履かせる。

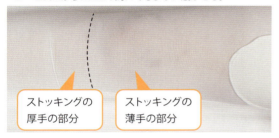

⑦ ⑥のときに強く引っ張り上げないように注意する。
根拠 ストッキングを引っ張り上げて装着するとずれが生じ、適切な圧がかからなくなる可能性があるため。

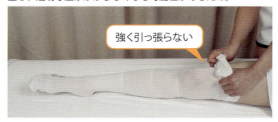

⑧ ストッキング上端部の滑り止め防止バンド部分は**足の付け根にくるように**する。バンドによって皮膚が引っ張られることがないようにフィットさせる。また、**無圧部分は大腿**部の内側前面にくるようにフィットさせる。最後に、ストッキングにしわがないようにする。しわがある場合は手の平でしわの周囲のストッキングをなで広げるようにしてしわをとる。
根拠 弾性ストッキングの締めつける力で大腿動脈を圧迫してしまうと血流が悪くなってしまう。そのために、ストッキングの無圧の部分を大腿動脈上に合わせて圧迫を避ける必要がある。

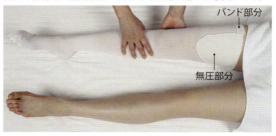

⑨ もう一方の足も同様に履かせる。

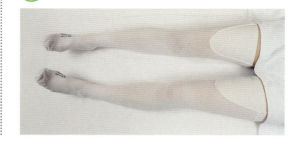

履き終わった時点での観察点

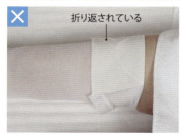
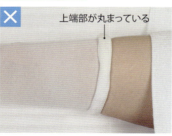
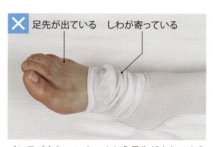

着用時の皮膚トラブルを回避するために、しわになっていたり、折り返されていたり、上端部が丸まっていたりしないように注意する。

インスペクションホールから足先が出ないように注意する。

ワンポイント 履かせにくいときの工夫

弾性ストッキングが皮膚の摩擦でうまく履けないときには、ビニール袋などを活用しましょう。

①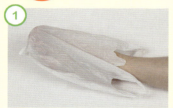
直接足にビニール袋をかぶせる。

②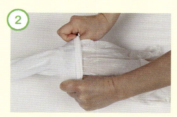
ビニール袋の上からストッキングを履かせる。

③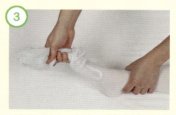
インスペクションホールからビニール袋を引き抜く。

装着中の観察ポイント

装着中は随時観察します。観察点は以下のとおりです。

上端部が折り返されていたり丸まっていないか？
根拠 上端部が折り返されると局所に強い圧がかかり、皮膚トラブルの原因になる。

しわやねじれはないか？
根拠 しわやねじれがあると圧が均等にかからず、十分な効果が発揮できない。

インスペクションホールから足先が出ていないか？
根拠 インスペクションホールは観察用であり、通常は足が出ない状態で使用する。

引っ張り上げて装着していないか？
根拠 ストッキングがずり落ちた場合などに、引っ張り上げてしまうとずれが生じ、圧が適切にかからなくなる。

発赤や瘙痒感、潰瘍などの皮膚トラブルはないか？
根拠 圧が強すぎたり弱すぎたりすると皮膚トラブルが起こりやすい。また、清潔が保たれないと瘙痒感が生じる。

痛みやしびれはないか？
根拠 腓骨頭への過剰な圧迫は腓骨神経麻痺を引き起こす。

ワンポイント

弾性ストッキング装着中のケアのポイント

弾性ストッキングは下肢を適度に締めつけて効果を発揮しますが、皮膚トラブルを引き起こすことがあります。そのため、1日1回はストッキングを脱ぎ、皮膚を観察して皮膚トラブルが生じていないかを確認しましょう。また、蒸れやにおいが発生しやすいため、複数枚を用意し、毎日洗濯した清潔なものに交換します。

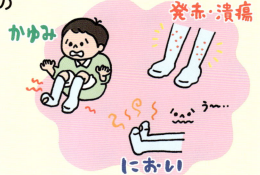

弾性ストッキングの脱がせかた

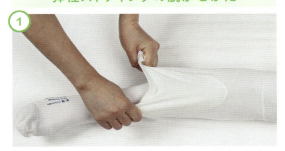

① ストッキングの上端をつかんで**裏返す**ように足首側に引っ張る。

② 足首からかかと部分は、**ストッキングの内側に看護師の指を入れて脱がせる**とスムーズに脱がせることができる。脱がせるときも患者さんに負担をかけないように心がける。

> DVT予防には間欠的空気圧迫法も効果的です。間欠的空気圧迫法と、DVT予防の観察アセスメント、ケア、根拠、看護計画立案のポイントは「Part4 術直後（P.111）」で取り上げます

＜参考文献＞
1. 太田覚史 編：特集　ナースが防ぐ！　深部静脈血栓症（DVT）．エキスパートナース 2013；29（3）：34-61.
2. 日本循環器学会，日本医学放射線学会，日本胸部外科学会 他 編：肺血栓塞栓症および深部静脈血栓症の診断，治療，予防に関するガイドライン（2017年改訂版）．https://www.j-circ.or.jp/cms/wp-content/uploads/2017/09/JCS2017_ito_h.pdf（2024.11.14アクセス）
3. 山勢博彰 編：静脈血栓塞栓症予防のエビデンス．EBnursing 2007；7（3）．

手術室入室の準備

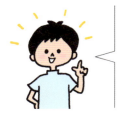

患者さんが手術を安全に受けられるように！

近年の医療進歩により低侵襲の手術が普及して、術後管理も徹底され、**高齢者や複数の疾患をもつリスクの高い患者さん**も手術を受けやすくなりました。リスクが高い患者さんでも**安全に手術を受けられる**ように、手術直前の看護をしっかり学びましょう。

基本知識

手術当日は、患者さんの精神・身体状態と必要物品を整え、手術室へ向かいます。

ここでは手術直前に患者さんの身体的準備を行う理由を理解するために、**気管内挿管**と**電気メス**について解説します。

患者さんの術式、麻酔方法、術中体位、手術時間は事前に確認しましょう

気管内挿管とは

全身麻酔の目的は、**鎮静**（意識消失）、**筋弛緩**、**鎮痛**、**有害反射の抑制**です。この条件を満たすことで、患者さんは痛みや精神的苦痛を感じずに手術を受けることができます。一方で、全身麻酔では**自発呼吸ができなくなる**ため**人工呼吸が必要**です。そのため気管内挿管を行います。

気管内挿管では、**喉頭鏡**という器具を使って患者さんの口を大きく開き、医師が声帯を目で確認しながら**気管内チューブ**を挿入します（図1、図2）。大きく開口したときに入れ歯が喉の奥に落ちるリスクを避けるため、部分入れ歯や総入れ歯は手術直前に外します。

図1 喉頭鏡と気管内チューブ

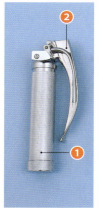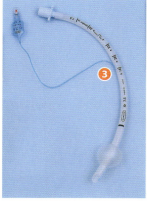

❶喉頭鏡ハンドル
❷喉頭鏡ブレード（マッキントッシュ型）
❸気管内チューブ

図2 気管内チューブの挿入（挿管）

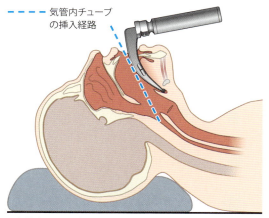

気管内チューブの挿入経路

- 気管内チューブの挿入（挿管）は、全身麻酔で意識がなくなってから、医師が実施する
- 留置された気管内チューブに人工呼吸器を接続して、手術中の呼吸管理を行う

電気メスとは

電気メスは、**高周波電流を人体に流し**、「メス先端の金属チップ」と「患者さんの体」の間で電流を流して強い熱を発生させ、軟組織を焼き切ります（**図3**）。

使用時には必ず対極板（手のひら大のシート状シール）を患者さんの皮膚に貼ります。対極板は電気メスから流れる電流を回収する役目を担うため、シールをしっかりと皮膚に密着させる必要があります。しわや体毛でシールの接触面が小さくなると、電流を適切に回収できず、皮膚に熱傷を起こす恐れがあります。また、皮膚が金属や水分と接していると、その部分にも電流が流れて熱傷の危険があるため、アクセサリー類は手術直前に外す必要があります。

図 3 電気メスのしくみ

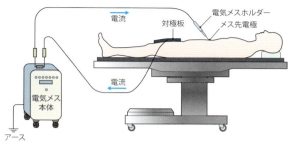

坂本文子 著，IV章 周手術過程に応じた看護 3 術中の看護．雄西智恵美，秋元典子 編：成人看護学　周手術期看護論　第3版．ヌーヴェルヒロカワ，東京，2014：119．図IV-11．より一部改変して転載

写真でわかる 手技と根拠

手術室入室直前に準備・確認すること

患者さんが安全に手術を受けられるように、手術室入室直前の準備や確認が重要です。

手術室へ病棟から持参する物品

必要物品

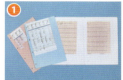
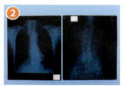
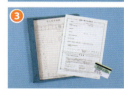
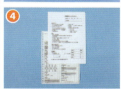

① 各種検査データ、心電図
② X線フィルム
③ カルテ、IDカードなど
④ 手術承諾書、手術室入室前チェックリスト

- 病棟から手術室へ持参する物品は病院ごとに異なるため、担当看護師に確認する。たとえば、電子カルテを使用する病院ではX線フィルムや検査データを持参しない場合もある。
- **手術室入室前チェックリスト**を活用し、準備に漏れがないよう確認する。

　根拠 検査データやX線フィルムが手術室にあれば、手術中に必要な情報を即座に確認できる。チェックリストを使用することで、必要な物品が適切にそろっているか確認でき、手術の承諾書の確認により術式や手術部位の誤りを防止できる。また、書類やデータの確認は患者取り違え防止にも役立つ。

> **注意** 手術直前に不足していることが発覚しても急に準備できない物品もあるため、手術当日はこれらの持品を確認するだけにとどめられるように**前日までに準備**することが望ましい（**P.26**参照）。

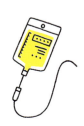
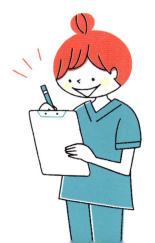

患者さんの身じたく

手術室入室前までに除去するもの

コンタクトレンズ、つけまつげ
根拠 全身麻酔の手術中、目の乾燥を防ぐためテープで目を閉じることがある。このとき、コンタクトレンズやつけまつげが付いたままだと角膜を傷つける危険がある。

眼鏡
根拠 全身麻酔で気管内挿管をする際、眼鏡は挿管やテープでのチューブ固定の妨げとなり、破損やけがの危険がある。また金属部品付きの眼鏡は、電気メス使用時に通電で皮膚に熱傷を起こす可能性がある。

マニキュア、ペディキュア
根拠 手術中、パルスオキシメータで動脈血酸素飽和度を測定する際、マニキュアは誤測定の原因になる。

アクセサリー
（ヘアピンやヘアアクセサリー、ネックレス、指輪、ピアスやボディピアス、イヤリング、時計、補聴器など）
根拠 手術中の紛失や術野への落下の危険がある。また、電気メスの通電で金属部分に接している皮膚に熱傷を起こす可能性もある。

かつら
根拠 手術中は頭髪をまとめて帽子をかぶり、髪が落ちて清潔区域を汚染しないようにする。そのため、かつらは手術前に取り外す。特に金属留め金付きのかつらは、電気メス使用時に通電で頭皮に熱傷を起こす危険がある。

化粧
根拠 顔色を正確に観察できるように、また、気管内挿管時に顔面に貼る固定テープが剥がれる恐れがあるため、化粧はしない。さらに、化粧品に含まれる金属成分が電気メス使用時に通電し、熱傷を起こす危険がある。

総入れ歯、部分入れ歯
根拠 全身麻酔での気管内挿管時、入れ歯は操作を妨げ、また気管内への落下の危険がある。

ひげ
根拠 気管内挿管時、ひげはチューブのテープ固定を妨げる。また、長く濃いひげがあるとバッグバルブマスクが顔に密着せず換気が不十分になる可能性がある。

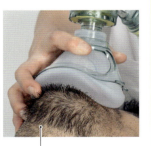

身につけるもの

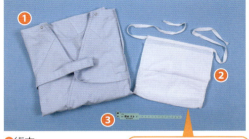

❶ 術衣
❷ T字帯
❸ ネームバンド

下着と比べてT字帯は着脱や内部の観察が簡単である

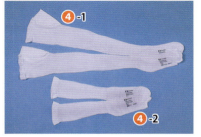

❹ 弾性ストッキング
 1 ストッキング（大腿丈）タイプ
 2 ハイソックス（膝丈）タイプ

T字帯の装着方法

※ここでは撮影のためにスパッツを着用している。

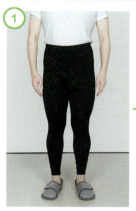
① 患者さんに着衣と下着を脱いでもらい下半身を露出する。

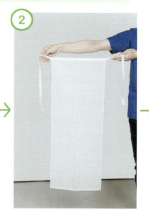
② T字帯をTの字に広げる。

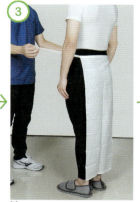
③ 紐を持ち、患者さんの腰にT字帯をまわす。

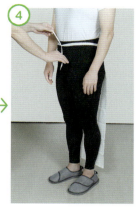
④ 紐を患者さんの腹の前で結ぶ。

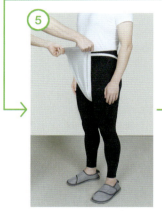
⑤ 腰から足元に垂れ下がっている布を持ち、股の間をくぐらせて股間を覆う。

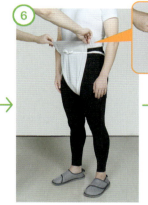
⑥ 患者さんの腹の前で結んだ紐と、腹の間に布を挟み込み余った部分を折り返す。

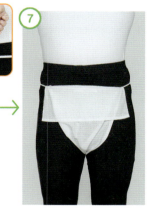
⑦ 腹の前に折り返した布はそのままでもよい。または結んだ紐に巻きつけてもよい。

2 術直前

弾性ストッキングの装着方法

● 患者さんに弾性ストッキングを装着する。装着方法は、**P.55**を参照。

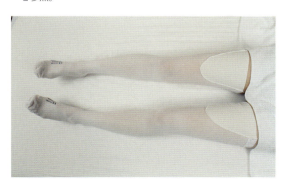

手術室までの移送手段の確保

● 歩行可能な場合は自分で歩いて手術室に向かうが、**高齢者など**では車椅子やストレッチャーを使用する場合もある。

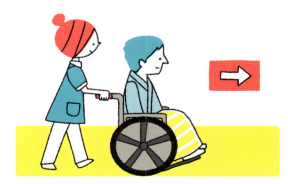

ストレッチャー・車椅子への移乗の援助

介助を必要としない患者さんのストレッチャー乗車

① ストレッチャーを、高さ調節レバーが**患者さんの足側**にくるように準備する。術後に同じストレッチャーで帰室する場合は、ストレッチャーに**下表**のものを準備する。

根拠 病室ではベッドの頭側が壁に接していることが多い。術後に臥床した患者さんをストレッチャーからベッドに移動する際、ストレッチャーをベッドと平行に配置すると移動がしやすい。しかし、調節レバーが頭側にあると壁に接して操作が困難になるため、足側にレバーがくるよう準備しておく。

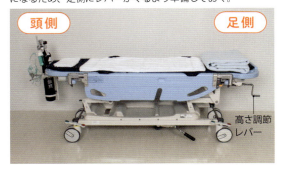
頭側／足側／高さ調節レバー

ストレッチャーに準備するもの

バスタオル	●患者さんを**ベッドに移乗する際**に、患者さんの下に敷いたバスタオルを利用するために必要となる
点滴棒	●手術後は点滴をしているため、移送中も点滴棒が必要となる
毛布	●全身麻酔の術後は低体温になりやすいため、毛布で**保温**が必要となる
酸素ボンベ 酸素マスク	●術後は酸素需要が増えるため、移送中も**酸素投与を継続する**必要がある
枕（麻酔の種類による）	●全身麻酔後は気管内チューブ抜去後に気道閉塞のリスクがあるため、**枕は使用しない** ●脊髄クモ膜下麻酔では、麻酔薬の種類により**枕の使用が必要か不要かが異なる**ため、医師の指示に従う

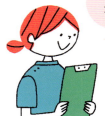
術前の患者さんは不安で指示を聞き逃しやすいため、ゆっくりわかりやすく説明しましょう

② ストッパーをかける。乗り降りする側とは反対側のストレッチャーの柵を上げておく。

③ 患者さんが無理なくストレッチャーに腰かけられるくらいの高さに調整する。

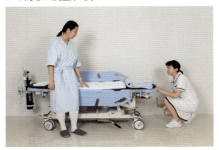

④ 患者さんにストレッチャーに移動してもらうことを説明する。

⑤ ストレッチャーの**中心あたりに**腰かけるように説明する。

> **注意** 多くの患者さんはストレッチャーに膝から乗り込もうとし（**写真右下**）、勢い余って逆側に転落してしまう。**写真左下**のように「**腰かけて**ストレッチャーに上がる」ことを説明し、具体的にどこに腰かけるかを看護師が手で示すとわかりやすい。
>
>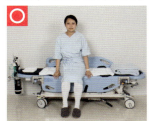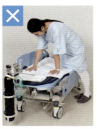

⑥ ストレッチャー中央に腰かけた後、頭側に向かって**ゆっくり**上半身を傾けてもらい、看護師は勢いよく倒れないよう支える。

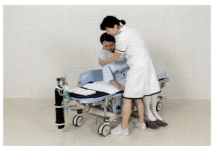

⑦ 上半身を傾けながら、両下肢をストレッチャーに上げるように説明する。

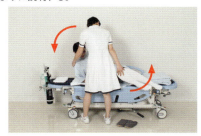

⑧ 患者さんがストレッチャーに完全に臥床したら、柵を上げ、側臥位から仰臥位に整え、ストレッチャー中央に体がくるように微調整する。
根拠 幅が狭いストレッチャーからの転落を防ぐため、患者さんを中央に位置させる。

> **注意** 柵を上げるときは患者さんの指などを挟まないように注意する。

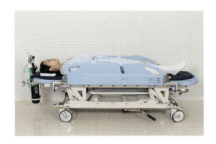

⑨ 患者さんに毛布をかける。
根拠 手術室までの**廊下やエレベーターは気温が低い**場合がある。また、移送中に他の患者さんや来院者の目に触れることがあるため。

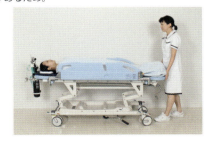

⑩ 患者さんを乗せたままストレッチャーの高さを調整することを説明し、看護師が移送しやすい高さにする。

> **注意** ストレッチャーが高くなると転落時に骨折などのリスクが高くなる。ストレッチャーの幅が狭く位置が高いことを説明し、**1人で起き上がったり、大きく寝返りをしないよう説明する**。さらに、看護師は患者さんから離れず、**常に観察**する。

介助を必要としない患者さんの車椅子乗車

① 車椅子、膝かけを準備する。

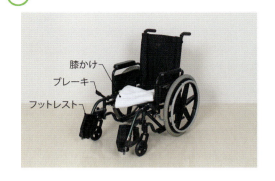

② 車椅子のブレーキをかけ、フットレストを上げておく。
根拠 フットレストを下げたままだと乗車時のじゃまになる。また、乗車時にフットレストに足を乗せてしまうと車椅子がバランスを崩し倒れる可能性がある。

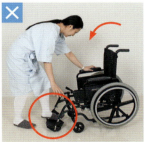

③ 座面に深く腰かけるように説明する。

④ フットレストを下げ、患者さんの足を乗せる。

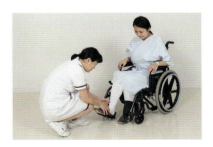

⑤ 膝かけをする。

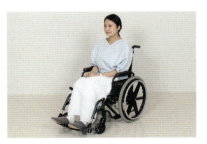

2 術直前

63

観察アセスメント、ケアと根拠

患者さんが安全に手術を受けられるように手術当日に行われるケア・観察事項

手術室に向かう際は、患者さんの精神状態や身体の準備ができていることを確認し、必要物品を不足なく整えます。これらは**安全な手術のための重要な準備**です。

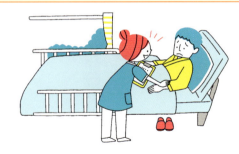

表1 手術当日、直前の看護

心身の安定と休息	●不安や緊張の有無を観察し、必要時は患者さんの訴えを聞く時間を確保する 根拠 不安や不眠は交感神経を優位にし、血圧の上昇や心拍数の増加を引き起こす。術中に血圧や脈拍の調整が難しくならないよう、手術前からリラックスできるような援助が必要である
禁飲食の説明	●禁飲食が守られているか確認する 根拠 全身麻酔は筋力を弛緩させ嘔吐しやすい状態になり、加えて気管内挿管の操作で嘔吐が誘発される。嘔吐により誤嚥性肺炎や窒息のリスクがあるため、飲食していないか確認する
内服薬変更の確認	●手術前は禁飲食だが、内服薬は医師の指示で手術当日に服用する場合がある ●**服用する薬と禁止薬を事前に確認し患者さんに説明する** ●内服する場合は、必要最小限の水で薬を服用することを説明する ●当日の朝、薬を服用したか確認する 根拠 降圧薬を内服している患者さんは、手術当日も内服することが多く、内服を忘れると術中・術後に血圧が上昇してしまうリスクがある。**抗血栓薬**(**抗凝固薬**、**抗血小板薬**)は止血が困難となるため、手術数日前から内服を中止する指示があるため確認する(P.185参照)
排便の確認	●浣腸を行い、排便量と残便感の有無を確認する 根拠 術中に便で手術部位が汚染されないようにするため。特に腸管の手術では、排便が不十分だと腹腔内を便で汚染し感染の危険がある
皮膚の清潔	●前日に体毛のカット、臍垢の除去、入浴・シャワー浴・清拭、爪切りが済んでいることを確認する 根拠 皮膚の微生物を減らし清潔を保持して、術中・術後の感染を予防する。また、爪を切り無意識に自分の皮膚を傷つけることを防ぐ
弾性ストッキングの準備	●弾性ストッキング着用の目的を説明し理解を促す 根拠 長時間同一体位が続く手術中に、下肢の血液うっ滞を防ぐため着用する。うっ滞を防ぐことで深部静脈血栓症や肺血栓塞栓症を予防する

看護計画立案のポイントと根拠

表 2　手術を安全に受けるために、患者さんの理解と協力を得るための看護計画

禁飲食の理由を理解し守ることができる	● 指定時間以降の飲食は手術中の嘔吐リスクがあることを説明する ● ベッドサイドにある食べ物は家族に持ち帰ってもらい、飲食禁止を徹底する
眠れない場合、看護師に伝えることができる	● 眠れないときは無理せず看護師に伝えるよう説明する ● 手術前の睡眠薬使用は問題ないことを伝え、安心して服薬できるよう説明する
内服薬の変更理由を理解し服薬、または服薬しないことを守ることができる	● 手術当日の朝、内服薬に変更がある場合は内容を説明する ● 内服指示のある薬は必ず服用するよう指導する ● 服薬時は必要最小限の水で飲むよう説明し、口渇時でも多量の飲水は手術中の嘔吐の危険があるため控えるよう伝える
身体から金属類を除去する理由を理解し実行できる	● 金属類は電気メス使用時に通電で熱傷の危険があるため外すことを説明する ● 衣服の下に隠れたボディピアスなども必ず外してもらう ● かつらなど患者さんの希望により病室で外せないものは、手術室の看護師に申し送り、手術室で外す ● 眼鏡がないと歩行困難な場合は、手術室到着後に外すよう伝える
総入れ歯や部分入れ歯を外す理由を理解し実行できる	● 総入れ歯・部分入れ歯は気管内挿管時の操作の妨げや気管内に落ちる危険があるため外す必要があることを説明する ● 入れ歯を外した顔を見られたくないという場合は、手術室までマスクを着用してもらうとよい
化粧をしない理由を理解し実行できる	● 化粧は手術中の顔色がわからなくなり、また気管内チューブ固定の妨げになることを説明する ● 洗面後に化粧をしないよう説明し理解を得る
ひげを剃る理由を理解し実行できる	● 伸びたひげは気管内チューブの固定やバッグバルブマスク換気の妨げになることを説明する ● ひげを剃るよう説明する
マニキュアを落とし、爪を短く切る理由を理解し実行できる	● マニキュアは手術中のSpO_2や血液循環の把握を妨げることを説明する ● 麻酔からの覚醒(かくせい)時に無意識に自分の身体を傷つける可能性があるため、爪を短く切るよう説明する ● 手術前日までにマニキュアを落とし、爪を整えるよう促す
車椅子、ストレッチャーの乗車方法を理解し実行できる	● 車椅子やストレッチャーへの乗りかたを患者さんに説明する ● 乗車時の転倒や転落の危険性を説明する

2 術直前

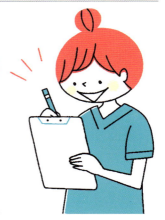

患者さんへの説明は、説明するだけにとどまらず、理解したかを確認することも必要です

<参考文献>
1. 雄西智恵美，秋元典子 編：成人看護学　周手術期看護論　第3版．ヌーヴェルヒロカワ，東京，2014．
2. 寺中敏夫，平林正道，南田厳司：高周波電気メスの基礎と臨床．Dental Magazine 2003；(108)．
3. 竹内登美子：講義から実習へ　周手術期看護1　外来/病棟における術前看護．医歯薬出版，東京，2019．

資料2 バイタルサインの基準値一覧

バイタルサインの基準値一覧

	腋窩温（℃）	脈拍（回/分）	呼吸回数（回/分）	血圧（mmHg） 収縮期血圧	血圧（mmHg） 拡張期血圧
新生児	36.5〜37.5	120〜140	40〜50	60〜80	30〜50
乳児	36.5〜37.5	100〜120	30〜40	80〜90	60
幼児	36.5〜37.5	90〜110	20〜30	90〜100	60〜65
学童	36.5〜37.5	80〜90	18〜20	100〜120	60〜70
成人	36.0〜37.0	60〜90	16〜20	110〜130	60〜80
高齢者	36.0〜37.0	50〜70	16〜20	110〜140	60〜90

バイタルサインの異常のめやす

	発熱（℃）	徐脈（回/分）	頻脈（回/分）	徐呼吸（回/分）	頻呼吸（回/分）	高血圧（mmHg）
新生児	37.5以上	90以下	200以上	—	—	—
乳児	37.5以上	90以下	200以上	—	—	—
幼児	37.5以上	90以下	200以上	—	—	収縮期血圧120以上 または 拡張期血圧70以上
学童	37.5以上	80以下	140〜160以上	—	—	収縮期血圧130〜135以上※ または 拡張期血圧80以上
成人	37.0〜38.0以上	60以下	100以上	12以下	24以上	収縮期血圧140以上 または 拡張期血圧90以上
高齢者	37.0〜38.0以上	60以下	100以上	12以下	24以上	収縮期血圧140以上 または 拡張期血圧90以上

動脈血酸素飽和度と動脈血酸素分圧の関係

SaO$_2$*（%）	PaO$_2$*（mmHg）
30	20
60	30
75	40
90	60
97.5	100

酸素飽和度曲線（酸素解離曲線）

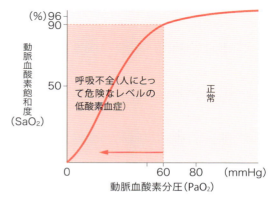

*【SaO$_2$】arterial O$_2$ saturation：動脈血酸素飽和度
*【PaO$_2$】arterial O$_2$ pressure：動脈血酸素分圧
*【SpO$_2$】saturation of percutaneous oxygen：経皮的動脈血酸素飽和度

※小学校低学年では130以上、高学年では135以上となる。なお、中高生では収縮期血圧140以上、拡張期血圧85以上（中学生女子のみ同135以上、80以上）が高血圧である。

注意 バイタルサインの基準値は、文献や測定法、学校・施設によっても異なります。こちらの数値を活用する際には、あくまでも参考となる値としてご利用ください。

SaO$_2$を経皮的に測定したのがSpO$_2$*だよ

Part 3

手術中

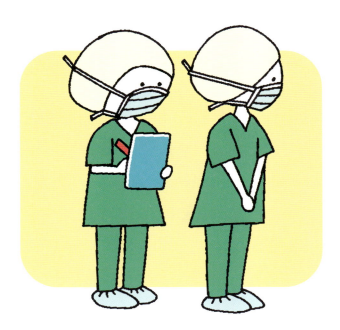

Contents

- P.68 …… ❶ みてわかる 手術中の患者さん
- P.69 …… ❷ 手術中の観察項目とポイント
- P.70 …… ❸ 必要な看護の知識
  - P.70 手術の大まかな流れ／手術室における看護：器械出し看護師・外回り看護師
  - P.71 患者さんの入室と申し送り
  - P.72 学生の手術室見学のポイント →PICK UP 参照
- P.74 …… ❹ →PICK UP 写真でわかる！ 周術期の患者ケアに役立つ看護技術
  - P.74 手術室看護師の更衣・手洗い・ガウンテクニック

1 \みてわかる/ 手術中の患者さん

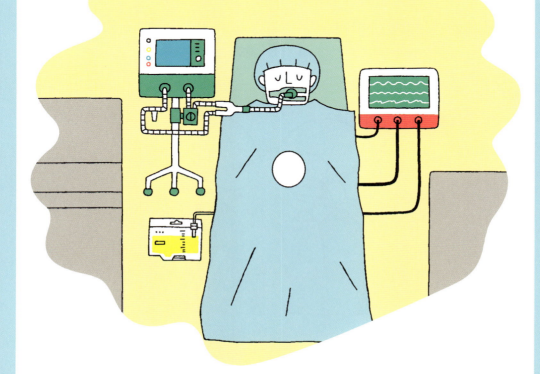

かかわりかたのポイント

- 患者さんが手術室に入室するまでの間には、看護師が行う引き継ぎ方法や患者さんの安全確保の方法、精神的配慮の工夫などを学びます。
- 手術中は、術中体位や手術侵襲の程度、出血量や術中に起こった異常などを把握し術後の看護に活かします。
- 同時に**手術室の看護師の役割**や、**手術室の環境、清潔・非清潔区域の扱いかた**も学びます。
- 手術室では見学が主となりますが、ただ「見る」だけではなく、**患者さんがおかれている状況**と、その状況の患者さんに**どのように看護が提供されているか**をもれなく観察しましょう。
- 手術中、患者さんの家族には「手術はどうなっているのだろうか？」「順調に進んでいるだろうか？」という不安が生じています。このような家族を心理的に支えることも看護師の大切な役割です。

※ここでは全身麻酔で開腹手術をする一般的な患者さんについて説明する。

2 手術中の観察項目とポイント

手術中の患者さんの状態

手術室に入室した患者さんは手術への不安や緊張が高まっています。その後麻酔がかかると、麻酔薬や筋弛緩薬の作用で**意識や自発呼吸が消失**し、**筋弛緩、鎮痛、有害反応の抑制**が起こります。そのため、術中は**気管内挿管**と**人工呼吸器**による呼吸管理が行われ、**点滴ライン**、**膀胱留置カテーテル**、モニタリングのための**動脈ライン**、**直腸体温計**が挿入さ

れます。また、**心電図モニタ**、**パルスオキシメータ**、深部静脈血栓症予防の**フットポンプ**も装着されます。術中は術野を確保するため手術に応じた体位をとり、**長時間同一体位**が必要な場合もあります。術中の患者さんは複数の医療機器やルートにつながれ、自分の意思を伝えたり自分で体位変換ができない状態です。

項目	観察ポイント	経過でみるポイント
麻酔	● 麻酔の種類（脊髄クモ膜下麻酔、硬膜外麻酔、局所麻酔、伝達麻酔、全身麻酔など）	●【術前】麻酔方法が手術に適しているかアセスメントする ●【術中】麻酔導入でバイタルサインの異常がないか観察する ●【術後】麻酔薬の残存、術後継続する麻酔が適切に使用されているか、疼痛コントロールが良好かを確認する
手術体位	● 体位（仰臥位、側臥位、腹臥位、截石位など） ● 体位によって起こりやすい神経障害は何か ● 各体位で褥瘡の好発部位はどこか	●【術前】関節可動域、しびれなどの神経障害、麻痺の有無を確認し記録する ●【術中】定期的に皮膚に触れて皮膚温を確認し、神経障害や褥瘡好発部位にクッションを入れるなどして除圧する。神経障害を起こさない方法で身体を固定する ●【術後】術前記録と照らし合わせ、新たな麻痺、しびれ、疼痛、皮膚の発赤がないかを確認する
モニタリング	● モニタリングしている項目は何か（血圧、脈拍、体温、呼吸回数、SaO_2*など）	●【術前】手術可能な状態か、バイタルサインに異常はないかを観察する ●【術中】血圧低下や上昇、不整脈、低酸素血症などの異常を早期発見する ●【術後】血圧低下や上昇、不整脈、低酸素血症などの異常を早期発見する
感染予防	● 手術部位感染（SSI*）の発生を防ぐために、どのような感染対策をしているか	●【術前】シャワー浴や剃毛で皮膚、体毛、臍の微生物を減少させる ●【術中】手術時手洗いをし、滅菌手袋やガウンは無菌操作で装着する ●【術後】ドレーンや創部を清潔に取り扱う
水分出納（In-Out）	● 輸液量、輸血量、出血量、尿量を把握し、バイタルサインの値とともにアセスメントする	●【術前】絶飲食のため、指示された輸液量を正確に管理する ●【術中】In-Out量を把握する ●【術後】指示通りに輸液を実施し、尿量やドレーンからの排液量を確認してIn-Outバランスをアセスメントする
ドレーン挿入	● ドレーンが挿入されている部位はどこか ● どんな種類のドレーンを挿入しているか ● 何本のドレーンが挿入されたか	●【術前】術後にドレーン挿入が予測される場合、注意事項を術前に説明し理解を得る ●【術中】ドレーンからの流出の有無や排液の性状を観察する ●【術後】ドレーンからの流出の有無や排液量、性状、ドレーン周囲の皮膚の状態を確認する。また、事故抜去を防ぐため固定し、取り扱い方法を説明して理解を得る
体内残存防止	● 体内にガーゼや手術器具を残さないようにどのような工夫がされているか	●【術前】使用するガーゼや手術器具の数を数えて記録し、器具のネジの緩みなどがないかを点検する ●【術中】ガーゼカウントを行う。使用していない器具は器械台に戻す ●【術後】閉創前にガーゼと手術器具の数を確認し、術前の記録と一致していることを確認する

＊【SaO_2】arterial O_2 saturation：動脈血酸素飽和度
＊【SSI】surgical site infection

3 手術中

3 必要な看護の知識

手術の大まかな流れ

1 移送
病棟から手術室へ患者さんが移送される。

2 申し送り
病棟看護師から手術室看護師へ申し送りがされる（詳細はP.71参照）。手術室看護師、手術担当医、麻酔科医が患者さんにあいさつをする。

3 手術室へ案内
申し送り終了後、手術室看護師が患者さんを手術室へ案内する。

4 サインイン
患者さんの入室後、麻酔導入前に手術室看護師、手術担当医、麻酔科医で本人確認をする。さらに、手術部位・術式、同意書、手術部位マーキング、その他重要事項を確認する（**サインイン**）。

5 硬膜外麻酔のチューブ挿入
硬膜外麻酔が予定されている場合、硬膜外麻酔用のカテーテルを挿入し、留置する。

6 麻酔
吸入麻酔の後に気管内挿管が行われ、患者さんに全身麻酔が実施される。

7 タイムアウト
手術開始の皮膚切開の前に、手術室看護師、手術担当医、麻酔科医、その他の医療スタッフで患者さんの本人確認、手術部位と術式の確認、その他の重要な伝達事項を確認する（**タイムアウト**）。

8 手術開始
執刀、手術が開始される。

9 縫合
ガーゼと手術器具の数を確認し、縫合を開始する。

10 終了
手術が終了し、抜管の準備に入る。麻酔科医によって抜管される。手術室看護師は病棟に連絡し患者さんの迎えを依頼する。

11 サインアウト
手術室退出前に手術室看護師は、記録された術式名、使用したガーゼや手術器材の数が一致していることを口頭で確認する。手術室看護師、手術担当医、麻酔科医で重要な伝達事項を口頭で確認する（**サインアウト**）。

12 申し送り
手術室看護師から病棟看護師に手術・麻酔の内容、手術中の出血量、輸液量、尿量、使用薬剤、手術中の患者さんの状態など、術後の回復と管理に関する重要伝達事項が申し送られる。

13 移送
病棟看護師、手術担当医の管理のもと移送され患者さんが病棟に戻る。

手術室における看護：器械出し看護師・外回り看護師

● 手術室の看護師は、清潔扱いとなる「直接介助」「器械出し」「手洗い」などとよばれる看護師と、非清潔扱いとなる「間接介助」「外回り」とよばれる看護師に分けられます。ここでは清潔扱いの看護師を「**器械出し看護師**」、非清潔扱いの看護師を「**外回り看護師**」として説明します。

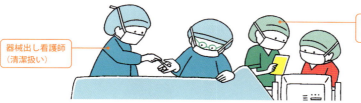

器械出し看護師

手術前・器械の準備
- 清潔に扱う機器の**動作確認**を行い、整理整頓する。
- 患者さんの体内に器械やガーゼの置き忘れがないように、手術前後に器械・ガーゼなどすべての**使用物品の数を正確に数える**。

手術中・器械出し
- 必要な器械や医療材料を**術者に手渡す**。

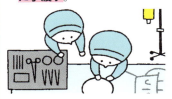

外回り看護師

一般状態の観察
- 患者さんの表情など**全身の状態を観察**する。異常を発見した際には麻酔科医に報告し協働して対処する。

輸液、輸血、与薬の援助
- 術式などから起こりうる異常を予測し、**輸液・薬品を準備**する
- 輸液・薬品を使用する際は麻酔科医とともに誤薬防止のための確認を行い、使用後は患者さんの変化を観察する。

出血量の測定
- 出血量は輸液のめやすとなるため、随時測定し麻酔科医に報告する。血液が付着したガーゼの重さを測り、そこからガーゼの重さを引いて出血量をカウントする。

術者などへの協力、術中看護記録
- 手術の進行状況を把握し、**不足器械や材料を補充**する。
- 術中の患者さんの状態と実施した看護の内容を記録する。

3 手術中

患者さんの入室と申し送り

- 病棟看護師は、歩行、車椅子、ストレッチャーなど適切な方法で患者さんを手術室へ移送します。
- 入室後は、手術にかかわる全員が患者さんに**笑顔であいさつと自己紹介**を行います。
- 患者さんの取り違えを防ぐため、**患者さんに氏名を名乗ってもらい**、さらに**識別バンド**（リストバンド・ネームバンド）も確認し、手術を受ける本人であることを病棟看護師とともに確認します。
- 不正確な氏名で呼んでも返事をする患者さんがいるため、氏名を確認するときは、**必ず患者さんにフルネームで名乗って**もらいます。
- その後、病棟から持参したカルテ、チェックリストを用いて、病棟看護師から手術室看護師へ必要事項を申し送ります。

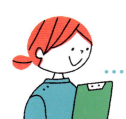
病棟看護師

患者さんの基本情報
- ☐ 患者さんの氏名
- ☐ 生年月日
- ☐ ID番号
- ☐ 血液型

書類の有無
- ☐ 手術同意書
- ☐ 麻酔同意書
- ☐ 輸血同意書　など

※すべて患者さんのサインがあるもの

手術に関する情報
- ☐ 病棟で実施した術前処置の内容
- ☐ （術前処置の）実施時間と効果
- ☐ 術前の内服薬、前投薬の種類
- ☐ 感染症の有無
- ☐ 手術部位確認のための**マーキング**

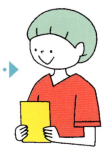
手術室看護師

- 申し送り中は、手術室看護師が患者さんの保温に努めつつ安全な場所に待機させます。患者さんは入室から麻酔導入までの間が**最も緊張し不安が強**い時間なので、患者さんへの説明や声かけだけでなくタッチングなども行って**緊張をほぐすようなケア**をします。

学生の手術室見学のポイント

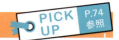
P.74 参照

1 手術中・器械出し

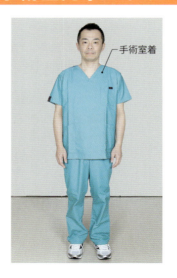
手術室着

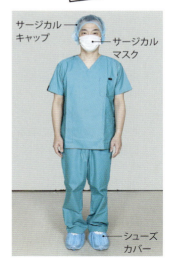
サージカルキャップ
サージカルマスク
シューズカバー

- 洗浄・消毒された手術室着に着替えます。
- 頭部から毛髪やゴミの落下を防ぐために**頭髪をすべて覆う**ようにサージカルキャップを着用します。
- 口や鼻からの飛沫の飛散防止のために、サージカルマスクは**鼻と口を完全に覆う**ように装着します。
- 靴の汚れを手術室に持ち込まないように、また靴の汚染を防止するため、**つま先が隠れる靴を履き、シューズカバーを装着**します。

2 入室時の手洗い

- 見学のために入室する学生は**衛生的手洗い**を行います。
- 石けんと流水で手洗いをしたあと、ペーパータオルで水分を拭き取り、アルコール手指消毒薬で手指消毒を行います(衛生的手洗い)。
- 術者や器械出し看護師は衛生的手洗いでは除去できない常在菌も可能な限り手指から除去する必要があるため、**手術時手洗い**を実施します。

3 ガウンテクニック

- 見学のために入室する学生は 1 に示した更衣のみですが、術者や器械出し看護師は手術時手洗いのあと、術野を汚染しないために、また術野から医療者へ血液、体液の曝露を遮断するために**滅菌ガウン**と**滅菌手袋**を装着します(**ガウンテクニック**)。
- 手術時手洗いをしても皮膚表面は完全な無菌状態とならないため、**滅菌ガウン・滅菌手袋の外側は素手で触れない**ようにします。

4 見学の際の注意点など

ゾーニング(動線)の認識

- **清潔区域、非清潔区域**を理解し、清潔な人や機材が汚染されたものと交差しないように動線を考えて行動します(**図1**)。

- 手術室入室時には清潔区域である**患者さんの入室口**より入室します。搬出口は使用後の不潔な機材などの出口なので、搬出口からの出入りはしません。
- 手術室から退出後にユニフォームへ着替えた場合は、その**ユニフォームで手術室内(廊下を含む)に戻ってはいけません**。手術室の廊下は準清潔区域のため、非清潔区域で着用したユニフォームで立ち入ると手術室を汚染してしまいます。

滅菌機材と物品の汚染の厳禁

- 手術室内にある手術器具や**滅菌された覆布で覆われている物品、器械台**は無菌操作で準備されています。**滅菌ガウンを着用している術者や看護師**も無菌扱いです。これらの機材や人には**絶対に触れてはいけません**(**図2**)。
- 根拠 無菌状態を維持することで感染を防いでいる。学生が器具や物品、術者、看護師に触れて汚染されると、手術器具の交換や術者の再度のガウンテクニックが必要となる。これにより**手術時間が延び**、患者さんの負担が増える。
- 見学中に気分が悪くなって倒れると清潔な人や機材を汚染するおそれがあるため、**倒れる前に外回り看護師に伝えて速やかに手術室を退出します**。

コミュニケーション

- 手術室では全員が同じような服装で、顔はマスクで覆われているため人の判別が困難です。**名札**を付けたり手術前に外回り看護師に自分が**看護学生であることを説明**します。

72

図 1　手術見学中の学生の立ち位置（例）

で囲んだ箇所を避けて見学すると安全です

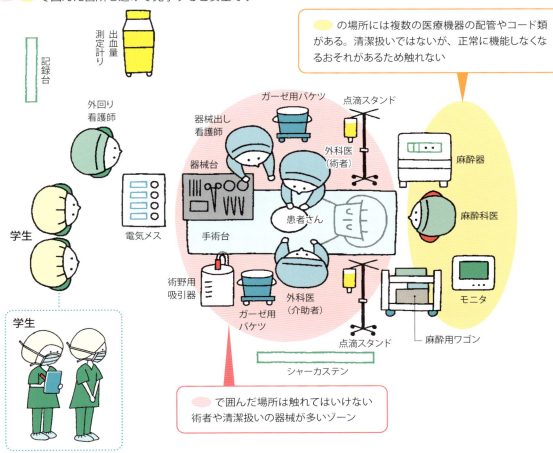

の場所には複数の医療機器の配管やコード類がある。清潔扱いではないが、正常に機能しなくなるおそれがあるため触れない

で囲んだ場所は触れてはいけない
術者や清潔扱いの器械が多いゾーン

図 2　看護師の立ち位置

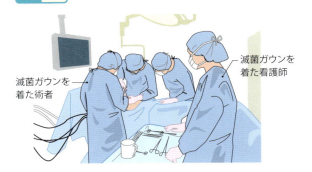
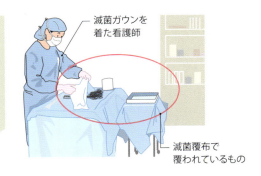

誤って清潔区域を不潔にしてしまったときは、すぐに外回り看護師に報告しましょう

PICK UP 4

\写真でわかる！/
周術期の患者ケアに役立つ看護技術

手術室看護師の更衣・手洗い・ガウンテクニック

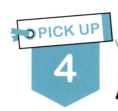

手術室では清潔を特に意識しよう

手術室は一般病棟より**清潔度が高い**ため、入室者には清潔な服装と所作が求められます。ここでは、手術室看護師のなかでも清潔扱いの看護師に必要な技術を説明します。

基本知識

手術室の"清潔"とは

手術室は、**術中の感染を防ぐ目的**で、**より清潔な環境**にするための工夫がされています。

清潔・非清潔区域の区別

手術室では**清潔区域**と**非清潔区域**が区別されています。手術前の未使用物品や手術時手洗い後の人は清潔扱いとし、手術後の汚染物や摘出物は不潔扱いとして区別します。また、それらが交差しないよう搬送経路が設定されています。

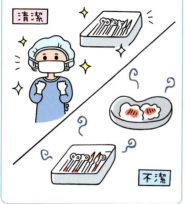

空気清浄

手術室では空気が清浄化され、術中の感染を防ぐ環境を保っています。**高性能フィルターで空気を濾過**し、**室内を陽圧**にして外部の空気流入を防ぎ、**気流をつくって**空気が滞らないよう工夫されています。

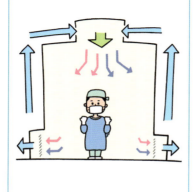

その他

手術室に入る人の服装を清潔にする、ドアの開閉を最小限にする、また人や動作が増えると感染リスクが高まるため入室者の数や動きを最小限にすることが求められます。

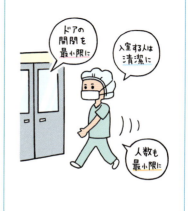

清潔扱い、非清潔扱いの看護師とは

手術室では看護師も**清潔扱いの看護師**と**非清潔扱いの看護師**に分けられ、役割が異なります。

清潔扱いの看護師

手術で術者に直接器械を渡す看護師は清潔扱いです。「**器械出し看護師**」「**直接介助看護師**」「**手洗い看護師**」などとよばれます。清潔扱いの看護師は、術者と同様の**手術時手洗い**、**滅菌ガウン・滅菌手袋の装着**が必要です。

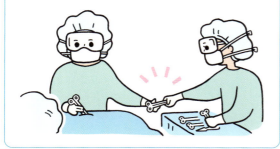

非清潔扱いの看護師

手術の進行に合わせ手術室全体を調整し、患者さんに触れる、滅菌ガウンの着用を介助する、不足物品を供給する看護師は非清潔扱いです。「**外回り看護師**」「**間接介助看護師**」などとよばれます。この看護師は、手術時手洗いや滅菌ガウン・滅菌手袋の装着は不要です。

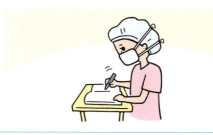

清潔扱いの看護師の準備の流れ

清潔扱いの看護師は、指輪、腕時計などを外し、手術室着、サージカルキャップ、サージカルマスク、シューズカバーを装着後、専用手洗い場で手術時手洗いをします。その後、滅菌ガウンと滅菌手袋を装着します（**図1**）。手術時手洗い後の手は清潔扱いとなり、不潔なものには触れられません。

図 1 清潔扱いの看護師の準備の流れ

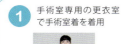

1 手術室専用の更衣室で手術室着を着用
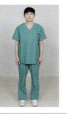

2 サージカルキャップの着用
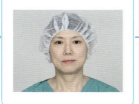

3 サージカルマスクの着用
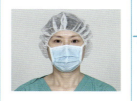

4 シューズカバーの着用
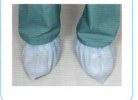

5 手術室の専用手洗い場で手術時手洗いの実施
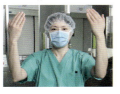

6 滅菌ガウンの着用（ベルトを結ぶ前まで）
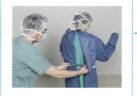

7 滅菌手袋の装着
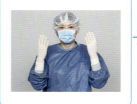

8 滅菌ガウンのベルトを結ぶ
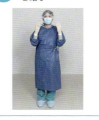

写真でわかる 手技と根拠

手術室着への更衣、キャップ・マスク・シューズカバーの装着

必要物品
① 手術室着
② サージカルキャップ
③ サージカルマスク
④ シューズカバー

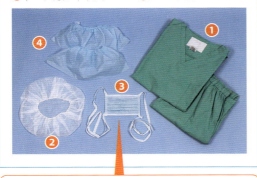

サージカルマスクの各部の名称

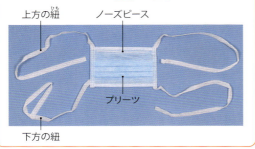

上方の紐 / ノーズピース / プリーツ / 下方の紐

手術室着への更衣

① 洗浄・消毒された手術室専用の手術室着に着替える。
根拠 洗浄・消毒されていない一般病棟のユニフォームで立ち入ると、清潔区域である手術室内が汚染されるため。

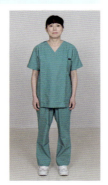

サージカルキャップの装着

① 髪の毛はキャップからはみ出さないよう、**すべてキャップの中に入れる**。耳は出しても構わない。
根拠 手術室の清潔領域を髪の毛の落下による汚染から守るため。

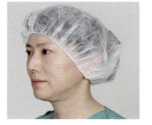

サージカルマスクの装着

① **ノーズピースが鼻側**にくるようにサージカルマスクを持ち、ノーズピースの中央部を**鼻の形に合わせて湾曲**させる。

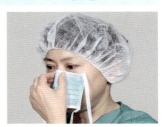

② 上方の紐（ノーズピースがついている側の紐）を**頭頂部で結ぶ**。

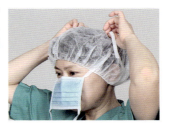

③ ノーズピースを鼻の形に合わせて湾曲を再調整し、**サージカルマスクと顔に隙間ができないように**する。
根拠 隙間ができると、術野を汚染したり、術野からの血液や体液を曝露するリスクが高くなるため。

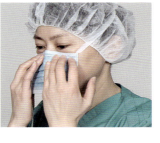

④ マスクのプリーツを**顎の下まで伸ばす**。
根拠 顎の下まで覆うことで、より感染経路を断つことができる。

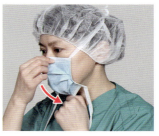
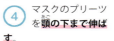

⑤ 下方の紐（ノーズピースがついていない側の紐）を、**上方の紐と平行**になるように首の後ろで結ぶ。
根拠 上方の紐と、下方の紐を平行に結ぶことで頬に当たる部分に隙間ができなくなる。

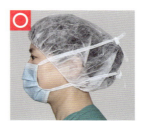
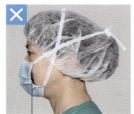

隙間ができてしまっている

シューズカバーの装着

① 靴の上からシューズカバーを装着する。
根拠 手術室内を靴の汚れで汚染しないため。靴が血液などで汚染されないようにするため。

> **注意** シューズカバーの要否は施設ごとのルールに従う。病院内専用の靴では不要とされることもあるが、クリーンルーム手術では着用する施設もある。

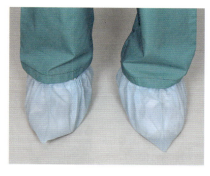
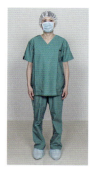

手術時手洗い

- 手術前に皮膚の常在菌を可能な限り減少させることを目的とした手洗いを「**手術時手洗い**」といいます。
- 常在菌は通常無害ですが、手術操作で患者さんの体内に入ると感染を引き起こす可能性があるため、**器械出し看護師の手術時手洗いは必須**です。
- 手術時手洗いにはさまざまな方法があり、施設ごとに細部が異なる場合があります。しかし、目的は常在菌を可能な限り減少させることであり、適切な方法を選ぶことが重要です。
- ここでは、**スクラビング法**と**ラビング法**を併用した手洗いを説明します

必要物品
1. 手指用殺菌消毒薬
2. 滅菌ブラシ
3. ディスポーザブル滅菌タオル
4. アルコール手指消毒薬

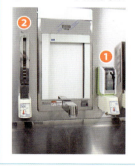
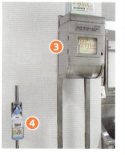

スクラビング法

① センサに手をかざして水を出す。
根拠 手術時手洗い後の手が汚染されないよう、手を触れずに操作できるしくみになっている。

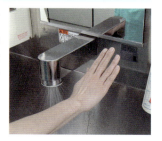

② 水は手洗いが終わるまで出したままにしておく。
根拠 水の出口が汚染されないようにするため。

③ **両手指の先から、肘関節から10cm上まで**を流水で洗う。
根拠 流水で指、手、腕に付着している汚れを洗い流すため。また、手指用殺菌消毒薬を使用する前に十分に湿らせて泡立ちやすくするため。

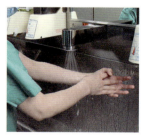

④ センサに手をかざして**滅菌ブラシ**を取り出す。
根拠 手洗い後の手が汚染されないように、手を触れずに操作できるしくみになっているため。

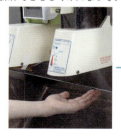
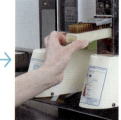

⑤ 滅菌ブラシに**手指用殺菌消毒薬**を必要量とり、**左手の爪下、爪周囲**をブラッシングする。同じブラシで**右手の爪下、爪周囲**を同じようにブラッシングする。

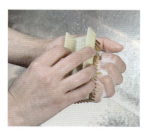

3 手術中

⑥ 滅菌ブラシを手洗い場の中に落とし、次に手指用殺菌消毒薬を手掌に取り、**両方の手掌**、**手背**、**前腕**、**上腕の肘関節から10cm上まで**にまんべんなく泡立てながら薬剤を伸ばす。

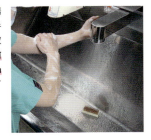

⑦ **左手の手掌**、**手背**、**指間**、**各指**を1本ずつていねいに揉み洗いする。**右手**も同様に揉み洗いする。

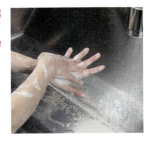

⑧ **左の手関節**、**前腕**、**上腕の肘関節から10cm上まで**をていねいに揉み洗いする。**右**も同様に揉み洗いする。

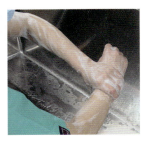

⑨ 揉み洗いが終わったら、**指先を肘より高くして**流水で泡を洗い流す。

根拠 肘関節から10cm以上肩側の部分は揉み洗いされていないため、指先を下げると未洗浄部分の水が指先に流れ、不潔になるため。

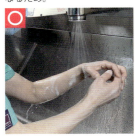 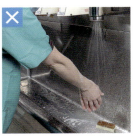

⑩ 手指用殺菌消毒薬を手掌に取り、**両方の手掌**、**手背**、**前腕**、**肘関節**までにまんべんなく泡立てながら薬剤を伸ばす。

注意 1度目にも揉み洗いしていない不潔な部分には触れないようにする。

⑪ **左手の手掌**、**手背**、**指間**、**各指**を1本ずつていねいに揉み洗いする。**右手**も同様に揉み洗いする。

⑫ **左の手関節**、**前腕**、**肘関節**までをていねいに揉み洗いする。**右**も同様に揉み洗いする。

⑬ 揉み洗いが終わったら、指先を**肘より高くして**流水ですすぐ。

根拠 肘関節から上は2度目の揉み洗いがされていないため、指先を下げると未洗浄部分の水が指先に流れ、不潔になるため。

⑭ センサに手をかざして**ディスポーザブル滅菌タオル**を**2枚**引き出し、**両手に丸め込むようにしてもつ**。

根拠 手術時手洗いが済んだ後の手は清潔扱いとなり、不潔なものには触れてはならないため。両手を拭くため2枚のディスポーザブル滅菌タオルを使用する。またディスポーザブル滅菌タオルをひらひらさせていると不潔な箇所に触れる危険があるので、手の中に丸め込むようにして持つ。

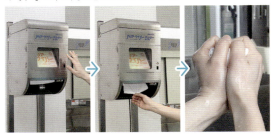

⑮ **指先を肘より高くしたまま**2枚のディスポーザブル滅菌タオルを揉むようにして両手を拭き、**1枚を引き出し左手首にかける**。**もう1枚を右手の中に丸め込んで持ったまま**、その右手で左手首にかけたディスポーザブル滅菌タオルの両端をつかんで、手首から肘に向かって移動させながら付着している水を拭き取る。

根拠 指先を下げると未洗浄部分の水が指先に流れ、不潔になるため。

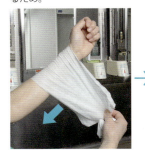 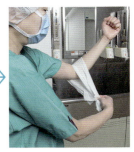

⑯ 拭き終わったディスポーザブル滅菌タオルを捨てる。右手の中に丸め込んで持っていたもう1枚のディスポーザブル滅菌タオルを引き出し**右手首にかけ**、左手と同様に付着している水を拭き取る。

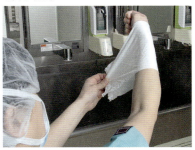

⑰ 手術時手洗いを終えた手は、**肘より下に下げず**、不潔なものに触れないように注意する。

根拠 肘を伸ばして腕を下げていると不潔な部分に触れる機会が増えるため。

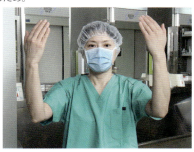

ラビング法

● スクラビング法が終了した後にラビング法を行う。
根拠 細菌の増殖を防ぎ、手をより清潔に保つため。

① 外装に触れないように注意し**左手掌**にアルコール手指消毒薬を適量取る。
根拠 手術時手洗いが済んだ後の手は清潔扱いとなるため、不潔なものには触れてはならないため。

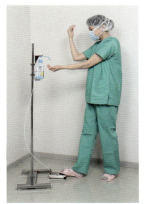

② 左手掌に液体をためるようにし、**右手の爪**をアルコール手指消毒薬に浸す。
根拠 爪と指の間にもアルコール手指消毒薬を行き渡らせるため。

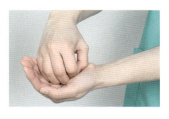

③ 次に**手掌、手背、指間、母指、手首**の順に念入りにアルコール手指消毒薬を擦り込む。
根拠 アルコール手指消毒薬を行き渡らせるため。

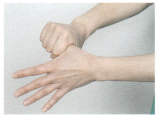

④ 外装に触れないようにして**右手掌**にアルコール手指消毒薬を適量手に取る。
根拠 手術時手洗いが済んだ後の手は清潔扱いとなるため、不潔なものには触れてはならないため。

⑤ 右手掌に液体をためるようにし、**左手の爪**をアルコール手指消毒薬に浸す。
根拠 爪と指の間にもアルコール手指消毒薬を行き渡らせるため。

⑥ 左手同様に右手も**手掌、手背、指間、母指、手首**の順に念入りにアルコール手指消毒薬を擦り込む。
根拠 アルコール手指消毒薬を行き渡らせるため。

⑦ アルコール手指消毒薬が乾いた手は、**肘より下に下げず**、不潔なものに触れないように注意する。
根拠 肘を伸ばして腕を下げていると不潔な部分に触れる機会が増えるため。

3 手術中

ワンポイント

 医師・看護師に触れてはならない場面

手術室を扱うドラマでは、医師役の俳優が手を上げた独特のポーズで手術室に入る場面がよく見られます（**写真**）。このポーズは、単にかっこよさをアピールする演出ではありません。**手術時手洗いをした手や滅菌手袋を装着した手を不潔にしないため**に、自分の視野内に置き、不用意に不潔な箇所に触れないようにするための姿勢なのです。

学生が手術見学をする際、手術室内では滅菌ガウンや滅菌手袋を装着した医師や看護師に触れてはいけません。また、**手術室に入る前の廊下**でも、手を上げたポーズや、指を組んで胸の前に挙げる姿勢をとっている医師や看護師には触れないようにしましょう。彼らはすでに手術時手洗いを済ませ、手を清潔に保つためにそのような姿勢をとっているのです。

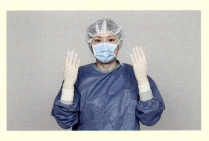

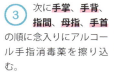

79

滅菌ガウン・滅菌手袋の装着

● 器械出し看護師は、術野を汚染しないよう、また術野からの血液や体液の曝露を防ぐように、滅菌ガウンと滅菌手袋を装着します。どちらも清潔を保ちながら装着する必要があります。

必要物品
1. 滅菌ガウン
2. 滅菌手袋

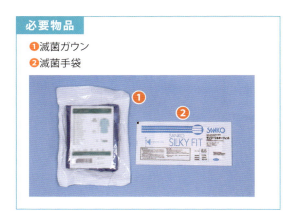

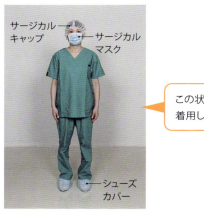

サージカルキャップ / サージカルマスク / シューズカバー

この状態の上に着用します

準備：介助者（外回り看護師）が行う

使用する滅菌手袋の**サイズ**、**種類**、**有効期限**、**破損・水濡れがないか**を確認する。

根拠 サイズが合っていないと指先の細かい動きができなくなってしまうため。有効期限切れや破損・水濡れがある場合、内容物の滅菌状態が維持できていないため。

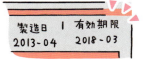

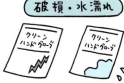

滅菌ガウンの装着（両袖を通し内紐を結ぶまで）

① 介助者は**無菌操作**で滅菌ガウンの外装袋を開け、滅菌台に置く。装着者は、滅菌台の滅菌ガウンを手に取る。

根拠 手洗いが済んだ手は清潔扱いであるため不潔なもの（滅菌ガウンのパックの外装）には触れてはいけないため。

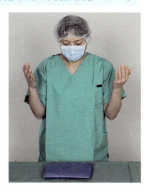

② 装着者は、**滅菌ガウンの内側のみ**に触れてガウンを広げる。

根拠 滅菌ガウンの内側は後に装着者の滅菌されていない着用中の手術室着に直接触れる部分であるため、手で触れても問題ない。

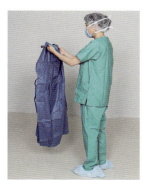

③ 装着者は、**ガウンの首紐の端をもって**介助者に渡す。介助者は、**手洗いした後の手に触れないように**、渡された紐をつかむ。

根拠 手洗いをした後の手は清潔扱いであり、介助者の不潔な手に触れないようにするため。

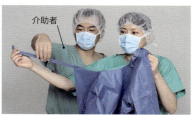

介助者

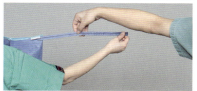

④ 装着者は、**首紐を渡した側の袖**に腕を通す。介助者は、**首紐を引きながら**装着者が腕を通しやすいようにする。このとき手先が袖口から出ないように注意する。

| 注意 | このとき介助者はガウンの他の部分や手洗い後の手に触れてはいけない。
| 根拠 | ガウンは滅菌されており、手洗い後の手は清潔扱いとなっているため。

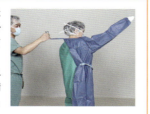

⑤ もう一方の首紐と袖も同じようにする。

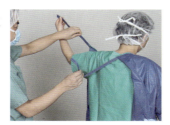

⑥ 介助者は、ガウンが不潔にならないように**首紐を結ぶ**。
| 根拠 | 首紐はガウンの後ろに当たるため、不潔な手で触れても術野を不潔にしてしまう部分ではないため。

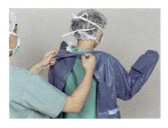

⑦ 介助者は、ガウンが不潔にならないように**内紐を結ぶ**。
| 根拠 | 内紐はガウンの内側であり装着者の滅菌されていない着用中の手術室内に直接触れる部分であるため不潔な手で触れても問題ないため。

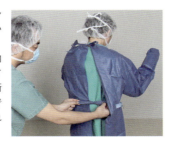

滅菌手袋の装着

ベルトガイド（P.82参照）**を介助者に渡す前**に滅菌手袋を装着する。
| 根拠 | ベルトガイドはガウンが直接術野に接する身体の前面に位置していることから、**滅菌されていない手で触れると術野に接する部分を不潔にしてしまう**ため、滅菌手袋を装着した後に触れる必要があるため。

① 介助者は滅菌手袋の外袋の開封口を**両手でしっかり把持**し、内容物に絶対触れないようにして**半分程度**露出するまで開封する。
| 根拠 | 内容物の滅菌状態を維持するために、開封した外袋が内容物に触れないようにしっかりと把持する。内容物が取り出しやすいように半分程度露出させる。

② 装着者は、外袋に触れないように内袋をつかんで内容物を取り出す。
| 根拠 | 外袋は滅菌されておらず不潔であるため。

③ 手袋の**手首側が手前**になるように滅菌覆布がかけてある滅菌台に内袋ごと置く。
| 根拠 | この後の手順で手袋を装着しやすくするため。

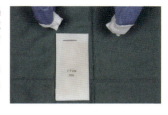

④ 内袋の折り返し部分のなるべく端を把持し、開く。このとき、開いた包装紙が折りたたまれて元に戻ってしまわないように**しっかりと広げる**。
| 根拠 | 内容物の滅菌状態を維持するために触れる範囲をなるべく最小にする。また、滅菌手袋の滅菌状態を維持するために、一度広げた包装紙が再び滅菌手袋に触れないようにする。

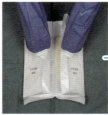 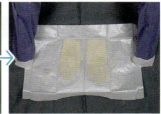

⑤ 右手で左の手袋の**折り返しの輪の部分**をつかみ、持ち上げ、左手にはめる。このとき、**折り返し部分はそのまま**にしておく。
| 根拠 | 右手にまだ滅菌手袋を装着していないため。

 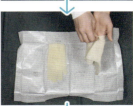

手袋の外側に触れてしまっている

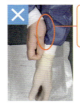 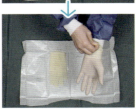

ガウンに触れてしまっている

⑥ 手袋をはめた左手の指先を右手袋の**折り返しの間に差し込み**、**すくい上げるように**持ち上げる。
| 根拠 | 左手指先は滅菌手袋を装着したことで滅菌扱いになっているため、右手袋の皮膚に触れる箇所は不潔扱いになるため触れてはいけない。

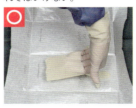 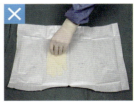

⑦ 看護師の皮膚に触れる滅菌手袋の内側に触れないように右手袋を右手にはめる。

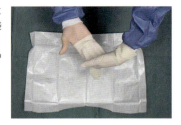

⑧ 看護師の皮膚に触れる滅菌手袋の内側に触れないように右手袋の**折り返し部分を伸ばす**。左の手袋の折り返しの間に右手の先を入れ、看護師の皮膚に触れる滅菌手袋の内側に触れないように折り返しを伸ばす。
根拠 看護師の皮膚に触れる滅菌手袋の内側は不潔扱いとなるため。

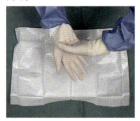 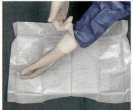

⑨ **両手を組む**などして、手袋のたるみを整え、指先をフィットさせる。
根拠 指先がフィットしていないと細かい操作ができないため。

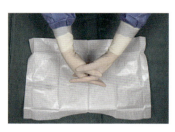

⑩ 手袋着用後は、周囲への接触で不潔にならないように**手を身体の前面、腰から上に保ち、視野に入れておく。**
根拠 視野内に手を入れることで滅菌状態が保たれていることを確認できる。

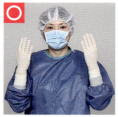 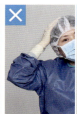 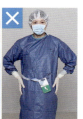

滅菌ガウンの装着（滅菌手袋の装着後から）

① 滅菌手袋を装着した手で**介助者の手に触れないようにしてベルトガイドを介助者に渡す**。介助者は、滅菌手袋を装着した手、ガウンに触れないようにベルトガイドを受け取る。
根拠 介助者の手は不潔扱いであるため。

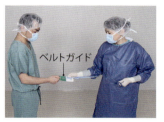

② 介助者は、ガウンに触れないようにし、ベルトガイドを持ち、ガウン装着者の腰にベルトを巻きつける。装着者は、ベルトを巻きつけてもらった後、**ベルトの清潔な部分をつかむ。**
根拠 ベルトガイドはすでに不潔になっているため。

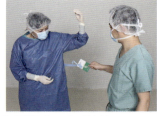

③ 介助者は、**装着者がベルトをつかんだことを確認した後**、ベルトガイドを引きはがす。
根拠 ベルトをつかまないうちに引きはがしてしまうと、ベルトが垂れ下がり不潔になるため。ベルトガイドはすでに不潔になっているため。

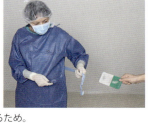

④ 装着者は、ベルトをガウンの前で結ぶ。
根拠 ベルトもガウンも滅菌扱いであるため。

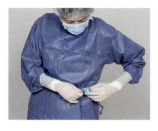

⑤ 介助者は、ガウンを不潔にしないようにして、**背中合わせが開かない**ように、また**裾がきちんと降りている**ように背部から修正する。
根拠 ガウンの背部、背部の裾は不潔な手で触れても直接術野に触れる部分ではないため。手術中にガウンが開いてしまうことがないようにするため。

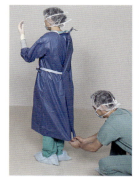 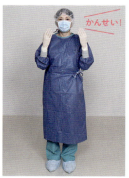

Part 4

術直後
（術当日）

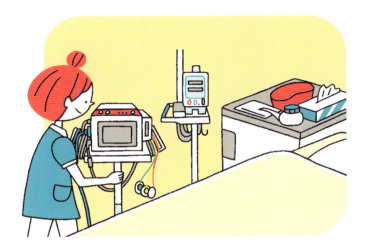

Contents

- P.84 …… ❶ みてわかる 術直後（術当日）の患者さん
- P.85 …… ❷ 写真でわかる！ 術後ベッドの準備
- P.90 …… ❸ 必要な看護の知識
    - P.90 ムーアの分類
    - P.91 おもな術後合併症（帰室直後）
- P.93 …… ❹ 術直後（術当日）の観察項目とポイント
- P.97 …… ❺ PICK UP 写真でわかる！ 周術期の患者ケアに役立つ看護技術
    - P.97 酸素療法
    - P.111 深部静脈血栓症（DVT）の予防②：フットポンプ・カーフポンプ
    - P.117 ドレーン管理①：閉鎖式ドレーン
    - P.125 ドレーン管理②：胸腔ドレーン（低圧持続吸引法）

1 みてわかる 術直後（術当日）の患者さん

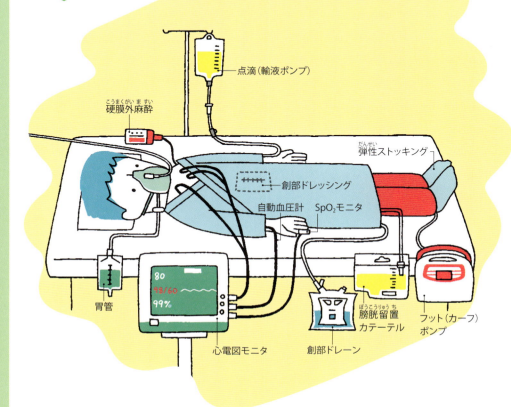

かかわりかたのポイント

- 手術直後（術当日）の患者さんは、手術侵襲や麻酔薬・筋弛緩薬の残存、創痛により**急変しやすい状態**です。急変は生命の危機に直結するため、早期発見が重要です。
- 手術後は患者さんを休ませることが大切ですが、「眠っているから」と声をかけないと、**意識レベルの低下や呼吸停止**を見逃す可能性があります。意識レベルの低下、呼吸抑制、舌根沈下を早期に発見するため、頻回の観察や声かけが必要です。
- **観察装置**を装着し、**心拍、呼吸、血圧、SpO₂**＊を常時モニタリングし、わずかな変化を見逃さないようにしましょう。
- 家族が待機している場合、術後の必要な観察や処置が終わり次第、すみやかに**面会できる環境**を整えましょう。家族との面会は双方の**心理的ストレス軽減**につながります。

＊【SpO₂】saturation of percutaneous oxygen：経皮的酸素飽和度

2 写真でわかる！術後ベッドの準備

全身麻酔で手術を受けた患者さんの術後ベッドの準備

ベッドの準備で術後合併症を防ぐ

全身麻酔後の患者さんの状態は**非常に不安定**です。**意識、呼吸、血圧、脈拍、体温に急激な変化**を生じる可能性があり、生命の危機に直結することもあります。ここでは、そのような全身麻酔後の患者さんの術後ベッドの準備を学びましょう。

基本知識

全身麻酔の術直後の患者さんの看護では、異常の早期発見と**術後合併症の予防**が重要です。そのための援助の1つが術後ベッドの準備です。患者さんの安全を確保するためには、術後合併症に関する知識が不可欠です。

全身麻酔から覚めた直後の患者さんには、短時間で命の危険を招く術後合併症が複数発生する可能性があります。それらを予防し、発生時に迅速に発見・対処できるよう準備しましょう（詳細は**P.91表1**を参照）。

写真でわかる 手技と根拠

全身麻酔で手術を受けた患者さんの術後のベッドの準備

全身麻酔後での術直後の患者さんは重篤な術後合併症が起こりやすいため、心電図モニタなどの観察機器を装着します。また、手術創の観察やドレーン、チューブを適切に管理する環境づくりが重要です。ここでは、開腹手術を受けた患者さんを想定したベッド準備の方法を説明します。

ベッドの準備

必要物品

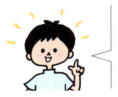

❶ 電気毛布
❷ 防水シーツ（2枚）

① 頭部と手術部位に当たる箇所（斜線部）に防水シーツを敷く。

根拠 術後の患者さんは麻酔の影響や消化管運動の低下により嘔吐しやすい。吐物や滲出液、排泄物、血液が流出しても、シーツの汚染を防ぎ、交換を容易にすることで患者さんの負担を軽減するため。

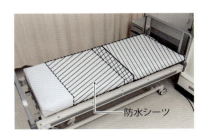

防水シーツ

4 術直後

② 枕は置かない。
根拠 枕を使用すると気道閉塞（P.91表1参照）のリスクが高まるため。

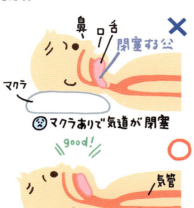

③ 電気毛布でベッドを温める。防水シーツの上に直接電気毛布をかけ、さらにその上を掛け布団で覆いベッドを温める。
根拠 低体温（P.91表1参照）予防のため。

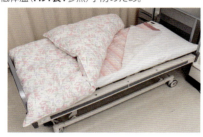

酸素吸入と吸引の準備

必要物品
1. 酸素流量計
2. 吸引器
3. 吸引チューブ
4. プラスチックグローブ
5. ディスポーザブルエプロン
6. アルコール綿
7. 蒸留水
8. 蒸留水用カップ
9. ビニール袋（ゴミ袋）

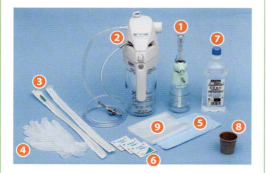

① 酸素流量計に滅菌蒸留水を満たし、中央配管の酸素用アウトレット（緑色）に流量計を接続する。
根拠 低酸素血症（P.91表1参照）予防のため。

注意 酸素マスクは手術室から装着してきたものをそのまま使用するため、新たに準備する必要はないことが多い。

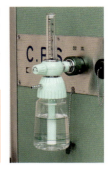

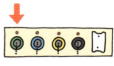

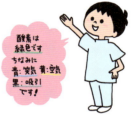

② 吸引器を中央配管の吸引用アウトレット（黒色）に接続する。患者さんが成人の場合、吸引圧が**−150mmHg（−20kPa）**に設定されていることを確認する。
根拠 全身麻酔後の患者さんは、麻酔薬の残存により意識が混濁している場合がある。また、麻酔薬の影響や消化管機能の低下により嘔吐しやすい。意識混濁中の嘔吐や気道内分泌物の貯留、痰の喀出困難に備え、吸引器を準備しておく。
根拠 吸引圧が**低すぎると有効な吸引ができない**。また、**高すぎると口腔粘膜や気道を損傷する危険**があるので吸引圧の設定を確認する。

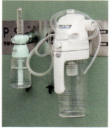
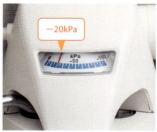

③ その他の物品をベッドサイドに準備する。

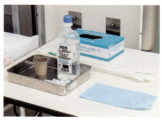

- 吸引チューブ
- プラスチックグローブ
- ディスポーザブルエプロン
- アルコール綿
- 蒸留水
- 蒸留水用カップ
- ビニール袋（ゴミ袋）

嘔吐や口渇に対する準備

必要物品

① ガーグルベイスン
② 吸い飲み
③ ティッシュペーパー
④ ビニール袋（ゴミ袋）

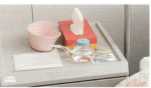

ガーグルベイスン、水を入れた吸い飲み、ティッシュペーパー、ビニール袋は患者さんのベッド移動のじゃまにならない場所にまとめておく。

根拠 全身麻酔後の患者さんは消化管機能の低下により**嘔吐しやすい**。嘔吐後の口腔内の洗浄や、唾液分泌抑制薬・脱水・酸素マスクによる口腔内の乾燥の解消のため準備する。

> **注意** 術後は消化機能が回復していないため、飲水は禁止されている。うがい用の吸い飲みの水を誤って飲む可能性がある患者さんには、吸い飲みを手の届くところに置かないようにする。

術後に使用する医療機器の準備

必要物品

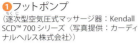

① フットポンプ
（逐次型空気圧式マッサージ器：Kendall SCD™ 700 シリーズ〈写真提供：カーディナルヘルス株式会社〉）
② 輸液ポンプ
③ 心電図モニタ
　（④ SpO_2 プローブ、
　⑤ ディスポーザブル電極、
　⑥ 非観血的血圧測定用マンシェット）
⑦ 点滴スタンド

---

① 心電図モニタ、輸液ポンプを取り付けた点滴スタンドを患者さんのベッド移動の際にじゃまにならない場所に準備しておく。

根拠 手術侵襲による細胞外液の喪失や電解質バランスの異常を補うため、術中から**輸液管理**が行われる。術後も水分出納や電解質バランスを補正するため、引き続き輸液管理が必要となるため、点滴スタンドは必ず準備しておく。

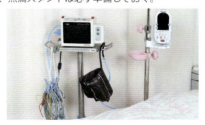

② 患者さんが帰室した後、すぐに心電計を装着できるように心電図モニタには電極をつけておく。SpO_2 プローブとマンシェットも準備しておく。

根拠 **異常の早期発見**のためにも状態が安定するまでは**心電図モニタによるモニタリングが必要**である。

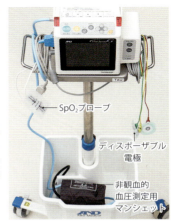

SpO_2 プローブ
ディスポーザブル電極
非観血的血圧測定用マンシェット

> **注意** SpO_2 プローブには、指先を挟み込むタイプと、テープで巻きつけるタイプがある。挟み込みタイプは体動で外れやすく、圧迫が強いため患者さんに苦痛が生じることがある。長時間のモニタリングではテープタイプを準備する。

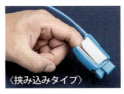 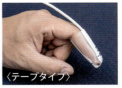

〈挟み込みタイプ〉　〈テープタイプ〉

③ フットポンプをベッドのフットボードに取り付けておく。
根拠 深部静脈血栓症（**P.92表1**参照）予防のため。

> **注意** フットポンプのスリーブ（足に巻く部分）は手術中に装着して、そのまま帰室することが多い。そのため、ベッドサイドに新しいスリーブを準備する必要はほぼない。

4 術直後

手術直後のチューブ類、ドレーンの取り扱い

手術直後の患者さんの状態※

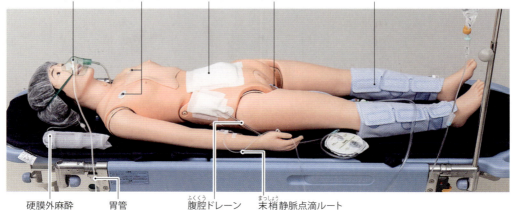

酸素マスク　心電図の電極　手術創　膀胱留置カテーテル　フットポンプのスリーブ

硬膜外麻酔　胃管　腹腔ドレーン　末梢静脈点滴ルート

※ここでは患者さんの状態が理解しやすいように、衣服を着用していない。

必要物品
1. 紐
2. 布テープ
3. 安全ピン
4. ガーゼ（皮膚保護用）
5. ホスピタルクリップ

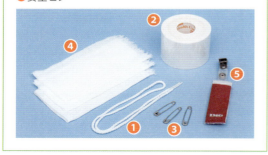

① ベッドサイドに紐でドレナージバッグを吊り下げる。
根拠 胃管は胃の内容物を排出する目的で挿入されているため、**胃より低い位置に設置する**。

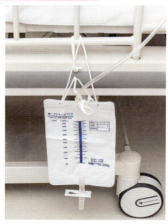

② 硬膜外麻酔のインフューザーボトルを、布テープと安全ピン、ホスピタルクリップなどを使用して寝衣に固定する。
根拠 硬膜外麻酔のチューブは糸のように細くテープで皮膚に固定されているだけなので、寝衣に固定することで**体動によって引っ張られるリスクを減らす**。

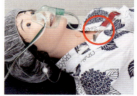 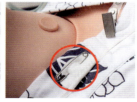

③ ドレーンを**最低2か所以上**布テープで皮膚に固定する。ドレーンを布テープで皮膚に固定する際に**ドレーンが直接皮膚に当たらないようにガーゼなどで保護**する。
根拠 万が一引っ張られても、2か所以上で固定することでドレーンの刺入部への負荷を軽減できる。また、ドレーンが直接皮膚に接触すると、発赤や皮膚剥離を引き起こすリスクがある。

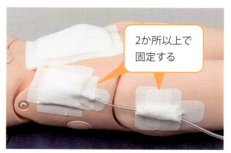

2か所以上で固定する

ガーゼ交換の準備

- 創部がガーゼで保護されている場合は、帰室後に創部観察のためにガーゼを交換する。
- 開放式ドレーン挿入中でも、滲出液の性状や量の確認のためガーゼを交換する。
- フィルム材などの被覆材で創部を保護している場合は、医師の指示がない限り交換しない。
- ドレーン類は皮膚に直接当たらないよう保護し、事故抜去を防ぐため再固定するなど整理する。

必要物品はトレーなどにまとめ、患者さんのベッド移動を妨げない場所に準備する。

必要物品

1. ガーゼ（8つ折り、4つ折り）
2. Yガーゼ
3. 外科用当てパッド
4. イソジン綿棒
5. 鑷子（せっし）
6. プラスチックグローブ
7. ビニール袋（ゴミ袋）
8. テープ

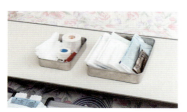
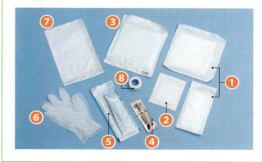

看護計画立案のポイントと根拠

ここでは、全身麻酔の術後の患者さんの看護計画立案のポイントを、**術後ベッドの準備**に特化して説明します。

表1 全身麻酔で手術を受けた患者さんの術後ベッドの準備の看護計画

気道閉塞を起こさない

術後のベッドには**枕を準備しない**。いつでも吸引できるよう、**吸引器と必要物品をベッドサイドに準備**する。患者さんが痰を喀出しやすいように、**ガーグルベイスンやティッシュペーパーを手の届く場所に準備**する。

根拠 手術直後の患者さんは麻酔薬や筋弛緩薬の残存、気管内チューブの刺激により気道閉塞を起こしやすい。枕を使用すると気道閉塞を誘発する体位になりやすく、分泌物や痰による気道閉塞が呼吸停止を引き起こすリスクがある。

深部静脈血栓症を起こさない

間欠的空気圧迫法を術中から手術後も継続できるよう、**ベッドサイドにフットポンプを準備**する。

根拠 患者さんは手術中の同一体位や術後の安静、疼痛（とうつう）により体動が困難となる。このため、下肢（かし）の筋肉が動かず血液がうっ滞しやすくなる。さらに、術中の出血により血液凝固能（ぎょうこのう）が亢進（こうしん）し、深部静脈血栓が形成されやすい状態である。血栓が血流に乗り肺動脈を閉塞させると、肺血栓塞栓症（はいけっせんそくせんしょう）を引き起こし突然死に至ることもある。歩行可能になるまではフットポンプを使用して、血液のうっ滞を防ぐ。

術後出血を起こさない

術後出血の徴候を早期に発見するため、**ベッドサイドに心電図モニタを準備**する。閉鎖式ドレーンの場合、皮膚に固定するための**布テープ**、**皮膚保護用のガーゼ**、バッグ部分を固定する**紐**や**安全ピン**、**ホスピタルクリップを用意**する。また、吐物や滲出液、出血によるシーツの汚染を防ぐため、**汚染が予測される箇所に防水シーツを敷く**。汚染があった際、患者さんの体動を最小限に抑えて交換を容易にしておく。

根拠 手術直後の患者さんの異常を早期発見するためには頻回の観察が必要だが、常時ベッドサイドで観察することは困難であるため、心電図モニタを使用して観察を補う。また、ドレーンの物理的刺激で術後出血が起こる危険があるため、刺入部に力がかからないよう固定する。さらに、体動でドレーンが動くと刺激となり出血を引き起こす可能性があるため、シーツ交換を最小限に抑える工夫が必要である。

低体温を起こさない

患者さんが手術室から帰室する前に**電気毛布などでベッドを温め**、掛け布団を用意する。

根拠 低体温はさまざまな合併症を引き起こすため、あらかじめベッドを温めて低体温を防ぐ必要がある。

＜参考文献＞
1. 池上徹, 髙橋則子 編：系統看護学講座 別巻 臨床外科看護総論 第12版. 医学書院, 東京, 2023.
2. 雄西智恵美, 秋元典子 編著：周手術期看護論 第3版. ヌーヴェルヒロカワ, 東京, 2014.
3. 竹内登美子 編著：講義から実習へ 高齢者と成人の周手術期看護3 開腹術／腹腔鏡下術後を受ける患者の看護 第3版. 医歯薬出版, 東京, 2000.

3 必要な看護の知識

ムーアの分類

- 手術侵襲を受けた患者さんには多様な**生体反応**が現れます。
- ムーアはこれらの生体反応を手術侵襲からの回復過程として4つの相に分類しました（**図1**）。術後に急激に起こる生体反応が正常か異常かを判断するには、**ムーアの分類を理解する**ことが重要です。

図 1 ムーアの分類

	第1相	第2相	第3相	第4相
	傷害期（または異化期）	**転換期**	**筋力回復期**（または同化期）	**脂肪蓄積期**
	術後から数日間（2〜4日間）	術後3日前後に始まり、1〜2日間持続する	術後1週間前後から始まり、術後2〜5週間持続	術後数か月継続
生体反応の特徴	● 神経・内分泌系の反応が中心 ● ノルアドレナリン・アドレナリン、副腎皮質刺激ホルモン、コルチゾール（糖質コルチコイド）、抗利尿ホルモン（ADH*）、成長ホルモン、レニン・アンジオテンシン・アルドステロン、グルカゴンの分泌促進 ● アドレナリンの分泌により、心拍数・心収縮力が増加し、循環血液量が維持される ● ノルアドレナリンの分泌により、血管は収縮し、血圧は維持される ● ADHとアルドステロンの分泌増加で水とNa*の再吸収が促進され、尿量が減少する ● グルカゴンの分泌により、グリコーゲンのグルコースへの分解が促進する。筋タンパク質や体脂肪が分解され糖新生が亢進する	● 神経・内分泌反応が鎮静化に向かい、水・電解質平衡が正常化していく ● ADHやアルドステロンによってサードスペースに貯留していた水分が体循環系へ戻り、Naと過剰な水分は尿として排出される	● タンパク質代謝が同化傾向となり、筋タンパク質量が回復する ● 日常生活の正常化	● 筋タンパク質の合成が進み、脂肪が蓄積される ● 女性では月経が再開するなど性機能の正常化
臨床症状	● 体温上昇 ● 腸蠕動停止または微弱 ● 循環血液量の不足 ● 体重減少 ● 頻脈 ● 疼痛 ● 血糖上昇 ● 活動性の低下 ● サードスペースへの水分貯留 ● 無関心 ● 尿量減少 ● 無欲求	● 体温の正常化 ● 脈拍の正常化 ● 尿量の増加 ● 腸蠕動の回復 ● 排ガス ● 疼痛の軽減 ● 周囲への関心が出る	● バイタルサインの安定 ● 活動性の回復 ● 食欲の回復 ● 筋肉量の回復 ● 便通の正常化	● 脂肪蓄積による体重の増加 ● 体力の回復 ● 月経の再開（女性）
創の状態	● 術創の疼痛あり ● 創部の癒合は弱く、糸を切れば容易に離開	● 術創部痛は消失 ● 創部は癒合	● 術創部痛は完全に消失 ● 赤色瘢痕	● 白色瘢痕

＊【ADH】antidiuretic hormone
＊【Na】natrium：ナトリウム

池上徹，髙橋則子 編：系統看護学講座 別巻 臨床外科看護総論 第12版. 医学書院，東京，2023；18-19. を参考に作成

おもな術後合併症（帰室直後）

表 1　おもな術後合併症

	原因など	観察装置
麻酔覚醒遅延	● 麻酔薬や筋弛緩薬の残存、鎮痛薬や鎮静薬の使用、低体温、低血糖・高血糖、電解質異常、高二酸化炭素血症、低酸素血症などが原因で麻酔からの覚醒が遅くなる ● 気管内チューブ抜去後も覚醒遅延が続くと**呼吸抑制のリスク**が高まる	● 心電図モニタ（呼吸波形） ● SpO₂モニタ
呼吸器合併症：気道閉塞	● 麻酔薬・筋弛緩薬の残存の影響で、気道内分泌物の貯留や舌根沈下が起こり、気道閉塞を引き起こす ● 気管内チューブの挿入や抜管による物理的刺激で、声門浮腫、反回神経麻痺、咽頭けいれん、咽頭浮腫が生じやすく、気道閉塞のリスクが高い ● 気道閉塞による呼吸停止は、生命の危機につながる	● 心電図モニタ（呼吸波形） ● SpO₂モニタ
急性循環不全＝ショック	● 出血や脱水による循環血液量の減少で末梢血管が虚脱し、血圧が低下する（**循環血液量減少性ショック**） ● 心筋梗塞、心タンポナーデ、重篤な不整脈などにより心拍出量が減少し、血流が全身に行きわたらなくなる（**心原性ショック**）	● 自動血圧計 ● 心電図モニタ ● SpO₂モニタ ● 膀胱留置カテーテル
低体温	● 全身麻酔により体温中枢が抑制され、また術中は筋肉が動かず熱が産生されないため体温が低下する。さらに、低温の手術室、冷たい輸液・輸血、開腹手術で臓器が外気にさらされることで熱が奪われ**低体温**を起こしやすい ● 体温が32〜35℃の軽度低体温になると骨格筋が戦慄（**シバリング**）し、熱を産生しようとする ● シバリングが起こると酸素消費量が増大し、低酸素血症の原因となる。低体温が進行すると感覚鈍麻や昏睡、呼吸停止、心停止を引き起こす ● 低体温は血液凝固能を低下させ、出血リスクを高める	● 自動血圧計 ● 心電図モニタ ● SpO₂モニタ
術後出血	● 手術中の止血が不十分な場合や血管の結紮糸が外れることで生じる ● 創部やドレーンの排液での出血量・性状を観察する ● **100mL/時を超える排液**がある場合は医師に報告する ● 出血量が多い場合、出血性ショックのリスクが高くなる	● 創部ドレーン ● 胃管 ● 創部ドレッシング ● 自動血圧計 ● 心電図モニタ ● SpO₂モニタ
低酸素血症	● 麻酔薬や筋弛緩薬の残存、鎮静薬の使用による**低換気**、肺胞虚脱（**無気肺**）、**術後疼痛**、術中の出血による**ヘモグロビン量低下**が原因で、酸素が十分に取り込めず低酸素血症を起こしやすい ● 低酸素血症は**創傷治癒を遅らせる**原因となる	● 心電図モニタ（呼吸波形） ● SpO₂モニタ

（P.92につづく）

(表1つづき)

	原因など	観察装置
低血圧	●麻酔薬の残存による**末梢血管抵抗の減少**、術中・術後の出血、サードスペースへの水分移行（手術侵襲で血管透過性が亢進し、**細胞内・血管内以外の場所に水分がたまる現象**）が原因で循環血液量が減少し低血圧を起こしやすい	●自動血圧計 ●心電図モニタ
高血圧	●高血圧症の既往がある場合、降圧薬の離脱症状、高二酸化炭素血症、低酸素血症、頭蓋内圧亢進、疼痛、過剰な輸液、戦慄（シバリング）などが原因で高血圧を起こしやすい	●自動血圧計 ●心電図モニタ ●心電図モニタ（呼吸波形） ●SpO_2モニタ
不整脈	●β遮断薬の使用、麻酔薬や筋弛緩薬の残存、心筋虚血、低体温、低酸素血症、アシドーシス、循環血液量の減少、電解質バランスの異常、術後交感神経活動の亢進、疼痛、不安などが原因で不整脈を起こしやすい	●自動血圧計 ●心電図モニタ
深部静脈血栓症（肺血栓塞栓症）	●術中は全身麻酔により下肢の運動が制限される。術後は安静臥床や疼痛で下肢の筋肉を動かす機会が減り、血液がうっ滞して**血栓が形成されやすくなる** ●また、手術で損傷した静脈壁を修復する過程で血液凝固能が亢進し、術後は深部静脈血栓症を発症しやすい	——

深部静脈血栓症は、モニタリング機器では観察できません。そのため、看護師が定期的に患者さんを直接観察する必要があります

ワンポイント

術後に摂取カロリーが抑えられているのはなぜ？

　手術の前日の患者さんは禁飲食となり、手術当日も食事をしていません。消化器系の手術では、術後すぐには食事を摂ることもできません。手術で身体にできた創を治すためには栄養も必要です。では、点滴のカロリーはどれくらいでしょうか？
　術後によく目にする細胞外液補充液（等張液）ヴィーン®F輸液はゼロカロリーです。でもこれでいいんです。

　人間の身体は**手術侵襲を受けると高血糖になる**ことがわかっています。高血糖状態のところに高カロリーの点滴を投与したら、さらに血糖値を上昇させることになります。高血糖の状態は術後の創傷治癒の妨げとなります。そのような理由から術後の患者さんの**摂取カロリーは抑えられています**。

4 術直後（術当日）の観察項目とポイント

術直後（術当日）の患者さんの状態

手術直後の患者さんは、麻酔薬や筋弛緩薬の残存による舌根沈下や気道内分泌物の貯留により、**気道閉塞**を起こしやすい状態です。また、麻酔から覚醒すると**創痛**やドレーン・チューブによる**苦痛**が現れ、その疼痛刺激が交感神経を興奮させ、不整脈や高血圧などの**循環不全**を引き起こす原因になります。

また、術後出血を起こしやすい状態のため高血圧は出血を助長します。一方で麻酔薬の残存や術中の出血、サードスペース（下記「知りたいなぜ？」参照）への水分移行により循環血液量が減少し、**低血圧**になる可能性もあります。

術直後は**低体温**になりやすく、低体温による**戦慄（シバリング）**が酸素消費量を増加させ、**低酸素血症**を引き起こします。また、呼吸状態の悪化や疼痛、術中出血によるヘモグロビン低下も低酸素血症の原因になります。さらに、疼痛やドレーン・チューブによって体動が制限され、術中から同一体位が続くことが多い状態です。

サードスペースとは

手術や外傷などの侵襲により、水分やナトリウムが細胞外へ漏出し、間質に移動して形成される空間をサードスペースといいます（下図）。このスペースに貯留した体液は循環維持のための体液として利用できません。術後2～3日でリンパ系を通じて血管内に戻り、最終的に尿として排出されます。そのため、手術直後から術後1日目までは尿量が減少し、術後2～3日目には尿量が増加します。

▼体液とサードスペースの関係の模式図

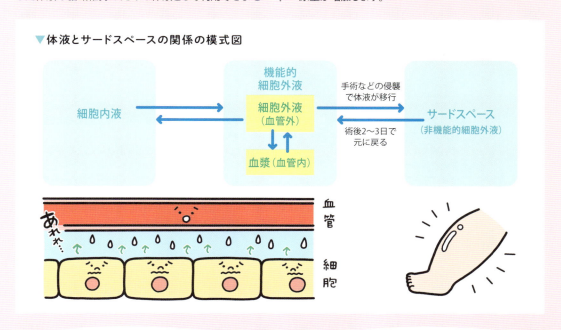

項目	観察ポイント	ケアのポイント	経過でみるポイント
急性循環不全	● 循環血液量減少性ショック、心原性ショックを起こしていないか ● 高血圧、低血圧、不整脈（徐脈、頻脈、期外収縮） ● 体温、脈拍（数、緊張、リズム）、血圧、出血、ドレーンの排液量・性状、輸液量、時間尿量、末梢循環、皮膚の色・温度 ● 急性腎障害を起こしていないか（P.95「急性腎障害」を参照） ● 術中の出血量や脈拍、血圧などの循環に関する情報 ● 赤血球数（RBC*）、ヘモグロビン（Hb*）、ヘマトクリット（Ht*） ● 心電図モニタ（術後24時間程度はモニタリングする）	● 疼痛の程度を確認し、痛みが強くなる前に鎮痛薬を使用して疼痛コントロールを行う（P.95「急性疼痛」を参照） ● 輸液は指示された量と速度で適切に投与する ● 体位変換時は血圧の急変を防ぐため、ゆっくりと体幹を支えながら行う ● 末梢冷感が強い場合は寝具の追加や工夫で保温を行う	● 術前から不安や緊張、不眠があり、さらに術前検査がストレスとなっている ● 術直後は麻酔から覚醒して疼痛が強まり、交感神経が優位になる。この結果、カテコールアミンの分泌増加やレニン・アンジオテンシン・アルドステロン系の賦活化が起こり、**血管収縮**や**心拍数の増加**を引き起こし、循環不全の原因となる ● ムーアの第1相では、手術により細胞外液が**サードスペース**に移行し、循環血漿量が減少する。これにより腎血流量が減少し、**尿量が減少**する。術中から術後1日目までは尿量が急激に変動する
術後出血	● 創部ドレーンの排液の量・性状 ● 頻脈、血圧低下、皮膚の色、顔色（顔面蒼白）など ● 創部からの出血の有無	● ドレーンは最低2か所を皮膚にしっかり固定する ● 移動や体位変換時にドレーンが引っ張られないよう注意する ● 疼痛は血圧を上昇させ、出血のリスクを高めるため、疼痛の程度を確認し、痛みが強くなる前に鎮痛薬を使用して適切に疼痛を管理する	● 術直後から術後24時間は特に術後出血が起こりやすい ● バイタルサインは患者さんの負担にならない範囲でこまめに測定し、血圧や脈拍の変化があればすぐに報告する。術前に抗血栓薬を内服していたり血液凝固能に異常がある患者さんは特に注意が必要である ● ドレーンの挿入先を確認し、正常な排液の量や性状を事前に把握しておき、異常を早期に発見する ● 術直後のドレーン排液は**血性が強い**が、時間の経過とともに**淡血性**、**淡々血性**となり、排液量も減少する ● ドレーンから血性排液が急増した場合、**術後出血**を疑う。患者さんのベッドサイドを訪れる際には必ず排液量と性状を確認し、出血量を把握する
呼吸器合併症：気道閉塞 （麻酔薬残存、筋弛緩薬の使用による気道閉塞）	● 呼吸をしているか ● 呼吸回数、呼吸のリズムや深さ、咽頭部の呼吸音、いびき様の呼吸、喘鳴があるか ● 呼吸音の術前の状態との比較、呼吸音に左右差、減弱や消失部位があるかなど ● SpO₂が急激に下がる場合は、舌根沈下や痰、分泌物の貯留による気道閉塞を疑う	● 枕を使用せず、気道を確保しやすい姿勢で臥床させる ● 痰を排出しやすいように、ティッシュペーパーを患者さんの手の届く範囲に置く ● 創部で痰を排出できない場合は、創部を押さえながら排痰法を行う ● 痰の貯留が著しい場合は、吸引器を使用する	● 術後の呼吸器合併症は多岐にわたり、特に術直後は**気道閉塞**のリスクが高い ● 気道閉塞は短時間で呼吸困難を引き起こし、生命を危険にさらす。そのため、術直後で麻酔の影響が残る間は頻回に患者さんのベッドサイドを訪れ、呼吸状態を観察する

＊【RBC】red blood cell
＊【Hb】hemoglobin
＊【Ht】hematocrit

項目	観察ポイント	ケアのポイント	経過でみるポイント
急性疼痛	● 患者さんの表情や血圧などを観察し、痛みをがまんしていないか判断する	● 痛み止めを使用できることを説明する ● 不安や不快、恐怖が疼痛を増強させるため、安楽な療養環境に整える。また、手術が終了したことや痛みをがまんする必要がないことを説明し、安心感を与える援助を行う	● 術前に痛みとその鎮痛方法を説明することで、患者さんは痛みに対して適切なイメージをもつことができる ● 術後疼痛は、麻酔から覚醒すると増強し、**術後12～24時間で最も強く**なり、術後第2～3病日では断続的な痛みに変わる[1] ● この時期は最も痛みが強いため、適切な疼痛コントロールが重要となる
急性腎障害	● 1時間ごとの尿量。尿量のめやすは1～1.5mL/kg体重/時 ● 尿量が0.5mL/kg体重/時以下では急性腎障害のリスクが高まる ● 血液検査データ（血液生化学検査、血清尿素窒素［BUN*］、クレアチニン［Cr*］） ● 血圧や脈拍を測定し急性循環不全を起こしていないかを確認する（**P.94**「急性循環不全」を参照）	● 輸液は指示された量と速度を守って投与する ● 疼痛は急性循環不全を引き起こし、それが急性腎障害の原因となることがある。そのため、疼痛の程度を確認し、痛みが強くなる前に鎮痛薬を使用して適切に疼痛を管理する（同表「急性疼痛」を参照）。 ● 体位変換は急性循環不全を引き起こす可能性があるため、ゆっくりと体幹を支えながら慎重に行う。急性循環不全は急性腎障害を引き起こす原因にもなる	● ムーアの分類の第1相では、手術により細胞外液がサードスペースに移行し、循環血漿量が減少する。この結果、血管収縮が起こり、腎血流量と尿量が低下する。これはムーアの分類の第1相に起こる生体反応であり、**乏尿期**ともよばれている。しかし、医師が指示した最低限の尿量が確保できない場合、急性腎障害のリスクが高まる ● 輸液量と1時間あたりの尿量を観察し、異常があれば速やかに報告する
深部静脈血栓症（肺血栓塞栓症）	● 足関節を背屈したときに腓腹部に痛みがあるか（**ホーマンズ徴候**、**P.114**参照） ● 下腿にマンシェットを巻き加圧したときに痛みがあるか（**ローエンベルグ徴候**、**P.114**参照） ● 静脈に沿って発赤、腫脹、熱感、疼痛、発熱などの深部血栓性静脈炎が起こっていないか ● 左右の下肢の周囲径を比較して1cm以上の差がないか	● 弾性ストッキングを正しく着用させる ● フットポンプやカーフポンプを用いた**間欠的空気圧迫法**を行う ● 下肢の底屈・背屈運動を自主的に行うよう促す ● 上記の運動が困難な場合は、足首からふくらはぎに向けて血液を搾り出すようマッサージを行う ● 脱水予防のため、指示された量の輸液が適切に行われているかを管理する	● 術後は血液凝固能の亢進、術中からの長時間の同一体位、術後の疼痛やドレーンによる体動制限が重なり、深部静脈血栓症が発生しやすい時期にある ● 肺血栓塞栓症は**初回歩行時**に発生しやすいため、歩行開始前から血栓予防のケアを徹底し、観察を行う。血栓が疑われる場合はすぐに報告する

4 術直後

＊【BUN】blood urea nitrogen
＊【Cr】creatinine

＜引用・参考文献＞
1. 鎌倉やよい，深田順子：周術期の臨床判断を磨く I 手術侵襲と生体反応から導く看護 第2版．医学書院，東京，2023；135．

観察アセスメント、ケアと根拠

　術後は異常の早期発見が重要です。**表1**のポイントを中心に観察・アセスメントを行い、異常の早期発見に努めましょう。

表 1 　全身麻酔で手術を受けた患者さんの術後の観察アセスメント、ケアと根拠

観察ポイント	ケアと根拠
呼吸状態 ●呼吸をしているか ●呼吸回数、呼吸のパターン、リズム、呼吸音を観察し、術前の状態と比較して異常がないか確認する ●チアノーゼの有無、皮膚の色を観察し、皮膚の温度を直接手で触れて確認し、末梢酸素供給量が低下していないか確認する ●痰が排出できているか、その量や性状を確認する ●SpO$_2$の値や、動脈血ガス分析の値を確認する	●いびき様の呼吸や喘鳴などの気道閉塞の徴候がみられた場合は、**気道確保**を行う。頭部後屈顎先挙上や下顎挙上による気道確保のほか、**エアウェイの挿入**などを行う 根拠 気道を確保することで呼吸状態を改善させる ●戦慄（シバリング）が生じた場合は**保温**する 根拠 シバリングを改善することで酸素消費量を減少させられる ●疼痛が原因で痰の排出が困難な場合は、**痛みの少ない排出方法**を検討する（**P.37**参照）。必要に応じて口腔内や気管内の吸引を実施する。痰の粘稠度が高い場合は医師に報告し、吸入や肺理学療法など**排痰を促進する処置**を検討する 根拠 貯留した痰は呼吸を妨げるため、酸素投与を増やしても血中酸素濃度は改善しない。酸素化を図るためには、まず痰の排出が必要である ●SpO$_2$や動脈血ガス分析の値に変動が生じている場合は、**深呼吸**を促す 根拠 腹部の創があると疼痛で深呼吸が困難になることがある。浅い呼吸が続くと肺胞虚脱が生じ、ガス交換が十分に行えなくなる
循環 ●低血圧・高血圧・不整脈・急性循環不全が起こっていないか、血圧、脈拍数、脈の緊張、脈のリズム、体温、尿量（1時間当たり）、尿比重、出血の有無、ドレーンの排液量と性状、輸液量、輸血量、疼痛の有無、心電図、中心静脈圧、血液検査データ、電解質バランスなどを観察する ●末梢循環の状態を観察するために末梢の皮膚の色、温度、湿潤を観察する	●低血圧・高血圧・不整脈・急性循環不全が生じた場合は速やかに医師に報告する ●**疼痛コントロールや不安緩和のケアを実施する** 根拠 術中・術後の出血や輸液によって循環血液量が変動しやすく、不安や疼痛が頻脈や血圧の低下・上昇を引き起こす。そのため、体液バランスの管理と同時に疼痛コントロールや精神的ケアが必要である
術後出血 ●手術直後から**術後24時間は術後出血のリスクが高い**。術前に抗血栓薬を内服していた患者さんでは特に気をつける必要がある ●ドレーンからの排液量、排液の色、性状を観察する ●開放式ドレーンの場合はガーゼに付着した排液を観察する。さらに、ガーゼの重さを測定し排液量を把握する ●バイタルサインを測定し頻脈や血圧低下、低体温が起こっていないか、意識状態に変化はないか確認する	●閉鎖式ドレーンは寝衣やベッド柵にしっかり固定する ●血性の排液で量が急激に増加した場合は、術後出血を疑い速やかに医師に報告する ●患者さんを移動させる際は、体動を最小限にする ●術後の低体温を防ぐため、電気毛布などを使用して患者さんが帰室する前にベッドを温めておく ●血圧上昇による出血を防ぐため、痛みをがまんさせないよう適切に疼痛コントロールを行う 根拠 術後出血のおもな原因は、手術中の血管損傷や不完全な止血操作だが、ドレーンが引っ張られることや患者さんの体動でドレーンが動くことによる刺激も出血を引き起こす。また、血圧上昇は出血を助長し、術後の低体温は血液凝固能を低下させて出血量を増加させる要因となる
深部静脈血栓症（P.52、P.111参照） ●以下の症状がある場合は、深部静脈血栓症を起こしている可能性が高い ▶下肢の腓骨や足背を5秒以上圧迫したときに左右のどちらかの下肢だけに圧痕が残る ▶足関節を背屈させたときに腓腹部に痛みが現れる（**ホーマンズ徴候**） ▶下肢に血圧計のマンシェットを巻いて圧を加えると60〜150mmHgで痛みが現れる（**ローエンベルグ徴候**） ▶左右の下肢の太さに1cm以上の差がある ▶急激に下肢が腫れ、皮膚が赤や紫色に変化する	●手術直前から患者さんのサイズに適した弾性ストッキングを正しく着用させる ●手術中から術後もフットポンプによる**間欠的空気圧迫法**を継続する ●患者さんに痛みを与えない範囲で、足首からふくらはぎにかけて血液を搾り出すようにマッサージを行う ●可能であれば患者さんに足首の底屈・背屈運動を促す 根拠 手術中は患者さんが長時間同一体位をとり、術後も臥床安静や疼痛により歩行が困難である。歩行すると下肢の筋肉のポンプ作用により血液のうっ滞を防ぐが、術中から術後にかけてこの機能が低下する。そのため、下肢の筋肉を動かすケアを行うことで深部静脈血栓症を予防する

PICK UP 5 写真でわかる！周術期の患者ケアに役立つ看護技術

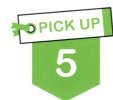

酸素療法

酸素療法は実施中の観察が重要

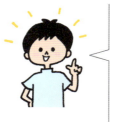

酸素療法は、一見簡単な治療法にみえますが、**鼻カニューレやマスクの特性、使用法**を知らなければ適切に酸素が供給できません。不適切な使用は、患者さんへの**酸素供給不足につながり**、命にかかわる危険を招きます。また、酸素ガスは誤った取り扱いによって**爆発などの重大な事故**を引き起こす可能性があります。根拠を理解し、適切にケアを行うことが重要です。ここでは、酸素療法に必要な物品やその実際の手順について学びましょう。

基本知識

酸素療法とは

私たちが普段吸っている空気の酸素濃度は約21%です。酸素療法とは、**空気より高濃度の酸素を吸入し、低酸素血症の改善などを図る治療法**です。酸素は医薬品ですので、**医師の指示のもと**に実施します。

酸素療法の目的と適応

酸素療法の目的は、**吸入する酸素の濃度を上げて組織への酸素供給を改善する**ことです。救急の現場では、一般的にSpO_2 94%（≒PaO_2*75Torr*）未満が酸素投与の適応となります。また**外科の手術中や麻酔後の回復期**なども適応になります。一方、かつては酸素療法の適応とされてきた低酸素血症のない心筋梗塞や急性冠症候群、脳卒中、妊婦などには過剰な酸素投与が、むしろ有害になる可能性があると指摘されています[1]。

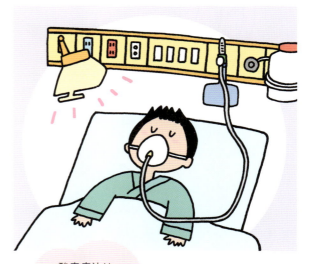

酸素療法は患者さんの命綱です。正しい方法で正しい量の酸素が吸入できているかを確認することが重要です

*【PaO_2】arterial O_2 pressure：動脈血酸素分圧
*【Torr】1Torr=1mmHg

4 術直後

酸素療法に必要なもの

酸素療法には、**酸素供給装置**、**酸素流量計**、**加湿器**、**酸素吸入器具**の4つが必要です。これらが組み合わされた一体型の器具もあります。医師の指示の範囲内で、患者さんの状況に応じて適切なものを選びましょう。

酸素供給装置

酸素供給装置とは、**酸素の供給源**のことをいいます。

酸素供給装置には、「**中央配管方式**（セントラルパイピング方式）」と「**酸素ボンベ方式**」があります。

表1 中央配管方式と酸素ボンベ方式

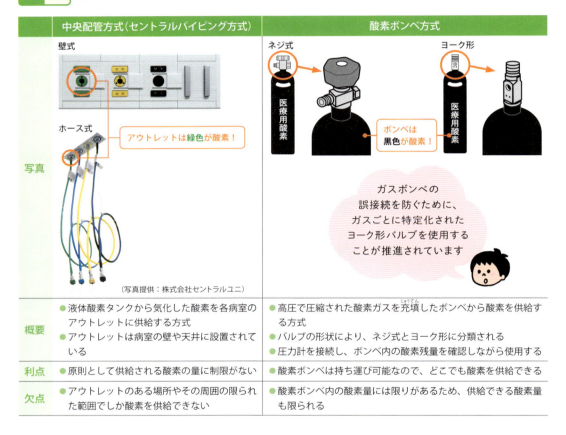

	中央配管方式（セントラルパイピング方式）	酸素ボンベ方式
概要	● 液体酸素タンクから気化した酸素を各病室のアウトレットに供給する方式 ● アウトレットは病室の壁や天井に設置されている	● 高圧で圧縮された酸素ガスを充填したボンベから酸素を供給する方式 ● バルブの形状により、ネジ式とヨーク形に分類される ● 圧力計を接続し、ボンベ内の酸素残量を確認しながら使用する
利点	● 原則として供給される酸素の量に制限がない	● 酸素ボンベは持ち運び可能なので、どこでも酸素を供給できる
欠点	● アウトレットのある場所やその周囲の限られた範囲でしか酸素を供給できない	● 酸素ボンベ内の酸素量には限りがあるため、供給できる酸素量も限られる

酸素流量計

酸素流量計は、アウトレットや酸素ボンベの圧力計に接続し、酸素の流量を調整する器具です。酸素の流量は、**1分間に流出する酸素量**で表され、例えば1L/分（まいふんいちりっとる）と表記します。

流量の調整方法には**フロート式**と**ダイアル式**があります。フロート式では、**フロートと目線を水平に合わせて**流量を設定します。**ボール型**はボールの中央、**コマ型**はコマの上端の目盛りを読み取ります。

酸素ボンベや酸素流量計はていねいに扱い、落としてしまうなど強い衝撃が加わらないように注意しましょう

表 2 酸素流量計の種類

通常の酸素流量計		微量酸素流量計
大気圧式	**恒圧式**	● 2L/分以下の流量で使用する流量計 ● 1目盛りが0.1L/分で、通常の酸素流量計よりも目盛りが細かく区切られている ● 酸素流量を細かく調整する必要がある場合に使用する
● 流量計内部の圧力が大気圧（0.1MPa）と等しいため、**大気圧式**とよぶ ● 低流量器具でのみ使用する 根拠 高流量器具で使用すると酸素流量計に高流量器具からの抵抗圧がかかり、フロートが下がり正確な流量が得られなくなるため	● 流量計内部の圧力が中央配管から酸素が送られる圧力と等しい（0.35～0.45MPa）ため、**恒圧式**とよぶ ● 低流量器具、高流量器具の両方で使用できる ● 使用後はアウトレットから外しておく必要がある 根拠 アウトレットに接続したままにすると、流量計に高い圧力（0.35～0.45MPa）がかかったままとなり、流量計が損傷する可能性があるため 恒圧式の酸素流量計には0.4MPaと表示されています	

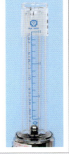 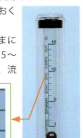 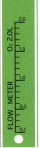

表 3 酸素流量計の流量の合わせかた

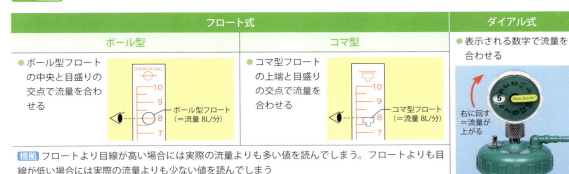

フロート式		ダイアル式
ボール型	**コマ型**	● 表示される数字で流量を合わせる
● ボール型フロートの中央と目盛りの交点で流量を合わせる	● コマ型フロートの上端と目盛りの交点で流量を合わせる	

根拠 フロートより目線が高い場合には実際の流量よりも多い値を読んでしまう。フロートよりも目線が低い場合には実際の流量よりも少ない値を読んでしまう

加湿器

　中央配管方式でも酸素ボンベ方式でも、供給される**酸素の湿度は0%**です。湿度が不足した酸素を吸入すると、**気道表面の水分が奪われ**、痰の粘稠度が増して**喀出が困難**になったり、気道表面が乾燥して**気道内損傷**を起こす可能性があります。これを防ぐため、**加湿器で酸素を加湿**します。加湿には滅菌蒸留水を使用します。

　鼻カニューレでは**3L/分以下**、ベンチュリマスクでは**酸素濃度40%までは加湿は必要ない**[2]とされています。しかし、口腔や鼻腔、咽頭の乾燥や不快感には個人差があるため、患者さんの不快感や症状に応じて加湿を検討します。

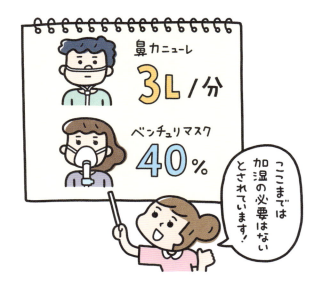

酸素吸入器具

酸素吸入器具には**低流量器具**と**高流量器具**があります。成人の1回換気量（1回の呼吸で肺に出入りする空気量）は約500mLで、吸気時間は約1秒です。**1秒間で500mLを吸うと1分間に30Lの流量が必要**となるため、これを基準に「低流量」または「高流量」と分類します。

酸素供給装置が供給する酸素濃度は**約100%**ですが、**患者さんが吸入する酸素濃度**（F_IO_2＊）は状況により大きく変化します。これは、酸素吸入器具から流れる酸素（100%酸素）に加え、患者さんが**室内の空気（21%酸素）**をいっしょに吸い込むことが原因です。

酸素吸入器具からの気体の流量が患者さんの1回換気量を上回る場合、F_IO_2は低下しません。一方、流量が1回換気量を下回るとF_IO_2は低下します。高流量器具では**1回換気量を超える流量を供給できる**ため、**F_IO_2の低下が起こりにくく**、安定した酸素濃度を供給できます。

＊【F_IO_2】fraction of inspired oxygen：吸入酸素濃度

表4 低流量器具と高流量器具

☺：酸素（O_2：100%）　☹：室内空気（O_2：21%）

低流量器具

低流量器具の特徴
- 供給される酸素流量が患者さんの**1回換気量より少ない**ため、1回換気量が減少すると吸入酸素濃度（F_IO_2）は上昇し、増加するとF_IO_2は低下する
- F_IO_2が1回換気量の影響を受けるため、**酸素濃度の正確な管理が不要な患者さん**に適している

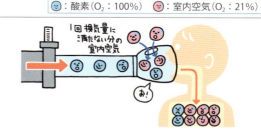

1回換気量が少ない場合
- 室内の空気を取り込む量が少ないのでF_IO_2は上昇する

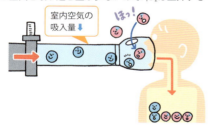

1回換気量が多い場合
- 室内の空気を取り込む量が増加するのでF_IO_2は低下する

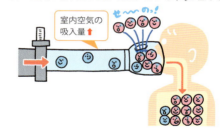

高流量器具

高流量器具の特徴
- ベンチュリー効果を利用して**1回換気量よりも流量の大きい**ガスを供給できる
- ガスの流量よりも1回換気量が少ない場合には吸入酸素濃度（F_IO_2）は一定であるが、ガスの流量よりも1回換気量が多くなった場合にはF_IO_2は低下する
- 低流量器具に比べて、**より安定した濃度の酸素が供給される**

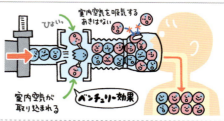

1回換気量が少ない場合
- 酸素吸入器具から供給されるガスが1回換気量よりも多いので、室内の空気は取り込まれない。よって、F_IO_2は変化しない

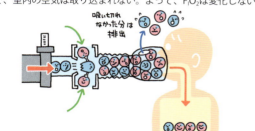

1回換気量が多い場合
- 1回換気量が多くなっても、酸素吸入器具から供給されるガスが1回換気量よりも多い場合にはF_IO_2は変化しない

※ただし、酸素吸入器具から供給されるガスよりも1回換気量が多くなった場合には、室内の空気が取り込まれるので、F_IO_2は低下する。

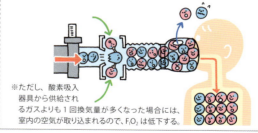

道又元裕，露木菜緒：酸素療法．医療情報科学研究所 編，看護がみえる vol.2 臨床看護技術．メディックメディア，東京，2018：208-209．より一部改変して転載

表 5 　酸素吸入器具（低流量器具）の種類と特徴

名称	写真	特徴	酸素濃度範囲[3]	酸素流量範囲[3]
鼻カニューレ	アトム酸素鼻孔カニューラ OX-20（アトムメディカル株式会社）	●カニューレの先端を鼻孔に挿入して、カニューレを両耳にかけて使用する ●装着中も会話や飲食が可能 ●鼻汁などで鼻腔が閉塞している場合、口呼吸の場合は酸素を吸入できない ●鼻腔が乾燥しやすい ●6L/分を超える酸素流量での使用では、鼻腔粘膜の乾燥が強くなったり、それ以上のF_IO_2の上昇があまり期待できないので推奨されない	24〜44% （患者さんの1回換気量に依存して増減する）	1〜6L/分
酸素マスク	酸素フェースマスク（アトムメディカル株式会社）	●マスクで鼻と口を覆い、ゴムバンドで顔に固定して使用する ●口呼吸でも鼻呼吸でも酸素を吸入できる ●マスクで顔が覆われるため不快感や閉塞感を感じる場合がある ●装着により患者さんの声が聞き取りにくくなる ●飲食の妨げになる	40〜60% （患者さんの1回換気量に依存して増減する）	5〜8L/分
オープンフェースマスク	マスクに大きな開口部がある オープンフェースマスク（アトムメディカル株式会社）	●マスクで鼻と口を覆い、ゴムバンドで顔に固定して使用する ●口呼吸でも鼻呼吸でも酸素を吸入できる ●マスクに大きな開口部があり、不快感や閉塞感を感じにくい ●開口部により、呼気中の二酸化炭素の再吸入量が酸素マスクより少ない ●飲食の妨げになる	40〜60% （患者さんの1回換気量に依存して増減する）	3〜10L/分
リザーバー付き酸素マスク	リザーバー 酸素フェースマスク リザーバーバッグ付（アトムメディカル株式会社）	●マスクで鼻と口を覆い、ゴムバンドで顔に固定して使用する ●リザーバーとよばれる袋に酸素がたまり、これを吸入することで高濃度の酸素を吸入できる	60〜90%以上 （患者さんの1回換気量に依存して増減する）	6〜10L/分

4
術直後

表6 酸素吸入器具（高流量器具）の例

名称	写真	特徴	酸素濃度範囲
ベンチュリマスク	オキシジェンマスク アキュロックス型（エム・シー・メディカル株式会社）／ダイリューター／余分なガスを排出するために大きな穴があいている	● マスクで鼻と口を覆い、ゴムバンドで顔に固定して使用する ● 患者の1回換気量に左右されず安定した酸素を吸入させることができる ● ダイリューターとよばれるコマを交換して酸素濃度を設定できる ● ベンチュリー効果を利用するため音が大きい	24、28、31、35、40、50% （製品によって設定できる酸素濃度は異なる）

設定酸素濃度ごとに推奨酸素流量が決められています。これ以下の流量にしてしまうと設定濃度の酸素を患者さんに投与できなくなります

写真でわかる 手技と根拠

酸素吸入器具の装着方法と皮膚トラブルへの対処法

　酸素吸入器具は、患者さんが**適切に酸素を吸入できるよう、正しく装着する**必要があります。装着方法を誤ると、酸素を吸入できないだけでなく、命にかかわる重大なトラブルにつながります。また、酸素療法を受ける患者さんは酸素吸入器具を**24時間**

装着する必要があるため、器具と皮膚の接触部分で**皮膚トラブル**が起こりやすくなります。ここでは、酸素吸入器具の正しい装着方法、皮膚トラブルの好発部位、および対処法について解説します。

鼻カニューレ型酸素吸入器具の装着方法

アトム酸素鼻孔カニューラ OX-20の場合
（アトムメディカル株式会社）

各部の名称

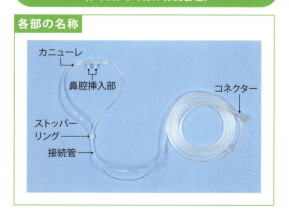

カニューレ／鼻腔挿入部／ストッパーリング／接続管／コネクター

① コネクターを酸素が流れている酸素流量計に接続する。接続時はコネクター部分を持って接続する。
根拠 酸素が流れている流量計に接続することで、患者さんへの酸素供給が途絶えずに済むため。

② カニューレの鼻腔挿入部の裏表を確認し、鼻腔挿入部が患者さんの鼻腔内に軽く入る位置で保持する。このとき、鼻中隔や鼻腔内壁に接触しないよう注意する。
根拠 鼻腔挿入部が鼻中隔や鼻腔内壁に接触すると、皮膚損傷の原因になるため。

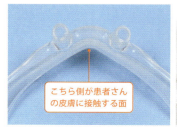

こちら側が患者さんの皮膚に接触する面

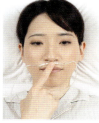

③ チューブを両耳にかけ、チューブを頬（ほほ）から顎（あご）に這わせる。

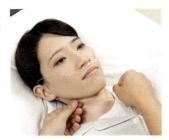

④ ストッパーリングを移動させ、チューブが耳から外れないように固定位置を調整する。このとき、鼻腔挿入部が鼻部に強く接触していないか、チューブが耳部に強く接触していないか確認する（装着後の写真はP.101参照）。
根拠 皮膚に強く接触すると皮膚トラブルの原因となるため。

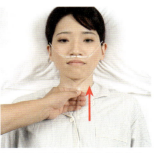

皮膚トラブルの好発部位

カニューレやチューブの接触する鼻の下や両耳の上部分に起こりやすい。

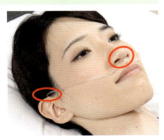

鼻カニューレ型酸素吸入器具による皮膚トラブルへの対処法

カニューレの接触部位に発赤などの皮膚トラブルがみられた場合には、厚みのある**皮膚保護材**を使用して接触や圧迫を防ぐ。

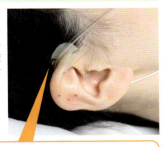

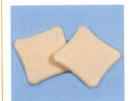
● 圧迫や摩擦を軽減するためにはクッション性のある皮膚保護材を用いる

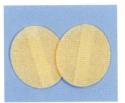
● 摩擦を軽減するためには、クッション性のない皮膚保護材を用いてもよい

マスク型酸素吸入器具の装着方法

酸素フェースマスクの場合
（アトムメディカル株式会社）

各部の名称

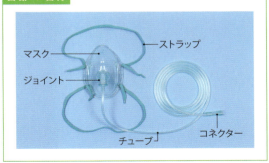
マスク／ジョイント／ストラップ／チューブ／コネクター

① マスクのサイズが患者さんに合っているか確認する。患者さんの顎がマスクの顎部にフィットするように装着したときにマスク上端が患者さんの両目の目頭を結ぶ線上に位置すれば、サイズは適切である。
根拠 サイズが合わないと、適切に酸素を吸入できないため。

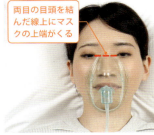
両目の目頭を結んだ線上にマスクの上端がくる

② コネクターを酸素が流れている酸素流量計に接続する。接続時はコネクター部分を持って接続する。
根拠 酸素が流れている流量計に接続することで、患者さんへの酸素供給が途絶えずに済むため。

③ マスクを顔に当て、患者さんの顎とマスクの顎部がぴったり合うようにする。

④ ストラップを後頭部にかけ、マスクの縁と患者さんの皮膚の間に隙間がないか確認する（装着後の写真はP.101を参照）。
根拠 マスクの縁と皮膚の間に隙間があると、室内の空気を取り込む量が増えて吸入酸素濃度が低下するため。

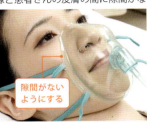
隙間がないようにする

4 術直後

103

皮膚トラブルの好発部位

鼻根部やマスク周囲の接触部分、両耳の上部分に起こりやすい。

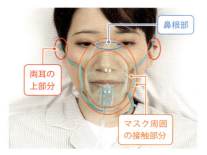

マスク型酸素吸入器具による皮膚トラブルへの対処法

マスクの接触部位に発赤などの皮膚トラブルがみられた場合には厚みのある皮膚保護材を使用して圧迫を防ぐ。

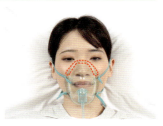

耳部に皮膚トラブルが生じた場合、耳部にストラップが当たらないよう調整するか、ストラップの代わりに弾性包帯など面積が広く圧のかかりにくい素材のものを使用する。

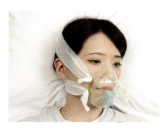

中央配管方式（セントラルパイピング方式）での酸素療法

必要物品

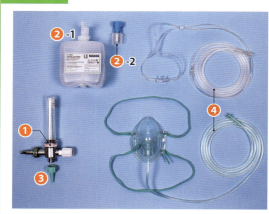

❶酸素流量計
〈加湿する場合〉
❷-1 滅菌蒸留水入り加湿ボトル
❷-2 接続アダプター
〈加湿しない場合〉
❸ニップルナットアダプター
❹酸素吸入器具（鼻カニューレや酸素マスクなど）

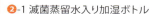

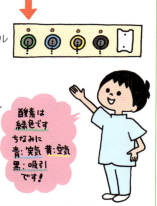

酸素は緑色です
ちなみに
青：空気、黄：空気
黒：吸引
です！

加湿する場合

① 滅菌蒸留水入り加湿ボトルに接続アダプターをねじ込んで取り付ける。このとき、**強く締めすぎないようにする**。
根拠 強く締めすぎると加湿ボトルのねじ山が破損し、加湿ボトルから酸素が漏れ出す場合があるため。

② 接続アダプターに酸素流量計をねじ込んで取り付ける。このとき、**酸素流量計の流量設定が0または閉じていることを確認する**。
根拠 酸素流量計が閉じていないと、酸素流量計をアウトレットに接続した際に急激な酸素の流入が起こり機器が破損する場合があるため。

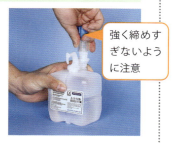

強く締めすぎないように注意

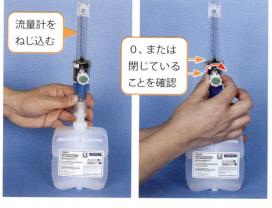

流量計をねじ込む

0、または閉じていることを確認

③ 滅菌蒸留水入り加湿ボトル上部のトリガーに正面から指をかけ、手前のほうへ半円を描くように引き上げて容器本体より切り離し、酸素出口が開口したことを確認する。このとき、**トリガーをねじり回して切り離さない**。また、**酸素出口に指が触れないように注意する**。

根拠 トリガーをねじり回すと酸素出口が閉塞したり、十分に開口しない場合があるため。また、酸素出口に指が触れると、滅菌蒸留水入り加湿ボトル内の滅菌蒸留水が汚染されてしまうため。

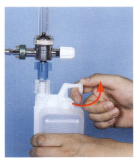
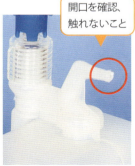

開口を確認、触れないこと

④ 酸素流量計をアウトレットに接続する。**酸素流量計は床面に対し垂直になるように設置する**。

根拠 酸素流量計が床面に対し垂直になっていない場合、フロートが正確な酸素流量を指し示さないため。さらに、滅菌蒸留水入り加湿ボトルから酸素吸入器具に滅菌蒸留水が流れ出る場合があるため。

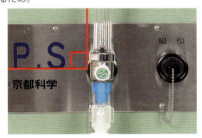

⑤ 酸素吸入器具を酸素出口に確実に接続する。このとき、**接続部に指が触れないように**注意する。

根拠 酸素出口や接続部に指が触れると、滅菌蒸留水入り加湿ボトル内の滅菌蒸留水が汚染されてしまうため。

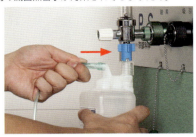

⑥ 酸素流量計のつまみを回して酸素を流出させ、酸素吸入器具のチューブなどを閉塞させるとボトル内圧が上昇する。35kPa以上になると**アラーム（笛のような高い音）が鳴る**。アラームが鳴らない場合は、器具を交換する。

根拠 アラームは酸素吸入器具の閉塞などの異常を知らせるためのもので、アラームが鳴らない場合には器具の不良が考えられるため。

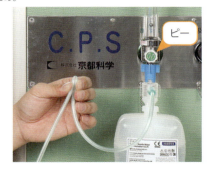

ピー

⑦ 医師の指示を確認し、酸素流量計のつまみを回して酸素流量を設定する（流量の合わせかたは**P.99**を参照）。

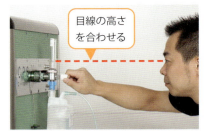

目線の高さを合わせる

⑧ 酸素吸入器具に**手をかざして酸素の流出を確認する**。または、酸素吸入器具のチューブを**一時的に屈曲させて**から開放し、「プシュッ」と音が鳴ることを確認する。

根拠 患者さんに供給するための酸素が器具から確実に流出していることを確かめるため。

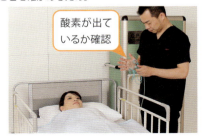

酸素が出ているか確認

⑨ 酸素吸入器具を患者さんに装着する。

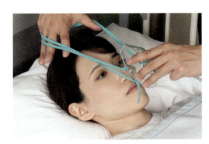

加湿しない場合

① 酸素流量計にニップルナットアダプターを接続する。

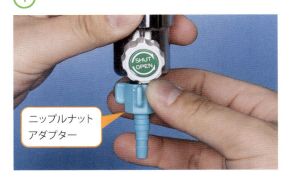

ニップルナットアダプター

② **酸素流量計の流量設定が0または閉じていることを確認し**、酸素流量計をアウトレットに接続する。
根拠 酸素流量計が閉じていないと、酸素流量計をアウトレットに接続した際に急激な酸素の流入が起こり機器が破損する場合があるため。

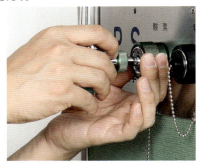

③ **酸素流量計は床面に対し垂直になるように**設置する。
根拠 酸素流量計が床面に対し垂直になっていない場合、フロートが正確な酸素流量を指し示さないため。

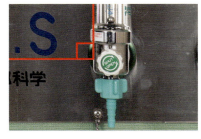

④ 酸素吸入器具を酸素流量計に確実に接続する。

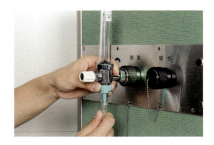

⑤ 医師の指示を確認し、酸素流量計のつまみを回して酸素流量を設定する（流量の合わせかたは**P.99**を参照）。

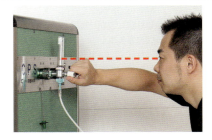

⑥ 酸素吸入器具に**手をかざして酸素の流出を確認する**。または、酸素吸入器具のチューブを**一時的に屈曲させてから開放し、「プシュッ」と音が鳴ることを確認する**。
根拠 患者さんに供給するための酸素が器具から確実に流出していることを確かめるため。

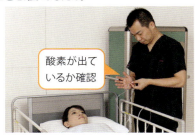

酸素が出ているか確認

⑦ 酸素吸入器具を患者さんに装着する。

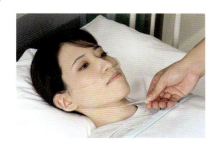

酸素療法終了時の手技

① 呼吸状態や全身状態を観察し、異常がないことを確認する。
② 患者さんから酸素吸入器具を外す。
③ 酸素流量計のつまみを回して酸素を止める。
④ 酸素療法終了後にも呼吸状態や全身状態の変化を観察し、異常がないことを確認する。
⑤ 酸素療法を終了した時間と呼吸状態、全身状態について記録する。
⑥ 酸素療法終了後に呼吸状態や全身状態に異常がないことを確認できたら、器具を片付ける。酸素流量計は消毒用アルコールタオル等で拭き、使い捨ての酸素吸入器具などは所定の方法で廃棄する。

酸素ボンベ方式での酸素療法

必要物品
1. 酸素ボンベ ❷架台 ❺酸素吸入器具（鼻カニューレや酸素マスクなど）
3. 圧力計付き酸素流量計
4. ニップルナットアダプター

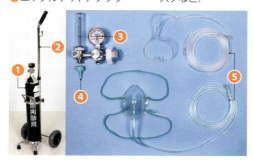

① 酸素ボンベの口金付近に**ゴミがないことを確認する**。
根拠 ゴミがある状態で急激な圧力上昇が起こると、発火や爆発のおそれがあるため。

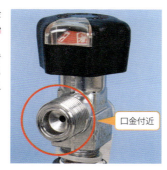

② 圧力計付き酸素流量計の**流量設定が0または閉じていることを確認**する。ニップルナットアダプターを接続した圧力計付き酸素流量計を酸素ボンベに取り付ける。酸素流量計は床面に対し**垂直に取り付ける**。
根拠 酸素流量計が閉じていないと、酸素流量計をアウトレットに接続した際に急激な酸素の流入が起こり機器が破損する場合がある。酸素流量計が床面に対し垂直になっていない場合、フロートが正確な酸素流量を指し示さないため。

③ 圧力計付き酸素流量計を締め付け、確実に固定する。

しっかりと接続する

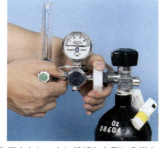

④ 酸素ボンベのバルブを**静かにゆっくりと開ける**。バルブは一度全開にした後に**半回転分戻す**[4]。
根拠 バルブを急に全開にすると急激な圧力の上昇によって発火や爆発のおそれがあるため。バルブを全開にした後に半回転分戻すことで、酸素ボンベが空になって酸素の噴出音がない場合にもバルブの回転方向を間違えることがなくなる。

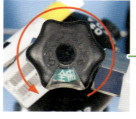 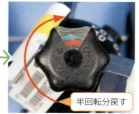

半回転分戻す

⑤ 酸素の漏れる音がないことを確認し、圧力計で**酸素の残量を確認する**。使用可能時間が30分未満の酸素ボンベは使用せず、新しい酸素ボンベを選択する。
根拠 酸素ボンベ内の酸素量には限りがあるので、使用前に残量を確認して酸素療法の中断を防ぐ。

酸素の残量を確認

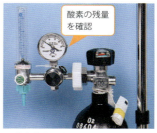

酸素ボンベの残量計算方法
- **圧力計の表示がkgf/cm²の場合**
  ボンベ内の酸素残量(L) ＝
  酸素ボンベの内容積(L)×圧力計の数値(kgf/cm²)
- **圧力計の表示がMPaの場合**
  ボンベ内の酸素残量(L) ＝
  酸素ボンベの内容積(L)×圧力計の数値(MPa)×10

酸素ボンベの**使用可能量計算方法**
使用可能量(L)＝ボンベ内の酸素残量(L)×0.8[※]

酸素ボンベの**使用可能時間の計算方法**
使用可能時間(分)＝
ボンベの使用可能量(L)÷指示された酸素の流量(L/分)

※ 0.8は安全係数。

⑥ 医師の指示を確認し、酸素流量計のつまみを回して酸素流量を設定する。

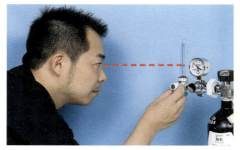

4 術直後

⑦ 酸素流量計の噴出口から酸素が流出していることを確認する。

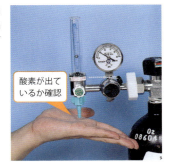
酸素が出ているか確認

⑧ 酸素吸入器具を酸素流量計に確実に接続する。

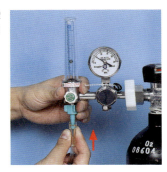

酸素ボンベ方式での酸素療法の後片付け
❶ 呼吸状態や全身状態を観察し、異常がないことを確認する。
❷ 患者さんから酸素吸入器具を外す。
❸ 酸素流量計は閉じずに、酸素ボンベのバルブを閉じる。
❹ 酸素流量計を閉じる。
❺ 酸素ボンベを所定の位置に戻す。
❻ 酸素ボンベを使用した時間と呼吸状態、全身状態について記録する。

根拠 上記❸と❹を逆の順番で行った場合（酸素流量計を閉じてから酸素ボンベのバルブを閉じた場合）、酸素ボンベのバルブが閉じているにもかかわらず圧力計の表示が0とならない。そのため、次回使用時に「圧力計が0ではないので、酸素のバルブは開いているはず」と思い込んで酸素投与を開始してしまうおそれがある。その結果、圧力計や流量計内に残ったわずかな酸素が流出するのみで酸素の供給が止まってしまい、患者さんに必要な酸素が供給されなくなってしまう。

酸素ボンベ保管時の注意点
● 周囲に火気、もしくは引火の可能性のある場所を酸素ボンベの保存場所に選ばない。
● 高温な場所は避け、40℃以下の場所で保管する。
● 倒れないように架台に立てて固定する。

酸素ボンベの持ち運びかた[5]

架台がある場合
● 架台に酸素ボンベをしっかり固定する。架台は斜めにして保持者の進行方向側で保持し、進路に危険な箇所がないか安全確認をしながら、ゆっくりと押して進む。

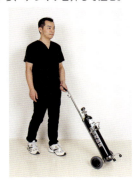

架台がない場合
● 架台がない場合には酸素ボンベを直接持って運ぶ。このとき酸素ボンベのバルブを持ったり、圧力計や酸素流量計に手をかけて運ぶとバルブや圧力計、酸素流量計に不要な力が加わり破損などの原因となるので、酸素ボンベの口金部より下の部分を把持するようにする。

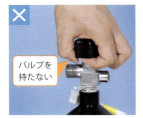
バルブを持たない

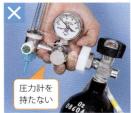
圧力計を持たない

圧力計あり

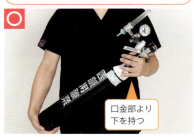
口金部より下を持つ

圧力計なし

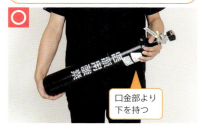
口金部より下を持つ

観察アセスメント、ケアと根拠

表 7 酸素療法中の観察ポイント

観察ポイント	根拠とケア
呼吸状態・全身状態	● 患者さんの呼吸状態や全身状態は、酸素療法中だけでなく酸素療法開始前にも観察する 根拠 酸素療法開始前と酸素療法中の状態を比較することで酸素療法の効果をアセスメントすることができる
呼吸困難などの自覚症状	● バイタルサイン、SpO_2、呼吸パターン（呼吸回数、呼吸のリズム、呼吸の深さ）、呼吸音、チアノーゼの有無、動脈血ガス分析のデータなどを観察する ● 呼吸困難、酸素マスク、鼻カニューレによる違和感や苦痛がないか問診する 根拠 患者さんの自覚症状がなくても数値で異常を発見するため、または数値が正常であっても患者さんに苦痛があれば改善が必要であるため
酸素吸入による副作用（表8）	● CO_2ナルコーシス、酸素中毒、無気肺、未熟児網膜症などの有無を観察する 根拠 酸素療法で使用する酸素は薬剤と同様に副作用があり観察が必要なため
指示された酸素流量が供給されているか	● 酸素流量は、訪室時やケア前後に必ず確認する 根拠 何らかの原因で酸素流量計のつまみが動いてしまうと、容易に流量が変わってしまうため ケア 酸素流量計と酸素チューブの接続部が確実に接続されているか、緩みはないかを確認する。鼻カニューレや酸素マスクに手をかざし、酸素が流れていることを確認する。さらに、指示された酸素流量とフロートの示している酸素流量が一致しているかを確認する
チューブの屈曲や閉塞はないか	● 酸素チューブが何かに挟まって閉塞したり、患者さんの体の下になって押しつぶされていないかを確認する 根拠 チューブは柔らかい素材でできており、つぶれたり屈曲すると閉塞してしまう。チューブが閉塞すると酸素が患者さんに供給されない
加湿ボトルの水量は適切か	● 滅菌蒸留水の量が適正範囲内かどうかを確認する。水の量が少ない場合でも追加注入しない 根拠 水の量が少ないと十分な加湿が得られない。水を追加注入すると微生物の混入により感染源となることがある ケア 加湿ボトルの水量が適正範囲から逸脱した際は、新しい加湿ボトルに交換する。同一の加湿ボトルを使い続けることによって感染源となることもあるため、使い終わった加湿ボトルは廃棄する
酸素吸入器具の圧迫による皮膚トラブルは起こっていないか	● マスクやチューブが接触している耳介や鼻腔の皮膚の状態を観察する 根拠 耳介や鼻腔では、マスクのストラップやチューブの接触・圧迫による皮膚トラブルが起こりやすいため ケア ストラップを幅の広いものに交換したり、接触・圧迫部位に厚みのあるドレッシング材を使用するとよい（P.102～104を参照）
酸素吸入器具は清潔か	● 痰や鼻汁などによる汚染がみられたら酸素吸入器具を交換する 根拠 痰や鼻汁が付着している場合には感染の原因となる。特に酸素吸入器具は口や鼻に接触して汚染しやすいため、清潔かどうかを観察して必要時交換する
（酸素ボンベ使用中）酸素の残量は十分か	● 酸素ボンベ使用開始前には酸素ボンベの残量が十分かを確認する ● 酸素ボンベ使用中も定期的に残量確認をする 根拠 酸素流量の変更や想定よりも使用時間が長くなった場合には酸素の供給が止まってしまうおそれがある

表 8 酸素吸入による副作用

CO_2ナルコーシス	酸素中毒	無気肺	未熟児網膜症
● 通常呼吸は血中の二酸化炭素分圧で調節されているが、COPD*などの疾患で二酸化炭素分圧の高い状態が続いている患者さんでは、呼吸の調整は酸素分圧によって支配されている ● 酸素分圧によって呼吸が調節されている患者さんに高濃度の酸素を投与すると、呼吸抑制や、呼吸停止が起こる。これをCO_2ナルコーシスという	● 高濃度の酸素を長時間吸入すると、活性酸素が増加して炎症性の肺障害を起こすことがある。これを酸素中毒という ● 呼吸困難などのほかに、胸骨下の不快感、悪心・嘔吐、四肢の知覚麻痺、疲労などが出現する	● 空気中に約78％含まれている窒素には肺胞の虚脱を予防するはたらきがある ● 高濃度の酸素療法によって吸入する窒素量が減少すると、肺胞虚脱が起こり無気肺を生じることがある ● 肺音を聴取し、肺音の減弱などがないかを観察する	● 高濃度の酸素を未熟児に投与すると網膜の血管の発達が妨げられ、網膜剥離が起こる ● これにより、成長過程で斜視、弱視や近視、最悪の場合には失明に至る

*【COPD】chronic obstructive pulmonary disease：慢性閉塞性肺疾患

看護計画立案のポイントと根拠

表 9　酸素療法中の患者さんの看護計画のポイントと根拠

呼吸が楽な状態で過ごすことができる

根拠　呼吸困難はADL*低下やQOL*の低下の原因になる。そのため、呼吸困難やチアノーゼの有無やSpO₂を観察し、異常がある場合にはその原因となる動作などを特定し、より安楽に動作できるよう指導する。

鼻腔や口腔内の乾燥を起こさない

根拠　酸素療法中は鼻腔や口腔内の乾燥が起こりやすいので、加湿していない場合は加湿器の使用を検討する。口腔内の乾燥には口腔ケアや含嗽（がんそう）の援助を行う。

皮膚トラブルを起こさず酸素療法を受けることができる

根拠　酸素療法が長期間になると、チューブやストラップによって顔の皮膚が圧迫されて皮膚トラブルが起こりやすくなる。皮膚の発赤など皮膚トラブルの前兆を見逃さないよう観察する。

*【ADL】activities of daily living：日常生活動作
*【QOL】quality of life：生命の質、生活の質

ワンポイント

酸素投与を受けながら歩行もできる！

　全身麻酔から覚醒したばかりの術直後の患者さんは、麻酔薬や筋弛緩薬の残存による呼吸抑制、舌根沈下、気道閉塞に陥りやすい状態です。これは**低酸素血症になりやすい危険な状態にある**ということもできます。

　低酸素血症を予防するために、術直後から、また手術室から病棟やICU*に移動する間も、さらに移動したあとも患者さんには酸素が投与されます。術後数日のうちにSpO₂が医師の目標とする値で安定すると酸素投与は終了します。しかし、なかなか医師が目標とするSpO₂の値に届かない患者さんには、酸素投与が継続されます。

　術後の患者さんにとって、離床は**回復を促進する大切な行動**です。では、酸素投与が継続して必要な患者さんでは、離床はできないことになるでしょうか？　いえいえ、病室内や廊下を歩行する際にも酸素投与が必要な患者さんでも離床はできます。**P.108**の「酸素ボンベの持ち運びかた」をみると、架台を使って酸素ボンベを運んでいます。酸素投与を受けながら病室や廊下を歩行するときは、患者さんが歩行できるように準備をするなかに、酸素ボンベと架台も用意し、中央配管から酸素ボンベに酸素マスクをつなぎかえて、**歩行中も酸素投与が受けられるようにして離床します**。

*【ICU】intensive care unit：集中治療室

<引用・参考文献>
1. 日本呼吸ケア・リハビリテーション学会酸素療法マニュアル作成委員会，日本呼吸器学会肺生理専門委員会 編集：呼吸療法マニュアル．メディカルレビュー社，東京，2017：16．
2. 日本呼吸ケア・リハビリテーション学会酸素療法マニュアル作成委員会，日本呼吸器学会肺生理専門委員会 編集：呼吸療法マニュアル．メディカルレビュー社，東京，2017：35．
3. 日本呼吸ケア・リハビリテーション学会酸素療法マニュアル作成委員会，日本呼吸器学会肺生理専門委員会 編集：呼吸療法マニュアル．メディカルレビュー社，東京，2017：37，39-40，44，51．
4. 尾崎孝平：誌面講義　知ってナットク！　医療ガス取り扱いの「お作法」（Lecture7）ボンベ開栓のお作法：ハンドルはどこまで回して使用する？．呼吸器ケア 2014；12(1)：4-7．
5. 尾崎孝平：誌面講義　知ってナットク！　医療ガス取り扱いの「お作法」（Lecture2）ボンベの運搬とボンベの取り扱い．呼吸器ケア 2013；11(8)：851-855．

深部静脈血栓症（DVT）の予防②：
フットポンプ・カーフポンプ

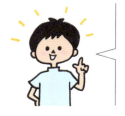

深部静脈血栓症の予防では看護師の役割が重要

深部静脈血栓症（DVT*）の予防法には**理学的予防法**と**薬物学的予防法**があります（**P.52** 参照）。理学的予防法は看護師が積極的にかかわれる予防法です。P.52で解説した弾性ストッキングに続き、ここでは理学的予防法である**間欠的空気圧迫法**の**フットポンプ・カーフポンプ**について学びましょう。

*【DVT】deep vein thrombosis

基本知識

フットポンプ・カーフポンプとは

フットポンプ・カーフポンプは、深部静脈血栓症（DVT）を予防する理学的予防法の1つである**間欠的空気圧迫法**に用いる機器です。下肢に巻いたスリーブに空気を出し入れして圧をかけることで静脈血の還流（かんりゅう）を促し、血液が静脈内にうっ滞するのを防ぎます。

狭い意味では、フットポンプは**足底**（そくてい）を、カーフポンプは**腓腹部（ふくらはぎ）**を圧迫するものを指しますが、広義では間欠的空気圧迫法に使用する機器全般をフットポンプとよびます。

本書で取り上げる機器は、足底やふくらはぎだけでなく**大腿**（だいたい）まで対応しているため、フットポンプ・カーフポンプと区別せず、広義の**フットポンプ**という名称で解説します。

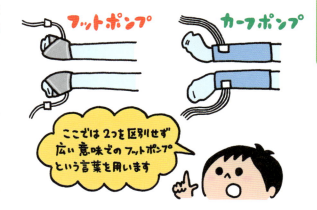

写真でわかる 手技と根拠

ここでは、**P.52**で紹介した弾性ストッキングと並び、DVT予防で重要なフットポンプによる間欠的空気圧迫法を解説します。

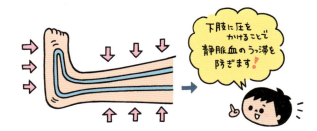

フットポンプによる深部静脈血栓症の予防

フットポンプとスリーブの種類

Kendall SCD™ 700シリーズ（カーディナルヘルス株式会社）

フットポンプのスリーブには**足底タイプ**、**膝丈タイプ**、**大腿丈タイプ**があります。ここでは膝丈タイプと足底タイプについて説明します。

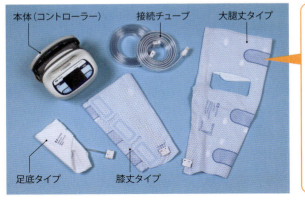

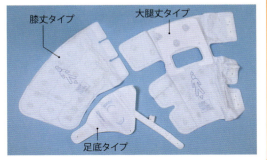

スリーブを開いた状態

採寸・スリーブの選択

スリーブには複数のサイズがあるため、腓腹部（ふくらはぎ）の周囲径を測定し、適切なサイズを選びます。

膝丈スリーブの履かせかた

① スリーブの裏面のイラストを参考にし、上下・裏表を確認する。本製品では、イラストの描かれた面が患者さんの皮膚に接し、イラストの頭の方向が患者さんの頭部と一致するようになっている。

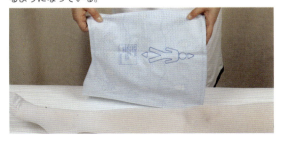

③ 装着後、マジックテープが確実に貼り付いているか、スリーブで腓骨頭（P.115図1）を圧迫していないかを確認する。

根拠 マジックテープが貼り付いていないと、使用中にスリーブが外れる恐れがあるため。スリーブが腓骨頭を圧迫すると、腓骨神経麻痺のリスクがあるため。

期待される効果を得るために正しく装着しましょう

② スリーブを下肢に巻き、上端と下端に看護師の指が**縦に2本入る程度の緩み**をめやすに巻き付けてマジックテープを貼り付ける。

根拠 適度な緩みがないと、適切な圧を下肢に加えられないため。

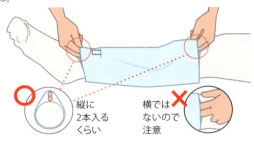

知りたいなぜ？

間欠的空気圧迫法の「間欠的」とは

「間欠的」とは、一定の時間をおいて繰り返すことをいいます。フットポンプは一定の間隔で空気を入れたり抜いたりして、下肢に圧迫を加えています。機器によって付加的な機能があり、下肢の状態に合わせて圧迫の時間を調整したり、スリーブが下肢に適切に装着されていないとアラームで知らせてくれる機能などがあります。

足底スリーブの履かせかた

① スリーブ裏面のイラストを参考にし、患者さんに装着する。

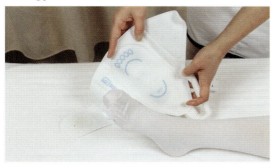

② **スリーブ上端と下端に指が1本入るくらい**の緩みをめやすに巻き付けてマジックテープを貼り付ける。
根拠 適度な緩みがないと、適切な圧を足底に加えられないため。

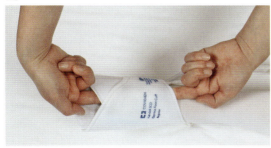

③ かかとのストラップを巻き付け、マジックテープを貼り付ける。

> この機器では、自動でスリーブの種類を検知し、装着しているスリーブの種類がディスプレイに表示されます

本体に接続し電源を入れる

① スリーブとチューブ、チューブと本体を確実に接続する。スイッチを入れる前に、**チューブのねじれや屈曲がないか、チューブが足の下に入っていないか**を確認する。
根拠 チューブにねじれや屈曲があると、機器からスリーブに空気が送られず、適切な圧がかからなくなるため。また、足の下にチューブがあると、皮膚が圧迫されて褥瘡(医療関連機器褥瘡:MDRPU*)などの皮膚トラブルを引き起こす可能性があるため。

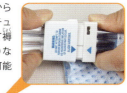

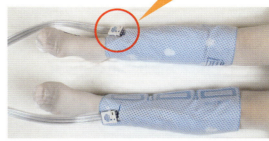

② 本体の電源ボタンを長押しして、電源を入れる。画面が表示され、スリーブが加圧されることを確認する。さらに、スリーブの加圧と圧の開放が繰り返されることを確認する。

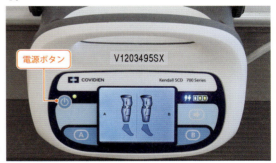

電源ボタン

＊【MDRPU】medical device related pressure ulcer

4 術直後

ワンポイント

何らかの理由で膝丈タイプが片足しか装着できない場合

膝に創があるなど何らかの理由で両側に膝丈タイプのスリーブが装着できない場合、機器によっては**右の写真のように左右に異なる形状のスリーブを使用**することができます。

左右に異なる形状のスリーブを装着してフットポンプを使用する場合、新たな設定が必要であったりアラームが鳴りますが、学生は自分で対処せず、臨床指導者か教員に伝えて指示を仰ぎましょう。

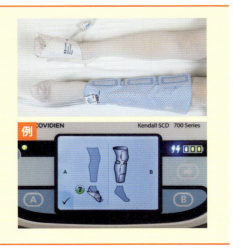

スリーブとチューブの接続の外しかた

スリーブとチューブを外す際は、接続コネクターを両手で持ち、左右にまっすぐ引き離します。

根拠 コネクターをねじると、接続部が破損する可能性があるため。

観察アセスメント、ケアと根拠

DVTを早期発見するための観察ポイント

DVTの**早期発見には日々の観察**が特に重要です。DVTの**3分の2以上は**症状が現れない**無症候性**で、突然肺血栓塞栓症（PTE*）が発症することがあります。

＊【PTE】pulmonary thromboembolism

表1の症状や徴候は必ずこまめに観察し、後述の「看護計画立案のポイントと根拠」を参考に、観察やケアの計画を立てましょう。

表 1 DVTの症状・徴候の観察

症状・徴候	観察のしかた
浮腫	●**両下肢の脛骨**または**足背**を指で**5秒以上圧迫**し、指を離した後に**片側の下肢だけに圧痕が残る**場合はDVTを疑う 根拠 心不全では全身浮腫により両足に浮腫がみられるが、DVTの場合は閉塞した静脈がある片側の足だけに浮腫（圧痕）が生じるため
ホーマンズ徴候	●患者さんを仰臥位または長座位とし、看護師が膝を軽く押さえながら足関節を背屈させる。このとき、**腓腹部（ふくらはぎ）に痛みが現れる**場合はDVTを疑う 根拠 DVTで不完全に閉塞した静脈が、足の背屈運動で完全に閉塞し、急激に静脈還流圧が上昇し痛みを引き起こす 足関節の背屈で痛みがあればDVTを疑います
ローエンベルグ徴候	●患者さんの下腿に血圧計のマンシェットを巻いて加圧する。**60〜150mmHgの圧迫で痛みが現れる**場合はDVTを疑う 根拠 DVTで不完全に閉塞した静脈が、下腿の圧迫で完全に閉塞し、急激に静脈還流圧が上昇し痛みを引き起こす 60〜150mmHgで痛みがあるか
腓腹部の圧迫	●腓腹部を看護師の手で圧迫したときに痛みが現れる場合はDVTを疑う 根拠 DVTで不完全に閉塞した静脈が、下肢の圧迫で完全に閉塞し、急激に静脈還流圧が上昇し痛みを引き起こす
腫脹	●左右の下肢の周囲径（太さ）を測定する。**左右を比較して1cm以上の差がある**場合はDVTを疑う 根拠 DVTで静脈が完全または不完全に閉塞すると、静脈還流が低下し、静脈血のうっ滞による腫脹がみられる
皮膚の変色	●急激に下肢が腫れ、皮膚の色が赤や紫色に変色していく場合はDVTを疑う 根拠 DVTで静脈が閉塞すると、静脈血の流出が妨げられ、動脈血の流入も困難になる。その結果、皮膚が赤や紫色に変色する

注意点とケア①：腓骨神経麻痺・コンパートメント症候群

　弾性ストッキング装着中やフットポンプ使用中は、圧迫による**腓骨神経麻痺**、**コンパートメント症候群**、**皮膚トラブル**に注意が必要です。

腓骨神経麻痺とは

● 腓骨神経が圧迫され続けると、腓骨神経麻痺を起こす。これを防ぐには、**腓骨頭を圧迫しない**ことが重要である。

● 腓骨神経麻痺が起こると、下腿外側から足背、第5趾以外の足趾背側にかけて、**しびれ**や**触った感覚が鈍くなる**などの症状が起こる。また、足の背屈ができなくなる**下垂足**（かすいそく）という症状が起こる。

コンパートメント症候群とは

● 下肢の筋肉は膜状の壁でいくつかの区画に分けられており、これをコンパートメントという。

● 下肢が過度に圧迫されてコンパートメント内部の圧が上昇し循環障害を起こすと、**神経や筋肉に機能障害が起こる**。これをコンパートメント症候群という。

ケア

● 弾性ストッキングは**患者さんに合ったサイズ**を選び、しわなどで部分的に強い圧迫が生じないよう注意する。

● フットポンプは、スリーブ装着時に締め付けすぎず、スリーブと下肢の間に**指が縦に2本入る程度の緩み**（P.112）をもたせる。

図 1　腓骨神経の走行と腓骨神経麻痺

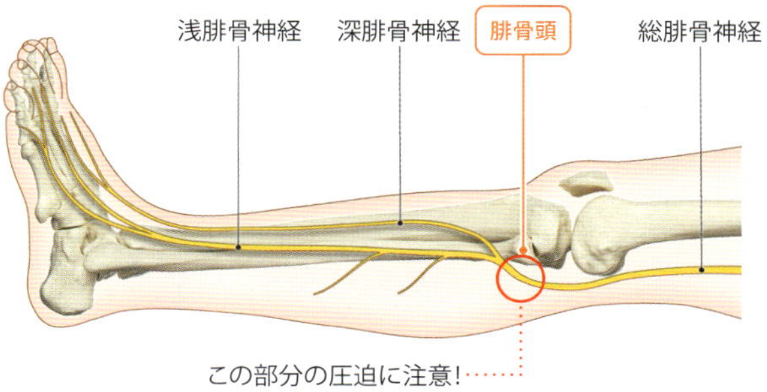

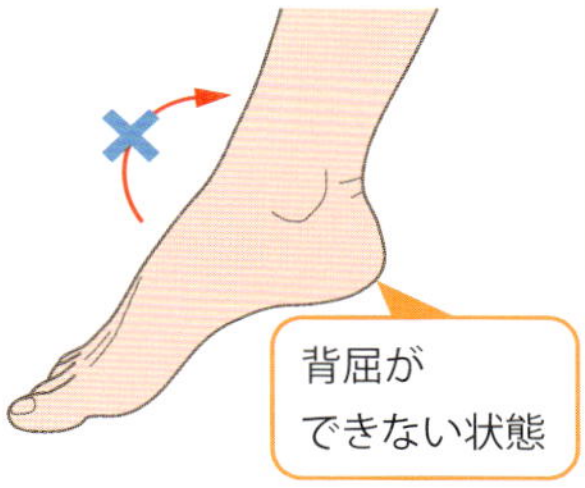

腓骨神経の走行

浅腓骨神経　深腓骨神経　腓骨頭　総腓骨神経

この部分の圧迫に注意！

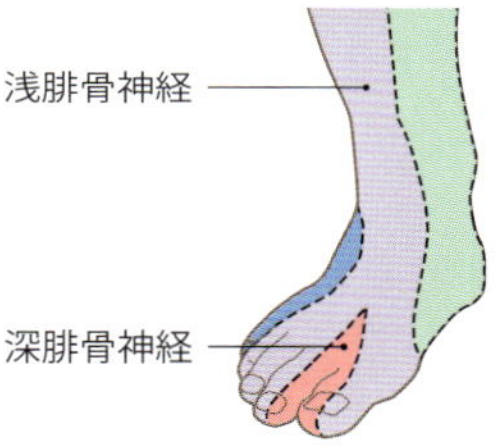

腓骨神経の支配図

浅腓骨神経

深腓骨神経

下垂足

背屈ができない状態

根拠 弾性ストッキングのしわの部分は強い圧迫が加わる。しわが腓骨頭にあると腓骨神経麻痺を引き起こす。また、フットポンプの過度の圧迫はコンパートメント症候群を引き起こす危険がある。

注意点とケア②：皮膚トラブル

皮膚トラブルとは

● 弾性ストッキングやスリーブを装着した下肢の皮膚に、**瘙痒感（かゆみ）**（そうようかん）、**発赤**（ほっせき）、**潰瘍**（かいよう）が生じることがある。また、蒸れによって、においが発生することもある。

ケア

● 弾性ストッキングやフットポンプは24時間継続して使用することが望ましい。ただし、皮膚トラ

ブルの早期発見や皮膚の清潔保持のため、1日に2回程度は**一時的に中断**し、スリーブを外して弾性ストッキングを脱ぎ、皮膚を直接観察し清拭（せいしき）する。**清拭**は観察と清潔保持が同時にできる貴重な機会である。

根拠 頻回の観察が必要な場合もあるが、DVT予防のため、弾性ストッキングや間欠的空気圧迫法の中断は避けるべきである。患者さんへの負担を最小限にし、中断回数を減らすためにも、**必要なケアと観察を同時に行う**ことが望ましい。

看護計画立案のポイントと根拠

表 2　DVT予防の看護計画のポイント

手術前

弾性ストッキングやフットポンプの必要性が理解できる

根拠　患者さんが着用・装着するものをイメージしやすいように説明する。特にストッキングに慣れていない男性には、着用時の不快感を和らげるため、なぜストッキングが必要なのかを理解してもらう。弾性ストッキングの締めつけに苦痛を感じ、術後に「いつまで続くのか」といらだちを訴える患者さんもいるため、着用期間も説明する。また、フットポンプの動作音で睡眠が妨げられる場合があることも説明する。

正しいサイズの弾性ストッキングを着用できる

根拠　弾性ストッキングのサイズが適切でないと十分な効果が得られない。また、サイズが小さい場合は皮膚潰瘍などの皮膚トラブルを引き起こす危険性がある。

手術当日

手術直前から正しく弾性ストッキングを着用できる

根拠　DVT予防のために、手術中から弾性ストッキングを着用する。そのため、手術室へ向かう準備として、眼鏡や義歯を外して、術衣を着用するのと同様に、弾性ストッキングの着用も確認する。

正しく着用できるようにケアしましょう

手術後

肺血栓塞栓症（PTE）を起こさずに早期離床できる

根拠　DVTを予防するためには、可能な限り早期に歩行を開始することが推奨される。しかし、PTEを発症しやすいのは、術後安静後の初回歩行時であるため、このときには患者さんを慎重に観察しつつ離床を進める必要がある。離床前には下肢を観察し、DVTが生じていないことを確認してから離床を開始する。歩行中にはPTEが発症していないか、または発症した場合に速やかに対応できるよう、PTEの症状である"突然の呼吸困難、胸痛、チアノーゼ、咳嗽、SpO₂の急激な低下"を見逃さないことが重要である。

知りたい なぜ？

弾性ストッキングの装着や間欠的空気圧迫法の開始・終了時期

　DVTは術後に発症することが多いとされますが、理学的予防法は**手術中から実施する**ことが望ましいとされています。そのため、病棟から手術室へ移動する時点で、弾性ストッキングを着用します。

　一般的に、離床が進み**歩行が可能になった場合**には、弾性ストッキングや間欠的空気圧迫法は不要となります。

＜参考文献＞
1. 太田覚史 編：特集　ナースが防ぐ！　深部静脈血栓症(DVT). エキスパートナース 2013；29(3)：34-61.
2. 肺血栓塞栓症/深部静脈血栓予防ガイドライン：肺血栓塞栓症および深部静脈血栓症の診断, 治療, 予防に関するガイドライン(2017年改訂版). 2018. https://js-phlebology.jp/wp/wp-content/uploads/2019/03/JCS2017_ito_h.pdf (2024.11.20アクセス)
3. 中村真潮：静脈血栓塞栓症予防のガイドライン. EBNursing 2007；7(3)：298-305.
4. 森知子：静脈血栓塞栓症の予防法 早期離床と下肢の運動. EBNursing 2007；7(3)：306-311.
5. 掛田崇寛, 山勢博彰：静脈血栓塞栓症の予防法 間歇的空気圧迫法. EBNursing 2007；7(3)：320-327.

ドレーン管理①：閉鎖式ドレーン

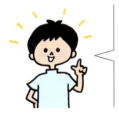

術後のドレーンは多種多様

ドレーンにはさまざまな種類があり、疾病や手術に応じて挿入部位や管理方法が異なります。また、ドレーン挿入の目的も多岐にわたり、これらを正確に理解していなければ、術後の異常を早期に発見できず、患者さんを危険にさらしてしまいます。ここでは、ドレーンの目的、種類、管理方法について説明します。

基本知識

ドレナージとは

感染を防ぎ、あるいは圧を逃す目的で血液、膿、滲出液、消化液、空気などを体外に排出することを**ドレナージ**といいます。ドレナージに使用する管を**ドレーン**といい、その目的は**表1**のように分類されます。

表1　ドレーンの目的

治療的ドレーン	●治療のために体内に貯留した血液、膿、滲出液、消化液などを体外に排出する目的で挿入されているドレーンのこと ●**脳室ドレーン**、**胸腔ドレーン**、**腹腔ドレーン**、**経皮経肝胆管ドレナージ（PTCD*）**、**膿瘍内ドレーン**、**皮下ドレーン**など
予防的ドレーン	●手術後に血液、滲出液、消化液、気体などの貯留が予測される場合に、感染や縫合不全を防止するためにあらかじめ腹腔内や胸腔内に挿入しておくドレーンのこと ●**腹腔ドレーン**、**胸腔ドレーン**、**消化管吻合部ドレーン**、**創部ドレーン**など
情報的ドレーン	●体の表面からは見えないところで、出血、縫合不全、感染などの異常事態が発生した場合にそれを知らせるために挿入されているドレーンのこと ●**消化管吻合部ドレーン**、**手術操作部ドレーン**など

＊【PTCD】percutaneous transhepatic cholangio drainage

図1　腹腔ドレーンのおもな留置位置

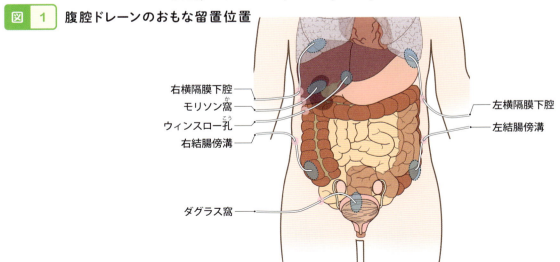

右横隔膜下腔
モリソン窩
ウィンスロー孔
右結腸傍溝
左横隔膜下腔
左結腸傍溝
ダグラス窩

閉鎖式ドレーンとは

ドレーンには、**開放式**、**半開放式**、**閉鎖式**の3種類があります。

ドレーンを滅菌されたチューブで**排液バッグ**につなぎ、排液が外界と接触しないものを**閉鎖式ドレーン**といいます。排液は自然に流出させたり、持続吸引もできます（**表2**）。

閉鎖式ドレーンの利点は、**ドレナージ圧の調整や排液量の計測、排液の性状が観察しやすい、逆行性感染を起こしにくい**、などが挙げられます。

一方、欠点は、**閉塞しやすい、患者さんの動きが制限される、事故抜去のリスクが高い、固定部の皮膚にトラブルが生じやすい**、などが挙げられます。

表2 持続吸引ができる閉鎖式ドレーン

> ここでは種類やしくみの概要を示します。詳細な使用方法は添付文書などを確認しましょう

J-VAC®サクションリザーバー（ジョンソン・エンド・ジョンソン株式会社）

- **目的**[1]：体内に留置したドレーンに接続して、術後、創部の血液、破壊組織、滲出液などの排液を体外に吸引・貯留する。
- **しくみ**
  - ▶リザーバー（スタンダード型）：スプリングの反発力を利用してリザーバー内に陰圧（吸引圧）を生じさせ、術後創部の血液、体液などを吸引する。
  - ▶リザーバー（バルブ型）：容器の弾力性の反発力でリザーバー内に陰圧（吸引圧）を生じさせ、術後創部の血液、体液などを吸引する。

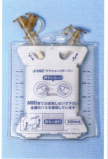
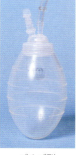

スタンダード型　　バルブ型

SBバック®（SBカワスミ株式会社）

- **目的**[2]：創部の血液、膿、滲出液、消化液、空気などの除去、減圧のために体内に留置したドレナージチューブを通して排出する。
- **しくみ**[2]：ゴム球により吸引ボトル内を陰圧にし、バルーンを膨張させる。バルーンが元に戻るときに生じる吸引圧により、排液を排液ボトル内に吸引する。

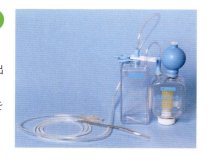

チェスト・ドレーン・バック（SBカワスミ株式会社）

- **目的**[3]：胸腔ドレーンに接続し、胸腔から血液、空気、膿状分泌物を除去する。
- **しくみ**：胸腔ドレーンの接続側から順に排液ボトル、水封室、吸引圧制御ボトルの三連ボトルが並んでいる。最初のボトルに排液を貯留し、次のボトルで胸腔が陰圧になった際に空気が逆流するのを防ぎ、最後のボトルで医師の指示以上の陰圧が胸腔内にかかるのを防ぐ。

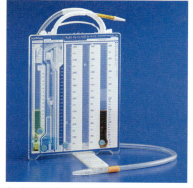

（写真提供：SBカワスミ株式会社）

写真でわかる 手技と根拠

滅菌排液バッグの排液のしかた

排液バッグから排液を回収する前に、前回回収した排液の量と性状をカルテから確認しましょう。前回の情報と比較しながら、排液バッグ内の**排液量**や**性状**を観察し、異常が発生していないかをアセスメントします（**表3**）。

表3 排液前の観察

排液量の確認	排液の性状の観察
●多くの施設では1日1回、排液を回収する時間が決められており、1回の回収量が24時間の排液量となる ●1日に複数回排液を回収する場合は、前回の回収から経過した時間と排液の増加量を観察する ●ドレーンの目的や留置部位、排液の種類によって排液量は一様ではないが、短時間で急激に増加する場合には十分な注意が必要である	●ドレーンの先端が留置されている部位によって、排液の性状が異なる ●性状を表現するには、「**血性**」「**淡血性**」「**淡々血性**」「**黄色**」「**淡黄色**」「**緑黄色**」などの用語を使用する ●感染を起こしていると、**粘稠性**があり、**膿様**の排液となる ●一度淡々血性となった排液が、**急激に血性に変化**した場合は、**出血**を起こしている可能性がある

4 術直後

必要物品
製品ごとに排液の手順を説明します

1. マスク
2. プラスチックグローブ
3. ディスポーザブルエプロン
4. 回収容器
5. アルコール綿
6. ビニール袋（ゴミ袋）
7. 処置用シーツ

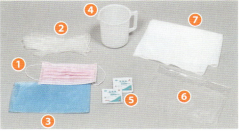

J-VAC® サクションリザーバー：スタンダード型

① 患者さんに排液バッグ内の排液を回収することを説明し同意を得る。

② 排出口のキャップを開ける（リザーバーの中に空気が入り、**リザーバーが最大に膨らむ**）。
根拠 このあと排液量を計測するが、バッグ側面の目盛りは、バッグが膨張した状態で正確な値を示すため。

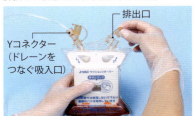

Yコネクター（ドレーンをつなぐ吸入口） 排出口

③ **逆流防止弁**がついているため、ドレーンをクランプする必要はない。リザーバーを床面に対し**垂直に持ち**、排液の性状を確認し、側面の目盛りでおおよその排液量を計測する。

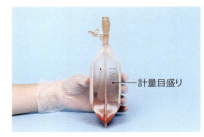
計量目盛り

注意 他の逆流防止弁がついていない排液バッグの場合は、ドレーンをクランプしないと逆行性感染を起こすおそれがある。

④ リザーバーを傾け、排出口が回収容器に接しないようにして、排出口から排液を回収する。

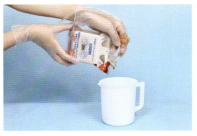

注意 キャップを開けた排出口が回収容器に触れると、逆行性感染を起こすおそれがある。

⑤ リザーバー表面の親指マークに両手の親指を置き、マークに沿って強く押し、リザーバーが平らになった状態で手を離しても膨らまないように**ロックする**。

根拠 J-VAC®サクションリザーバー（スタンダード型）は、内部のスプリング反発力によってリザーバー内に吸引圧を生じさせるしくみであるため。

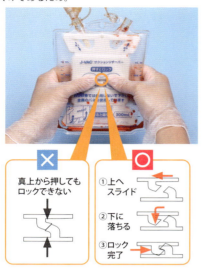

⑥ ロックが外れることがあるため、フラップを親指マークの記された面とは逆方向に少し折り曲げて（**フラップダウン**）ロックを確実にする。

根拠 排出口のキャップを閉める前にロックが外れると、吸引圧がかからなくなるため。

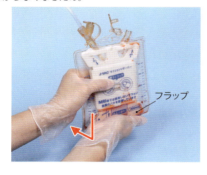

⑦ 排出口のキャップをしっかり閉める。
根拠 排液を漏らさないため、また吸引圧がかかるようにするため。

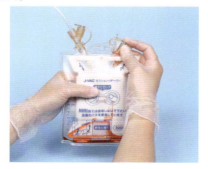

⑧ 吸引を開始するために、フラップを親指マークのある面に向けて折り曲げる（**フラップアップ**）。

根拠 フラップアップでロックが解除され、リザーバー内部のバネが伸び、リザーバーが膨張して吸引が開始される。

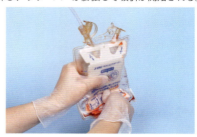

⑨ 再度きちんと吸引されているかを確認する。

注意 ロックを解除してすぐにリザーバーが最大まで膨らむような場合は、空気が漏れている可能性がある。

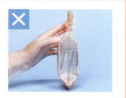

J-VAC®サクションリザーバー：バルブ型

① 患者さんに排液バッグ内の排液を回収することを説明し同意を得る。

② 排出口のキャップを開ける（リザーバーの中に空気が入り、**リザーバーが最大に膨らむ**）

根拠 このあと排液量を計測するが、側面の目盛りは、リザーバーが膨張した状態で正確な値を示すため。

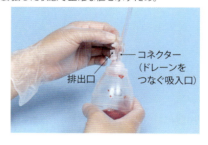

③ **逆流防止弁**がついているため、ドレーンをクランプする必要はない。リザーバーを床面に対し**垂直に持ち**、排液の性状を確認し、側面の目盛りでおおよその排液量を計測する。

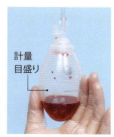

注意 他の逆流防止弁がついていない排液バッグの場合は、ドレーンをクランプしないと逆行性感染を起こす恐れがある。

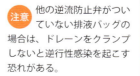

④ リザーバーを静かに傾けて握り、排出口が回収容器に接しないようにして排液を回収する。
根拠 リザーバーの上部に排出口があるため。

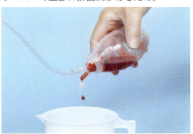

注意 キャップを開けた排出口が回収容器に触れると、逆行性感染を起こすおそれがある。

⑤ 排出口のキャップをそのまま開けた状態でリザーバーを**絞るように押しつぶし**、押しつぶした状態を**保ちながら**、反対の手で排出口のキャップをしっかりと閉じる。
根拠 J-VAC®サクションリザーバー（バルブ型）はリザーバーの容器自体の弾性で膨らむことでリザーバー内に吸引圧を生じさせる方法であるため。

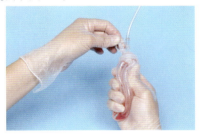

⑥ 排出口のキャップを閉めたら、押しつぶした手を離す。リザーバーが反発することで吸引が開始される。
根拠 キャップを閉めないと大気によって膨らみ吸引圧がかからないため。

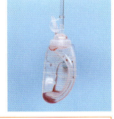

注意 押しつぶした手を離した直後にリザーバーが膨らんだ場合は、空気が漏れている可能性がある。

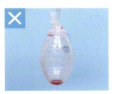

SBバック®

SBバック®の各部位名称

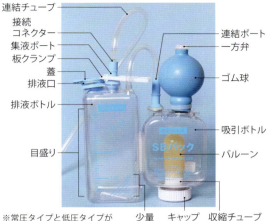

連結チューブ／接続コネクター／集液ポート／板クランプ／蓋／排液口／排液ボトル／目盛り／連結ポート／一方弁／ゴム球／吸引ボトル／バルーン／少量目盛り／キャップ／収縮チューブ

※常圧タイプと低圧タイプがあり、低圧タイプのみ「低圧タイプ」と表示がある。

① 患者さんに排液バッグ内の排液を回収することを説明し同意を得る。排液ボトルの目盛りでおよその排液量を計測する。

② 板クランプで集液ポートをしっかり閉じる。
根拠 逆行性感染を防止するため。

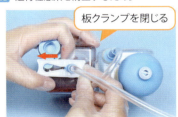

板クランプを閉じる

③ 排液口の蓋を開け、排液ボトルを傾け排液を回収する。
根拠 排液ボトルの上部に排液口があるため。

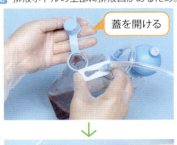

蓋を開ける

↓

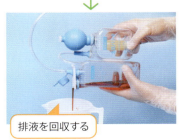

排液を回収する

4 術直後

121

④ 集液ポートの**板クランプは動かさず閉じたまま**で、排液ボトルの蓋をしっかり閉じる。

根拠 板クランプを開いた状態でバルーンを膨張させると創部に過度な吸引圧がかかるおそれがあるため。

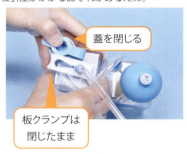

⑥ 板クランプを開く。

根拠 板クランプを開放することで吸引が開始する（最高陰圧：吸引開始時の吸引圧は27kPa)[2]。

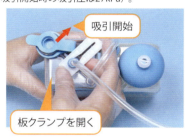

⑤ 吸引ボトルのゴム球をポンピングし、吸引ボトル内のバルーンを膨らます。

根拠 製品の性質は、ゴム球を使って吸引ボトル内を陰圧にすることで、バルーンが膨張し、そのバルーンがしぼんでいくときに生じる吸引圧によって排液を排液ボトル内に吸引するというしくみである。

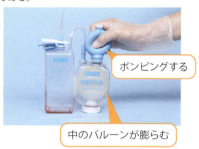

排液をする際は、すべて清潔操作で行います。不潔にしないように注意しましょう

排液実施中の注意事項

ここではJ-VAC®サクションリザーバー：スタンダード型を使って説明しますが、以下の注意事項はすべての滅菌排液バッグに共通します。

完全に排液する

- **排液バッグを傾ける**などして排液バッグ内が完全に空になるようにする。

  根拠 完全に空にしないと排液量が正確でなくなり、また排液が長時間とどまると感染源となるため。

排出口を回収容器につけない

- 排液中に、**排出口が回収容器に接しない**ようにする。

  根拠 回収容器に接触すると感染性微生物が伝播するリスクが高まり、**交差感染**を引き起こす危険があるため。

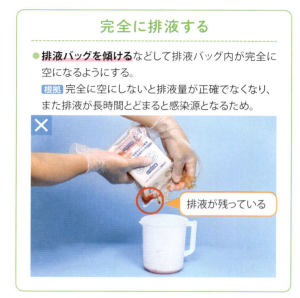

知りたいなぜ？ ドレーンのミルキングは必要か

ミルキングとは、ドレーンの閉塞を防ぐ目的で、指やミルキングローラーを用いてチューブをしごくことをいいます。

まず確認するのは、ミルキングをしてもよい素材かどうかです。一部のシリコン製ドレーンは傷つきやすいため、ミルキングローラーを用いた強いミルキングは避ける必要があります。また、ミルキングが可能なドレーンであっても、強いミルキングによりチューブが破損したり事故抜去を引き起こすリスクがあるため、十分に注意する必要があります。

さらに、ドレーンの留置部位や目的によっては、ミルキングを行わない場合もあります。

▼ミルキングのしかた

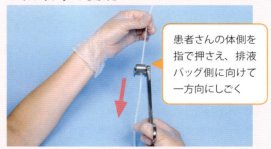

患者さんの体側を指で押さえ、排液バッグ側に向けて一方向にしごく

観察アセスメント、ケアと根拠

ドレーンを固定している皮膚の観察

ドレーンを固定している部位の**皮膚の観察**を行います。**発赤**や**びらん**がある場合には、テープの固定位置を変えたり、管が皮膚に直接当たるような箇所にガーゼを挟んだり、ドレッシング材を使用して管が直接皮膚に接触しないようにしましょう（**図2**）。

図2 ドレーンの固定の工夫

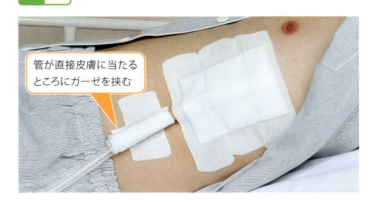

管が直接皮膚に当たるところにガーゼを挟む

排液の量、性状の観察

排液を回収する前に**排液量**を観察しますが、ドレーンバッグの目盛りは精密ではありません。そのため、**排液回収後**に**正確に量を測定できる容器**に移し、排液量を正確に測定します。

また、回収前に排液の性状を観察しますが、ドレーンバッグが透明でない場合もあるため、**回収後には必ず排液の性状を直接見て確認**する必要があります。

排液は、量だけでなく色や粘稠度、においなどから、患者さんの身体の中の見えない部分の様子を予測することができます

看護計画立案のポイントと根拠

ドレーンは、折れ曲がったり排液の流出を妨げるような位置を避けて固定します。また、患者さんはドレーンによって拘束されているように感じることがあるので、精神的なケアも心がける必要があります。

表 4　ドレーン留置中の患者さんへの看護計画立案のポイント

事故抜去の防止

ドレーンが抜けないようにしっかりと皮膚に固定する

根拠　ドレーンが抜けると再挿入のためには手術が必要となり、患者さんに負担をかけることになるため。

テープ固定は1か所ではなく最低2か所で皮膚に固定する／ループをつくれるドレーンの場合は、ループをつくって皮膚に固定する

根拠　ドレーンに引っ張られる力が加わった場合に2か所で固定してあればより外れにくくなる。またループにしていると力が加わっても直接刺入部に力がかかることを避けることができるため。

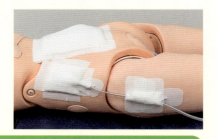

皮膚トラブル防止

毎日定期的に皮膚の状態を観察する。
発赤、びらん、かゆみなどが起こっていないか、視診、問診を行い記録する

根拠　皮膚トラブルの早期発見のため。

ドレーン類が直接皮膚に当たらないようにテープ固定を工夫する。
例えば、オメガ貼りやドレーン類をガーゼで包むなどの方法がある

根拠　ドレーンなどのテープ類が直接皮膚に当たることは皮膚トラブルの原因となるため。

ドレーンと皮膚を圧迫しない下着や寝衣を選ぶ

根拠　下着や寝衣のゴムの部分がドレーンを圧迫して皮膚トラブルを起こすことがあるため。

テープ類を毎日貼り替える

根拠　同じテープを同じ皮膚に貼り続けていると皮膚トラブルの原因になるため。また皮膚の観察をするため。

▼オメガ貼り

一度皮膚にテープを貼り、その上にカテーテルを固定するテープをΩ（オメガ）の形に貼る

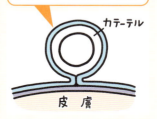

ドレナージ実施中の患者さんへの説明と理解

どのようなドレーンが、どこに入っているか、どのように取り扱うのか、
体動時の注意事項などを説明し理解してもらう

根拠　排液バッグがベッドに固定されている場合、歩行時には患者さんにバッグを携帯してもらう。これを忘れて歩行すると事故抜去の危険が生じるため。また、誤った管理を行うことで、有効な排液が妨げられる可能性があるため。

＜引用文献＞
1. J-VAC®サクションリザーバー添付文書.
https://www.info.pmda.go.jp/downfiles/md/PDF/340216/340216_13B1X00204ME0009_A_01_03.pdf（2025.2.14アクセス）
2. SBバッグ（Aタイプ、NDタイプ）添付文書.
https://www.sb-kawasumi.jp/Portals/0/PDF/SBバッグ（Aタイプ、NDタイプ）.pdf（2025.2.14アクセス）
3. チェスト・ドレーン・バッグ添付文書.
https://www.sb-kawasumi.jp/Portals/0/PDF/チェスト・ドレーン・バッグ.pdf（2025.2.14アクセス）

ドレーン管理②：胸腔ドレーン（低圧持続吸引法）

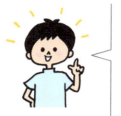

正しく使用しないと事故の可能性も

胸腔ドレナージは、そのしくみや原理を正しく理解していないと、異常の早期発見が難しいだけでなく、生命の危機につながる**重大な事故を引き起こす**可能性があります。そのため、しくみや構造を正確に理解し、安全に取り扱うことが重要です。
ここでは、胸腔ドレーンについて解説します。

基本知識

胸腔ドレナージの目的

胸腔ドレナージの目的はおもに以下の4つです。

1. 疾患や手術、外傷などで**陽圧となった胸腔内圧を正常に戻す**
2. 胸腔内に貯留した、空気、血液、膿、胸水を**体外に排出する**
3. 開胸術後などに、体の表面からは見えないところで出血や縫合不全、感染などの**異常事態が起こっていないかを観察する**
4. 疾患や手術、外傷などで**虚脱した肺を拡張させる**

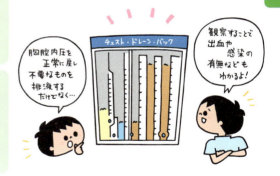

胸腔ドレナージが適応となる患者さんとは

自然気胸、外傷性気胸、緊張性気胸、膿胸、血気胸、開胸術後などで、胸腔内が陰圧を保てなくなった場合、または胸腔内に気体や液体がたまり肺が広がらなくなった場合に胸腔ドレナージを行います。

胸腔内圧が高いままだったり、肺が十分に広がらない場合、**呼吸困難や縦隔偏位**を起こし、**循環機能や呼吸機能に重大な影響**を及ぼします。

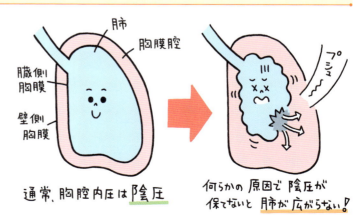

胸腔ドレーンの留置位置

　胸腔ドレナージでは、患者さんに胸腔ドレーンを挿入・留置します。**ドレーン**とは、**ドレナージに使用する管や紐状の医療用器具**のことです。挿入・留置部位はドレナージの目的に応じて異なります。

　気胸の患者さんでは、**脱気**（気体を抜く）を目的とするため、ドレーンの先端は**肺尖部に向けて**挿入・留置します。一方、**漿液や血液などの液体を排出**する場合は、ドレーンの先端を**液体が貯留している胸腔の背側に向けて**挿入・留置します。これは「**空気は上に、液体は下に**」貯留する性質を利用し、より効果的にドレナージを行うためです（図1）。

図1　胸腔ドレーンの留置位置

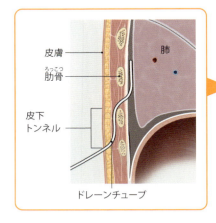
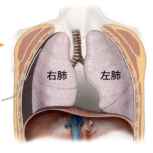
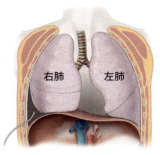

- 肺尖部に向けて挿入
- 胸腔の背側に向けて挿入

ドレーンの排液量や色で患者さんの状態を把握する

　ドレーンの排液量と性状を観察することで、体内で起こっている状況を把握できます。疾病や患者さんの状態によりますが、排液は**淡血性～漿液性**で、**1日100～200mL以下**が一般的です。

　排液量が突然増えたり、性状が変わった場合は、患者さんに異変が生じている可能性があります。

> 決められた時間に観察するだけでなく、患者さんのそばに行くたびに見ることをくせにしておくと異常を早期に発見できます

表1　排液の量と性状と対処方法

	正常	異常		原因	対処方法
色	淡血性～漿液性	血性		出血	●バイタルサインの測定 ●医師への報告
		混濁、浮遊物		感染	●排液をグラム染色、培養検査に提出する準備 ●医師への報告
		気体		気胸	●接続部の緩みやドレーンが抜けていないかをチェック ●医師への報告
量	1日100～200mL以下（めやす）	血胸や術直後の場合で1時間に200mL以上の血性排液		出血	●ただちに医師に報告 ●バイタルサインの測定

清水潤三，曽根光子：はじめてのドレーン管理．メディカ出版，大阪，2007：41．を参考に作成

低圧持続吸引法とは

　低圧持続吸引法は、ドレーンを用いて持続的に陰圧で吸引する方法です。このシステムは**排液ボトル**、**水封室**、**吸引圧制御ボトル**の3つで構成されており、三連ボトル方式ではこれらがセットになっています。

　排液ボトルには排液がたまります。水封室は水が弁の役割を果たし、胸腔内圧が陰圧になっても大気が胸腔内に流れ込まないようになっています。吸引圧制御ボトルは吸引圧を調整しています。

　また別の**電動式低圧持続吸引器**は吸引ポンプ機能を内蔵しており、三連ボトル方式とは異なり吸引圧制御ボトルに相当する部分がありません。圧を設定できるため、より簡便に使用できます。

　ここでは、三連ボトル方式のチェスト・ドレーン・バックを例に説明します。

例：三連ボトル方式のチェスト・ドレーン・バック（Q-1タイプ）（SBカワスミ株式会社）

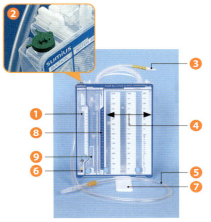

（写真提供：SBカワスミ株式会社［注水口の写真］）

❶	吸引圧制御ボトル	この水位によって吸引圧を調整する
❷	注水口（空気導入口）	吸引圧制御ボトル内に滅菌蒸留水を入れるための注水口
❸	吸引装置接続チューブ	吸引器を接続する
❹	排液ボトル	出血や胸水などの排液がたまるボトル
❺	胸腔ドレーン接続チューブ	患者さんに挿入されている胸腔ドレーンと接続する
❻	サイレンサー	気泡が発生する音を小さくする
❼	スタンド	床などに立てるときに使用する
❽	胸腔内圧測定目盛り	胸腔内圧を示している
❾	水封室	水封することで外界と胸腔内を遮断し、水が弁の役割をして大気が胸腔内に流れ込むことを防ぐ

写真でわかる 手技と根拠

バックの準備

必要物品
❶ チェスト・ドレーン・バック（新しいもの）
❷ プラスチックグローブ
❸ 30mLのカテーテルチップ
❹ 20mLのシリンジ
❺ 滅菌蒸留水
❻ チューブ鉗子

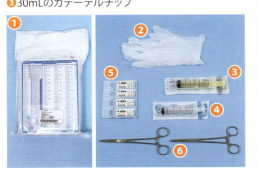

① プラスチックグローブを着用して包装袋から新しいチェスト・ドレーン・バックを取り出す。

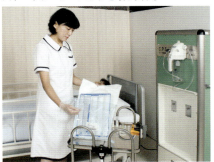

4 術直後

② 吸引装置接続チューブから20mLのシリンジを使用して滅菌蒸留水を規定量水封室に注入する（青色に着色する）。次に、吸引圧制御ボトルへ注水口から30mLのカテーテルチップを使用して滅菌蒸留水を設定圧の高さまで注入する（黄色に着色する）。新しいチェスト・ドレーン・バックの準備ができたら、患者さんに接続する前に必ず気密性を確認する。

根拠 大気が胸腔内に流入しないように水封する必要がある。また胸腔内と通じているチェスト・ドレーン・バック内を清潔に保つため滅菌蒸留水を使用する。

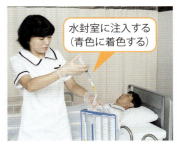
水封室に注入する（青色に着色する）

規定量の滅菌蒸留水を吸引圧制御ボトル、水封室に注入した状態

気密性の確認の方法

①チェスト・ドレーン・バックの**胸腔ドレーン接続チューブ**を、チューブ鉗子で**クランプする**。
②吸引装置側の**コネクティングチューブ**を、チェスト・ドレーン・バックの**吸引装置接続チューブ**とつなぐ。
③吸引装置の**スイッチを入れ**、徐々に圧を上げると水封室と吸引圧制御ボトルから**気泡が出る**。水封室からの気泡がなくなったのち、吸引圧制御ボトルから気泡が発生する。
④気泡が確認できたら、吸引装置の**スイッチを切り**、**吸引装置接続チューブ**を吸引装置から外す。
- このとき水封室の水が、水封室の向かって右側にある細い管の中を上昇し、20～30秒そのまま静止すれば気密性が確保できている。この上昇がみられない場合は、新しいものと交換する必要がある。

⑤①でクランプした胸腔ドレーン接続チューブの**クランプを外し、水封室の水位が元の位置に戻る**ことを確認する。

ドレーンのテープ固定の方法

必要物品
❶テープ　❺フィルム材（必要に応じて）
❷はさみ　❻イソジン綿棒
❸滅菌Yガーゼ　❼膿盆
❹滅菌ガーゼ　❽処置用シーツ

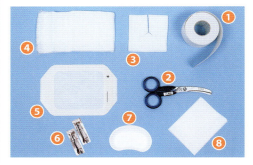

① ドレーンの挿入部をイソジン綿棒で消毒したあと、滅菌Yガーゼを挿入し、その上を滅菌ガーゼで覆う。

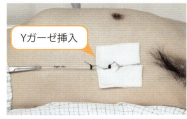
Yガーゼ挿入

② テープでガーゼを固定する。

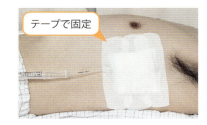
テープで固定

③ チューブが引っ張られても抜けないように、刺入部とは別に必ず2か所以上テープ固定する。この際、テープ固定をする皮膚にあらかじめテープを貼り付けておき、その上からチューブをテープで貼り付け固定する。

根拠 チューブが直接皮膚に当たると、潰瘍や水疱（すいほう）、皮膚剥離の原因となる。

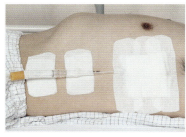

④ 皮膚の剥離や水疱、発赤がある場合は、フィルム材などで保護する。

臥床中のドレナージの管理

ドレーンバックの位置

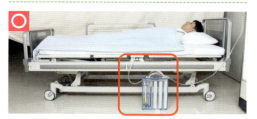

臥床中は**患者さんの胸腔より低い場所**にドレーンバックを置く。

根拠　患者さんの胸腔より高い位置に排液ボトルがあると、排液が患者さんの体内に逆流するおそれがある。逆流した場合には、上行感染を引き起こすことがある。

チューブの位置

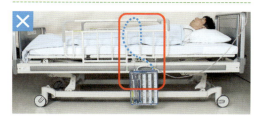

チューブが柵の間に挟まって閉塞しないように、また、チューブが柵を乗り越えないように注意する。

根拠　チューブの閉塞や屈曲が起こると、設定の圧がかからなくなったり、排液の流出が妨げられる。また、チューブが柵を乗り越えるような形になっている場合には、排液が胸腔内に逆流して上行感染の原因となる。

歩行中のドレナージの管理

① 点滴スタンドなどを用意し、**ドレーンバックを胸腔より低い位置**にしっかりと固定する。

根拠　患者さんの胸部より高い位置に排液ボトルがくると、排液が患者さんの体内に逆流するおそれがある。またドレーンバックが倒れると水封がされなくなり大気が胸腔内に流入したり、指示された圧がかからなくなる。

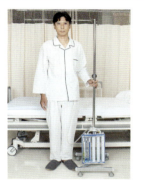

② チューブやドレーンバックが患者さんの動きを妨げていないか、歩行に危険はないか、チューブが過度に引っ張られていないかを確認する。

歩行時は、電池で作動する携帯用吸引器に接続する方法もあります

ドレナージ中の注意事項

バックを大きく傾けたり倒したりしない

根拠
- 水封室が機能しなくなり、空気が自由に行き来できるようになってしまうことから、ボトル内に流入した大気が胸腔内に流れ込むことになる。
- 大気が胸腔内に流れ込むと胸腔内が陰圧に保てなくなり、肺の虚脱や呼吸困難が出現するリスクが高まる。
- 逆行性感染のリスクが高くなる。

空気導入口を塞がない（P.127図の❷）

根拠
- 吸引圧制御ボトルの注水口には穴があいており、空気導入口となっている。
- 空気導入口は、大気を取り込むことによって、過剰な吸引圧を調整している。
- 空気導入口を塞いでしまうと、吸引源の圧力がそのままそっくり胸腔内にかかることになり大変危険である。

4 術直後

観察アセスメント、ケアと根拠

胸腔ドレーン挿入中の観察ポイントを、①水封室（**P.130**）、②吸引圧制御ボトル（**P.132**）、③排液ボトル（**P.133**）、④その他（**P.133**）にわけて解説します。

水封室の観察ポイント

水封室の水が指示された量になっているか

根拠
- 水が足りないときちんと水封されないため、大気が胸腔内に流入する恐れがある。

ケア
- 水封室の水が指示された量より少ない場合は滅菌蒸留水を追加する。

胸腔内圧測定目盛りが呼吸に合わせて上下するか

根拠
- 正常な場合、患者さんに深呼吸をしてもらうと、水面は**右図**のように上下する。
- 深呼吸に合わせて目盛りが上下しない場合、以下の可能性が考えられる。
  ❶ 胸腔ドレーンのどこかが**閉塞**または**屈曲**している
  ❷ 肺が十分に広がり、胸腔内に空きスペースがなくなっている

ケア
- 呼吸に合わせた上下を観察する。
- 水面が上下せず、❶が原因と考えられる場合は、すぐに確認、報告をし対処する。

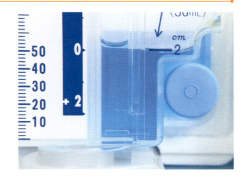

あわせて観察：ルート内の排液に呼吸性変動があるか

根拠
- 呼吸性変動がない場合には、ドレーンが**閉塞**、**屈曲**している可能性がある。

ケア
- ドレーンが屈曲していないか確認する。
- また、ドレーンをミルキングする、体位変換をする、深呼吸を促すなどして、再度呼吸性変動があるかどうか確認する。

呼吸性変動は管内の液の動きで確認

水封室にエアリークがあるか（水封室の水の中に気泡が出てきているか）

根拠
- エアリークとは、気胸のように**胸腔内で空気が漏れている**ことをいう。
- 術後にエアリークがあっても通常は**2〜3日で消失**するが、それ以上続く場合は患者さんに問題が発生している可能性がある。
- 患者さんに問題がない場合でも、ドレーンに穴があいている、抜けている、接続が緩んでいる可能性がある。

ケア
- 患者さんに呼吸が苦しくないか、異変を感じていないかすぐに確認する。
- バイタルサインを測定し、特に呼吸状態を観察する。呼吸音を聴診し、呼吸音が聴こえない、副雑音があるなどの異常がないかを確認する。
- チューブに穴や亀裂がないか、接続が緩んでいないかも確認する。

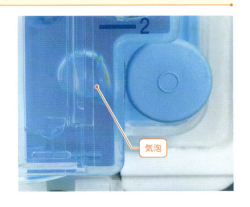
気泡

エアリークの程度はどれくらいか

根拠
- 軽度のエアリークは想定内であり、改善していくことが見込まれるが、程度がひどく長期にわたる場合は胸腔内に**空気漏れが続いている**ことを意味する。
- 肺の拡張もみられない場合は、再手術が必要になることがある。

ケア
- エアリークは**下図**の状態のときに水封室に気泡が出現するかどうかで確認する。

> **注意** エアリークを確認する際、患者さんに咳き込んでもらうが、術後すぐに咳き込ませると創部離開の恐れがある。そのため、**下図 1** のような普通の呼吸でエアリークが確認できるときは、**無理に咳き込ませる必要はない**。通常の呼吸でもエアリークが確認できるのだから、咳き込むことでさらに多くのエアリークが出現することを容易に予測できるためである。

エアリークの確認の手順

1. 穏やかに呼吸をしているときの呼気（**安静呼吸時**）にエアリークがあるか確認する
→ 2. 患者さんに**深呼吸**をしてもらい、呼気時にエアリークがあるか確認する
→ 3. 患者さんに**発声**してもらい、エアリークがあるか確認する
→ 4. 患者さんに**咳嗽**してもらい、エアリークがあるか確認する

エアリークの程度は以下のようになる！

① 安静呼吸時 ＞ ② 深呼吸時 ＞ ③ 発声時 ＞ ④ 咳嗽時

2 吸引圧制御ボトルの観察ポイント

吸引圧制御ボトル内の水面の高さは医師の指示どおりか

根拠
- 吸引圧制御ボトル内の水位が指示された設定圧より高いまたは低い場合、指示通りの設定圧にならないため。

ケア
- 以下の手順で観察し、必要時は**滅菌蒸留水の量を調整**する。

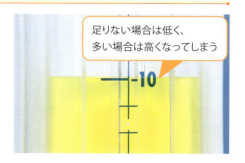

足りない場合は低く、多い場合は高くなってしまう

観察と調整の手順(指示が−10cmH₂Oの場合)

1 吸引圧をかけているチューブを屈曲させて圧がかからないようにする

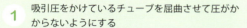

2 黄色い水の中の気泡がとまる

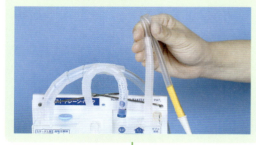

気泡 → 止まる

3 吸引圧制御ボトル内の水面の高さを確認する

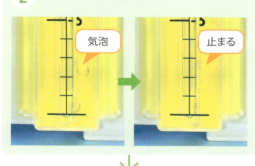

指示より低い

4 不足している量の滅菌蒸留水を追加する

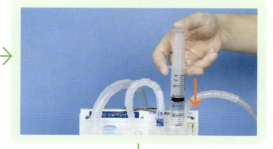

5 滅菌蒸留水を追加した後に再度吸引圧制御ボトル内の水面の高さを確認する

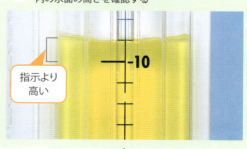

指示より高い

6 指示された量より多く滅菌蒸留水が入ってしまった場合、シリンジで水を抜き取る

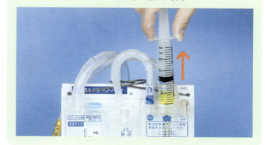

吸引圧制御ボトル内の水中に連続的に気泡が発生しているか

根拠
- 指示された設定圧を超える吸引圧がかかると、気泡が発生する。これは胸腔内にかかる吸引圧を一定に保つために、吸引圧制御ボトルが余分な圧を逃がしていることから発生する。
- 指示された設定圧より低い圧で吸引すると気泡は発生しない。
- よって指示された吸引圧が胸腔内にかかるようにするには、**適度に気泡が出ている状態**がよい。

ケア
- 気泡が出る程度に圧を調整する。

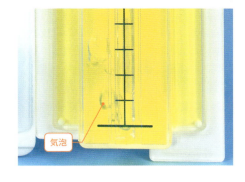
気泡

3 排液ボトルの観察ポイント

排液量の確認と観察

根拠
- 点滴スタンドやベッドサイドにドレーンバックをかけると**バックが斜めに傾き**、排液量を正確に測定できない。
- 床に対して垂直にすることで正確に測定できる。

ケア
- 排液量を測定する際には、バック下部の**スタンド**を回転させて引き出し、**バックを床に対して垂直にする**。

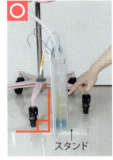 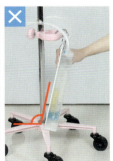
スタンド

排液ボトル内の排液の量と性状が急激に変化していないか

根拠
- 前回の観察時や前日と比較して**排液量が急増**したり、**性状が変化**した場合、患者さんに異変が起こっている可能性がある。

ケア
- 出血量が多い場合はショックの可能性がある。バイタルサインを測定し、ショック症状の有無を確認する。また、速やかに**医師へ報告**する。

4 その他の観察ポイント

胸腔ドレーンの挿入部周辺に皮下気腫ができていないか

根拠
- 肺から漏れた空気が皮下に入ると皮下気腫になる。
- 皮下気腫は、患者さんの皮膚の触診で、新雪を握るような感触（**握雪感**）やビーズクッションに似た感触として観察される。
- 皮下気腫は通常自然に吸収される。**範囲が拡大する**場合には対処が必要である。

ケア
- 皮膚を触診して皮下気腫の範囲を**マーキング**し、その後の拡大がないか観察する。

胸腔ドレーンが縫合糸でしっかりと皮膚に固定されているか

根拠
- 縫合糸が外れると、**ドレーンの事故抜去**が起こる危険がある。
- すぐにドレーンの事故抜去に気づかない場合、患者さんに呼吸障害が生じる危険がある。

ケア
- **毎日1度**はドレーンの挿入部を観察し、しっかりと皮膚にドレーンが固定されているか確認する。

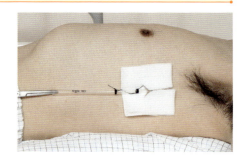

胸腔ドレーンがテープできちんと固定されているか

根拠
- **ドレーンが抜去されてしまう**危険がある。

ケア
- 必ず2か所以上でテープ固定をする。
- テープ固定だけでなく、**縫合糸が外れていないか**も確認する。
- チューブが皮膚に当たって皮膚トラブルを起こさないように、皮膚とチューブの間にガーゼを挟むなどの工夫をする。
- テープかぶれの有無を観察し、皮膚トラブルを早期に発見する。

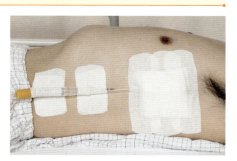

看護計画立案のポイントと根拠

表2　胸腔ドレナージの管理における看護計画立案のポイントと根拠

異常の早期発見	精神的な苦痛の緩和	皮膚トラブルの予防
根拠 胸腔ドレナージ中には、緊張性気胸や心停止が発生する可能性がある。また、ドレーンの閉塞、接続部の緩み、事故抜去が起こることもあるため。 **ケア** バイタルサインの変化、特にSpO$_2$、呼吸回数、呼吸困難の有無を観察する。呼吸音の聴診や呼吸状態の観察を行い、異常を早期に発見する。さらに、胸腔ドレナージの観察ポイントをすべて確認し、1つでも異常があれば速やかに対処・報告する。	**根拠** 胸腔ドレナージ中の患者さんは体動制限により不眠などの精神的苦痛が生じるため。苦痛を表出できない場合はストレスが増大し、最終的に治療の継続が困難になる。そのため、ストレスをためないような工夫が重要である。 **ケア** 患者さんは胸腔ドレナージ中でも完全に歩行が制限されるわけではない。治療の妨げにならない範囲でベッドから離れる時間をつくることが、精神的苦痛の軽減につながる。	**根拠** 胸腔ドレナージ中の患者さんは、テープ固定による皮膚トラブルが起こりやすいため。 **ケア** テープ貼付部位の皮膚を観察し、異常を早期に発見する。また、テープの貼りかたや貼る位置、ガーゼなどを使用して皮膚トラブルが起きないように工夫する。

<参考文献>
1. 佐藤憲明：ドレナージ　管理＆ケアガイド．中山書店，東京，2008：64．
2. 竹末芳生，藤野智子：エキスパートナース・ガイド　術後ケアとドレーン管理．照林社，東京，2009：272．

Part 5 術後（術後1日目〜）

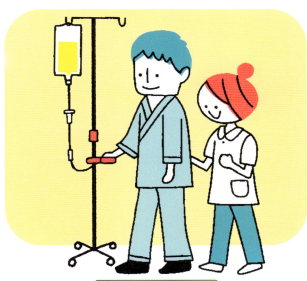

Contents

- P.136 … ❶ みてわかる 術後1日目〜の患者さん
- P.137 … ❷ 術後の観察項目とポイント
    - P.137 術後1日目の患者さんの状態　P.142 術後3日目の患者さんの状態
    - P.140 術後2日目の患者さんの状態
- P.143 … ❸ 必要な看護の知識（早期離床とその後の経過）
    - P.143 術後数日後に出現する術後合併症
    - P.144 早期離床の重要性／離床時に念頭におきたいリスク
    - P.145 離床終了後のケア
- P.146 … ❹ PICK UP 写真でわかる！周術期の患者ケアに役立つ看護技術
    - P.146 持続的導尿の管理から抜去まで
    - P.154 術後の腸蠕動を促進するための温湿布

1 \みてわかる/ 術後1日目〜の患者さん

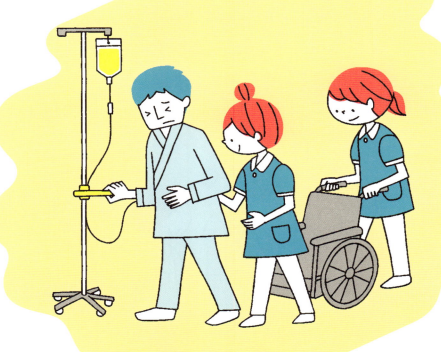

かかわりかたのポイント

- 術後1日目以降も合併症が発生するリスクがあります。一般的にみられる合併症に加え、患者さんの既往歴や生活習慣を踏まえてアセスメントを行い、**優先的に観察・ケアすべき合併症を把握する**ことが重要です。
- 術後合併症は早期発見だけではなく予防も大切です。観察と並行して**予防のためのケア**を計画しましょう。
- この時期には回復促進のため離床が始まりますが、術後初回の離床にはリスクが伴います。**患者さんの安全を確保できる離床方法**を計画することが求められます。
- 疼痛も持続しています。疼痛は回復を促進する排痰や離床などを妨げる原因となります。**鎮痛薬を効果的に使って**回復を促進するケアを行います。

2 術後の観察項目とポイント

術後1日目の患者さんの状態

強い疼痛により深呼吸や痰の排出が困難となり、**無気肺**のリスクがあります。また、**術後出血**のリスクも高まります。体温と脈拍が増加し、腸蠕動は停止または低下し、**高血糖**となります。さらに、サードスペースへの水分移行によって尿量が減少します。これらの変化は手術侵襲による正常な生体反応と考えられます。安静が解除されると離床を進めますが、術後はじめての離床では**深部静脈血栓症による肺血栓塞栓症**のリスクに注意が必要です。

項目	観察ポイント	ケアのポイント	経過でみるポイント
術後出血	●【術後出血（術直後［術当日］）の観察ポイント（P.94）】を継続 ●血液検査データ（赤血球数［RBC*］、ヘモグロビン［Hb*］、ヘマトクリット［Ht*］）	●【術後出血（術直後［術当日］）のケアのポイント（P.94）】を継続	●【術後出血（術直後［術当日］）の経過でみるポイント（P.94）】を継続
呼吸器合併症：無気肺	●呼吸回数、呼吸のリズムや深さ、呼吸音、SpO$_2$*、痰の有無や性状、動脈血ガス分析、胸部X線検査	●術前に練習した排痰法と呼吸訓練を実施する。創痛のため咳嗽が困難な場合は、創部を押さえるなどして痛みを軽減する工夫をする ●自力で排痰が難しい場合は吸引を行う ●意識的に深呼吸の回数を増やすよう促す	●術後は痰などの分泌物で末梢気管支が閉塞し、創痛により浅い呼吸が続くため、**無気肺**を発症しやすい ●無気肺を防ぐため、患者さん自身に**痰を排出**してもらい、意識的に**深呼吸**してもらう
急性疼痛	●疼痛の程度やパターン ●鎮痛薬の使用状況や効果	●痛みの少ない体位を工夫する ●痛みのパターンを把握して鎮痛薬を効果的に使用する	●ベッド上安静時は痛みが小さいが、体動により増強する ●疼痛が動作を妨げないようにする
深部静脈血栓症（肺血栓塞栓症）	●【深部静脈血栓症（肺血栓塞栓症）（術直後［術当日］）の観察ポイント（P.95）】を継続 ●離床や歩行時に肺血栓塞栓症の症状（呼吸困難、胸痛、チアノーゼ、咳嗽、SpO$_2$の急激な低下）がないか観察する	●早期離床で深部静脈血栓症を予防できることを説明し離床や歩行を促す ●離床が進まない場合には弾性ストッキングや間欠的空気圧迫法を継続し、下肢の底屈・背屈運動を促す ●【深部静脈血栓症（肺血栓塞栓症）（術直後［術当日］）のケアのポイント（P.95）】を継続	●肺血栓塞栓症は術後、**離床や歩行開始時**に発症しやすいため、初回歩行の前に深部静脈血栓症の有無を観察する ●離床や歩行をする患者さんの呼吸状態を観察し、異常があればすぐに対処する
皮膚トラブル	●手術の際の消毒液や血液が皮膚に残っていないか ●ドレッシング材やドレーンを固定するテープによる発赤やかぶれなどの皮膚トラブルが起こっていないか	●全身清拭を行い、消毒液や血液を完全に除去する ●テープによる発赤やかぶれなどの皮膚トラブルがある場合は、テープの固定位置を変える	●術後の全身清拭は皮膚トラブル予防を目的に行う

DAY 1

（P.138につづく）

5 術後

*【RBC】red blood cell　*【Hb】hemoglobin　*【Ht】hematocrit　*【SpO$_2$】saturation of percutaneous oxygen：経皮的動脈血酸素飽和度

（表つづき）

項目	観察ポイント	ケアのポイント	経過でみるポイント
外科的糖尿病	●血液検査（血糖値）、意識レベル、尿中ケトン体・血中ケトン体、低血糖症状	●医師の指示で血糖値を定期的に測定する ●スライディングスケールの指示がある場合にはインスリンを投与する	●麻酔や手術の強いストレスの影響で、術後は高血糖状態が数日間続く。高血糖が続くと**創傷治癒の遅延**や**易感染の助長**、後に**縫合不全**を起こすリスクが高くなるため血糖コントロールを行う
急性腎障害	●1時間ごとの尿量 ●【急性腎障害（術直後［術当日］）の観察ポイント（**P.95**）】参照 ●血液検査データ（血清尿素窒素［BUN*]、クレアチニン［Cr*]、推定糸球体濾過量［e-GFR*]、電解質）	【急性腎障害（術直後［術当日］）のケアのポイント（**P.95**）】を継続	【急性腎障害（術直後［術当日］）の経過でみるポイント（**P.95**）】を継続
術後感染（点滴刺入部からの感染）	●点滴刺入部の発赤や膿様の付着物の有無 ●点滴ルートや点滴針の接続部が外れていないか、点滴針を固定しているテープに血液や点滴液のしみ出しがないか ●点滴刺入部の静脈に発赤や熱感がないか	●離床や歩行により点滴ルートが外れないよう注意する ●点滴液のしみ出しがみられた場合は、しみ出しの原因を確認する	●術前の栄養状態不良、血糖コントロール不良、喫煙、ステロイド薬使用がある場合は特に感染の早期発見に努める ●点滴は無菌操作で扱う
術後感染（創部感染）	●創部の発赤、ドレーンの排液の性状、体温	●閉鎖式ドレーンでは清潔操作で排液を排出する ●ミルキングが可能な閉鎖式ドレーンでは排液が滞らないようにミルキングを行う ●開放式ドレーンでは無菌操作でガーゼ交換を行う	●術前の栄養状態不良、血糖コントロール不良、喫煙、ステロイド薬使用がある場合は特に感染の早期発見に努める ●創部やドレーンは無菌操作で扱う
術後感染（尿路感染）	●膀胱留置カテーテル挿入部の発赤や分泌物の有無 ●尿の混濁や浮遊物の有無	●毎日陰部洗浄を行う ●採尿バッグの尿は清潔操作で排液する	●膀胱留置カテーテルは留置期間が長いほど尿路感染症のリスクが高まるため、早期に抜去する。留置中は感染予防のために陰部洗浄を行う ●術前の栄養状態不良、血糖コントロール不良、喫煙、ステロイド薬使用がある場合は特に感染の早期発見に努める
精神状態（不安の軽減）	●不安や緊張、疼痛をがまんしている表情やしぐさ ●苦痛の訴えや悲観した言動	●痛みはがまんしなくてよいことを伝える ●チューブ類は徐々に少なくなることを説明する ●回復の兆しがあれば、患者さんに知らせる ●家族との面会をすすめる	●創部痛やドレーン類の挿入による体動制限などにより苦痛を強いられ、恐怖や不安が強まっている ●ムーアの分類（第1相）では**無関心、無欲求**の時期で、離床や清拭をすすめても関心を示さないことがあるため、早期回復のための援助を受け入れてもらえるように説明する

＊【BUN】blood urea nitrogen　＊【Cr】creatinine　＊【e-GFR】estimated glomerular filtration rate：推定糸球体濾過量

項目	観察ポイント	ケアのポイント	経過でみるポイント
早期離床	●離床前の観察：疼痛の有無や程度、SpO₂、深部静脈血栓症の徴候の有無 ●離床中の観察：血圧、脈拍、顔面蒼白、冷汗、めまい、嘔気、耳鳴り、視野狭窄	●術前に練習した方法で離床を進める ●術前に練習していても、実際の離床では体動時の疼痛やドレーン・点滴のチューブ類が患者さんの動作を妨げたり、バイタルサインが不安定な場合もあるため、段階的に離床を進める ●**ファウラー位➡長座位➡端座位➡ベッドサイド立位➡ベッドサイド足踏み➡病室内歩行➡病棟内歩行**のように段階的に離床を拡大する ●初回歩行では足取りが不安定であったり、迷走神経反射や起立性低血圧から**気分不快が起こる可能性がある**ため、歩行中は車椅子をすぐに使用できるように準備する（車椅子を押した看護師を併走させるなど[P.144参照]）	●術後24時間程度は安静に過ごすが、可能であれば**術後1日目**には離床を開始する ●**離床を開始したとき**が深部静脈血栓症による肺血栓塞栓症を起こすリスクが最も高い（【深部静脈血栓症（肺血栓塞栓症）（術直後[術当日]）の経過でみるポイント（P.95）】参照） ●術後初回の歩行では、迷走神経反射や起立性低血圧から気分不快や失神を起こすリスクが高い ●患者さんが転倒しないように常に患者さんを観察し、症状が少しでも現れたらただちに臥床させる

図 1 手術侵襲に伴う神経・内分泌反応

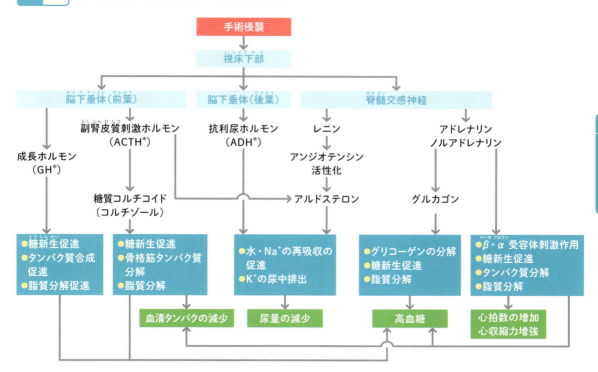

＊【GH】growth hormone ＊【ACTH】adrenocorticotropic hormone ＊【ADH】antidiuretic hormone
鎌倉やよい，深田順子：周術期の臨床看護判断を磨くⅠ 手術侵襲と生体反応から導く看護 第2版．医学書院，東京，2023：5．図1-3．より転載

表 1 手術侵襲に伴う内分泌反応に関連するホルモン

成長ホルモン（GH）	抗利尿ホルモン（ADH）	レニン	カテコラミン（アドレナリン、ノルアドレナリン）
●インスリンと拮抗する	●有効循環血液量の減少時に分泌が促進され、濃縮尿となり尿量が減少する	●出血やサードスペース形成によって循環血液量が減少すると、レニンが分泌され、次にアルドステロン分泌により尿量が減少する	●末梢でのグルコース利用を抑制して血糖を上昇させる

手術侵襲に伴う免疫反応

- 生体は手術侵襲を受けると、**P.139図1**、**表1**のように神経・内分泌反応と免疫反応が起こります。免疫反応は外部から侵入したウイルスや細菌を攻撃し体を守るしくみで、サイトカインとよばれる生理活性タンパク質が関与して免疫反応を増強させます。
- サイトカインは侵襲の情報を全身に伝える物質で、白血球や血管内皮細胞などさまざまな場所で生産されます。
- サイトカインには炎症反応を高める**炎症性サイト**

カインと、過剰な炎症を抑える**抗炎症性サイトカイン**があります。手術で生じた創部では炎症性サイトカインが局所で生産され、術後の体温上昇や急性期タンパク質（CRP*など）の増加に関与します。侵襲が大きいと、炎症性サイトカインが過剰生産され、局所から全身へとめぐり正常な細胞も攻撃することがあります。これを抑えるのが抗炎症性サイトカインで、両者がバランスをとりながら患者さんの恒常性を維持します。

*【CRP】C-reactive protein：C反応性タンパク

術後2日目の患者さんの状態

無気肺や**急性腎障害**のリスクが高い状態ですが、疼痛は術後1日目より軽減し、術後出血のリスクは低下します。体温上昇、頻脈、腸蠕動音の停止または微弱、高血糖、尿量減少などの生体反応は続きます。患者さんの疼痛を管理し、離床を進めます。

項目	観察ポイント	ケアのポイント	経過でみるポイント
術後出血	●【術後出血（術直後［術当日］）の観察ポイント（**P.94**）】を継続　ドレーンの排液の量や症状だけでなく、ドレーン挿入部や周辺の皮膚の観察も重要です	●【術後出血（術直後［術当日］）のケアのポイント（**P.94**）】を継続	●術後出血のリスクは低下するが引き続き観察し早期発見に努める ●こまめなバイタルサイン測定を行う。ドレーン排液・量の観察（【術後出血（術直後［術当日］）の経過でみるポイント（**P.94**）】参照） ●ドレーンの留置部位によって排液の性状や量は異なるが、術後2日目では**淡血性〜淡々血性**となる
呼吸器合併症：無気肺	●呼吸回数、呼吸状態、呼吸音、SpO_2、痰の有無や性状、動脈血ガス分析	●離床が進むと呼吸や排痰がしやすくなる ●【呼吸器合併症：無気肺（術後1日目）のケアのポイント（**P.137**）】を継続	●気管からの分泌物が多く、排出が困難であれば無気肺のリスクは続く ●無気肺の予防には**離床**を進め呼吸や排痰がしやすいようにすること、術前から練習した**排痰法や呼吸訓練を継続**することが大切である
急性疼痛	●疼痛の程度やパターン ●硬膜外麻酔のカテーテルが抜去された場合には疼痛が増強する可能性があるため、疼痛のパターンを把握し、鎮痛薬を使用するタイミングに役立てる	●痛みの少ない身体の動かしかたを工夫する。そのために**ギャッチベッド**を最大限に利用する ●【急性疼痛（術後1日目）のケアのポイント（**P.137**）】を継続	●疼痛は断続的になり体動に伴い出現する程度となるが、硬膜外麻酔のカテーテルが抜去されると、術後1日目に自制内であった**疼痛が急に増強**することがある ●離床を進め、排痰法や呼吸訓練を継続すべき時期であるため、疼痛をコントロールし重篤な術後合併症を予防する
深部静脈血栓症（肺血栓塞栓症）	●【深部静脈血栓症（肺血栓塞栓症）（術後1日目）の観察ポイント（**P.137**）】を継続	●深部静脈血栓症が疑われたらすぐに**離床を中止**し、医師に報告する ●歩行距離が延びたら弾性ストッキングの着用と間欠的空気圧迫法を中止する ●脱水防止のため輸液が適切に行われているか管理する	●術後1日目に離床がほとんど進まなかった患者さんでは、引き続き離床や歩行を開始する前に深部静脈血栓症が起こっていないことを確認し、歩行中の患者さんの呼吸状態に常に注意し、異常があればすぐに対処する
外科的糖尿病	●【外科的糖尿病（術後1日目）の観察ポイント（**P.138**）】を継続	●【外科的糖尿病（術後1日目）のケアのポイント（**P.138**）】を継続	●【外科的糖尿病（術後1日目）の経過でみるポイント（**P.138**）】を継続

項目	観察ポイント	ケアのポイント	経過でみるポイント
術後感染（点滴刺入部からの感染）	●【術後感染（点滴刺入部からの感染）（術後1日目）の観察ポイント（P.138）】を継続 ●白血球数（WBC*）、CRP、発熱	●【術後感染（点滴刺入部からの感染）（術後1日目）のケアのポイント（P.138）】を継続	●【術後感染（点滴刺入部からの感染）（術後1日目）の経過でみるポイント（P.138）】を継続
術後感染（創部感染）	●【術後感染（創部感染）（術後1日目）の観察ポイント（P.138）】を継続 ●創部の発赤、熱感、疼痛 ●術後持続する発熱 ●血液検査データ（白血球数［WBC］、CRP）	●【術後感染（創部感染）（術後1日目）のケアのポイント（P.138）】を継続	●【術後感染（創部感染）（術後1日目）の経過でみるポイント（P.138）】を継続
術後感染（尿路感染）	●【術後感染（尿路感染）（術後1日目）の観察ポイント（P.138）】を継続 ●尿道口の不快感がないか観察する ●発熱 ●血液検査データ（白血球数［WBC］、CRP）	●【術後感染（尿路感染）（術後1日目）のケアのポイント（P.138）】を継続	●【術後感染（尿路感染）（術後1日目）の経過でみるポイント（P.138）】を継続
精神状態（不安の軽減）	●硬膜外麻酔のカテーテルが抜去されたことによる痛みの増強が不安を与えていないか ●【精神状態（不安の軽減）（術後1日目）の観察ポイント（P.138）】を継続	●痛みの増強は硬膜外麻酔のカテーテル抜去によるもので、状態悪化が原因でないことを患者さんに説明する ●回復の兆しがあれば、患者さんに知らせる ●家族との面会をすすめる	●ドレーンやチューブ類による体動制限などで苦痛を強いられ、**硬膜外麻酔のカテーテルが抜去されたことによる疼痛の増強**がさらに恐怖や不安を強くさせる ●早期回復のための援助を受け入れてもらえるよう説明する ●【精神状態（不安の軽減）（術後1日目）の経過でみるポイント（P.138）】参照
早期離床	●【早期離床（術後1日目）の観察ポイント（P.139）】を継続 	●患者さんと話し合い、前日より歩行距離を延ばす目標を立てる ●前日に離床が進まなかったり疼痛が増強している場合は、迷走神経反射や起立性低血圧による気分不快を防ぐため、歩行中に車椅子をすぐ使えるよう準備する	●引き続き離床を進める ●前日に離床が進んでいない場合は深部静脈血栓症による肺血栓塞栓症を起こすリスクがある（【深部静脈血栓症（肺血栓塞栓症）（術後1日目）の経過でみるポイント（P.137）】参照） ●術後初回の歩行では、迷走神経反射や起立性低血圧から気分不快や失神を起こすリスクが高い ●前日よりも**歩行距離が延ばせるように**援助する

＊【WBC】white blood cell

患者さんの既往や状態によって異なるため、この表は必ずしも優先順位が高い順に項目を挙げているのではないことに留意してください

術後合併症の"出現優先度"を考える

- 術後合併症には一般的な出現時期がありますが、患者さんの既往歴や生活習慣により異なる場合があります。そのため、どの術後合併症を起こしやすい状態かアセスメントする必要があります。
- 例えば、術後出血は術後24時間を過ぎるとリスクが低下しますが、術前に抗血栓薬を内服していた患者さんでは24時間以降も注意深く観察する必要があります。また、糖尿病の患者さんでは、一般的な術後高血糖の出現時期を過ぎても血糖値の観察が必要です。
- 手術部位によって特有の合併症が出現します。例えば膵臓の手術では膵液漏に注意が必要ですが、子宮頸がん手術ではその可能性はありません。
- 周術期実習では、患者さんから得た情報をもとに**最もリスクが高いもの**を判断し、**優先順位に応じた観察やケアを計画する**ことが重要です。

術後3日目の患者さんの状態

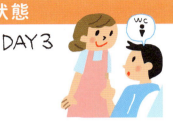

DAY 3

まだ疼痛はありますが、歩行距離が延びることで深部静脈血栓症のリスクは低下します。体温と脈拍は正常に戻り、腸蠕動が回復して排ガスがみられます。利尿期に入り尿量が増加します。一方、排痰が不十分だと**肺炎**のリスクが高まります。また、**感染**がある場合、創部やドレーンから膿様の滲出液が出て発熱などの徴候が現れます。

項目	観察ポイント	ケアのポイント	経過でみるポイント
呼吸器合併症：肺炎	●発熱、呼吸回数、呼吸状態、呼吸音（副雑音の有無）、SpO₂、痰の量や性状、白血球数（WBC）、CRP	●離床を進めることで呼吸や排痰が容易になる●排痰法を実施する●自力での排痰が困難な場合は吸引を行う	●排出できずに末梢気管支に残った痰に細菌が繁殖し**肺炎**を起こすリスクが高くなる●離床を進めて呼吸や排痰を容易にし、排痰法を継続する
術後感染（点滴刺入部からの感染）	●【術後感染（点滴刺入部からの感染）（術後1日目）の観察ポイント（**P.138**）】を継続●発熱	●【術後感染（点滴刺入部からの感染）（術後1日目）のケアのポイント（**P.138**）】を継続	●【術後感染（点滴刺入部からの感染）（術後1日目）の経過でみるポイント（**P.138**）】を継続
術後感染（創部感染）	●【術後感染（創部感染）（術後1日目）の観察ポイント（**P.138**）】を継続●創部の発赤、熱感、疼痛●術後持続する発熱●血液検査データ（白血球数[WBC]、CRP）	●【術後感染（創部感染）（術後1日目）のケアのポイント（**P.138**）】を継続●創部のガーゼやドレッシング材の交換が必要な場合は無菌操作で行う	●【術後感染（創部感染）（術後1日目）の経過でみるポイント（**P.138**）】を継続
イレウス	●腹部膨満、腹部打診音、腸蠕動音、悪心、嘔吐、腹痛、腹部膨満感、排ガスの有無、腹部X線検査（腸管の拡張、異常なガス像、ニボー像）	●離床を進め腸蠕動運動を促進する●創部を避けた腹部や背部の温罨法で腸蠕動運動を促進する	●全身麻酔の術後は腸蠕動運動が停止する。これは術後の生理的イレウスの状態で、通常は**48～72時間以内**に回復する●72時間を過ぎても排ガスや腸蠕動運動がない場合は**イレウス**を疑う
早期離床	●疼痛の有無	●より歩行距離を延ばすような目標を立てて離床を進める	●歩行する距離をさらに延ばせるように援助する

手術前後では、何が正常で何が異常かを見極めるのがコツ

- 周術期の患者さんを受け持つ学生は、急激に変化する患者さんの状態に戸惑い、その速さについていけないことがあります。これを防ぐには、術後の回復過程で患者さんの身体に何が起こるのかを事前に理解しておくことが重要です。
- 例えば、術後にみられる尿量減少や発熱は**手術に対する生体の正常な反応**であり、手術を受けていない患者さんの場合とは**意味がまったく異なります**。
- 手術前後、特に術後の身体の変化を正しく理解し、何が正常で何が異常かを見極める準備をしましょう。

<参考文献>
1. 下間正隆：エキスパートナースMOOK36　まんがで見る術前・術後ケアのポイント―カラー版．照林社，東京，2000．
2. 竹内登美子 編著：＜講義から実習へ＞周手術期看護3　開腹術／腹腔鏡下術後を受ける患者の看護．医歯薬出版，東京，2000；46．
3. 雄西智恵美，秋元典子 編：成人看護学　周手術期看護論 第3版．ヌーヴェルヒロカワ，東京，2014．

必要な看護の知識
（早期離床とその後の経過）

術後数日後に出現する術後合併症

- 術後3日を過ぎると、術後早期に起こる術後合併症のリスクは低下します。ただし、既往歴、術前の生活習慣、離床の進みぐあいによって注意すべき合併症は異なります。複数の情報をもとに患者さんをアセスメントし、**引き続き起こりやすい術後合併症の予防と早期発見に努めましょう**。

表 1　術後数日後に出現する術後合併症

術後せん妄	● 術後のさまざまな要因により、術後2〜5日後に急激に症状が現れる ● 高齢者に多く、幻覚や妄想、危険行動、精神的興奮、昼夜逆転などが一過性にみられる ● 精神的興奮や異常行動によって安静が保てず、術後回復が遅れる可能性があるため注意が必要である ● おもな誘発原因として、手術による不安、麻酔薬の影響、術後疼痛、血液ガス異常、電解質異常、術後の環境などがある **ケア** ● 術前から不安が強い患者さんには、話を傾聴し、そばにいる、タッチングを行うなどして不安を和らげる ● 入院中は休息や睡眠がとれるよう環境を整える ● 危険行動によるドレーンやチューブ類の事故抜去、ベッドからの転落などが治療を妨げないよう、患者さんの安全確保に努める
腸閉塞	● 術後、腸管麻痺によって腸の蠕動運動が低下するイレウスとは異なり、術後3日以降に腸管が機械的・物理的に閉塞する術後腸閉塞が出現することがある。おもな原因は開腹術後の腹腔内での癒着による腸管内腔の閉塞である ● 症状として、腹部膨満、腹痛、嘔気・嘔吐、排便停止などがみられる ● 腹部X線検査は異常な腸管ガス像、腸管拡張、ニボー像がみられる ● 開腹手術や帝王切開の既往がある場合、腸閉塞を起こしやすい **ケア** ● 腹部症状を観察し、早期発見に努める ● 離床を進め、術前の日常生活行動に早期に戻れるよう支援する
縫合不全	● 術後に縫合部が十分に癒合せず、一部または全部が離開してしまう状態をいう。術後3日以降に発生する ● 局所的要因には、縫合部の血流障害、過度の緊張、内圧の上昇、感染、病変の残存などがある ● 全身的要因には、低酸素血症、低栄養、糖尿病、免疫の状態などが関係する ● 発熱、頻脈、白血球数（WBC）の増加、創痛、創部の発赤、腫脹、熱感、膿様の滲出液、ドレーンからの排液の性状の変化などがみられる **ケア** ● 術前から栄養状態をよくするために食事環境を整える ● 術前から血糖をコントロールする ● 術後の酸素療法を確実に行う ● 創部やドレーンの排液の観察、バイタルサインや血液検査のチェックを行い早期発見に努める
術後感染	● 術後に発生する感染症で30日以内（埋入物がある場合は1年以内）に発症したものを術後感染症という。術後3〜6日くらいに起こりやすい ● 手術操作が直接及ぶ部位に発症するものを手術部位感染とよび、手術創部の感染、縫合不全、腹腔内感染などがある ● 手術部位以外に発症するものを術野外感染とよび、呼吸器感染症、尿路感染症、カテーテル感染症、胆道感染症などがある ● おもな原因は術中開放となった消化管、皮膚の常在細菌による術野の汚染である **ケア** ● 術後感染症の発症には、手術創がどれだけ細菌に接触するかが大きく影響するため、創部の管理（ドレッシング材の種類や交換方法、ドレーンの取り扱いかたなど）は無菌操作や清潔操作で取り扱う ● 手術創以外に留置されているチューブ類や輸液を取り扱うときも無菌操作や清潔操作を徹底する

早期離床の重要性

- 早期離床は**術後合併症の予防**となり、**患者さんが回復を実感**できる重要な看護援助です（表2）。
- 必要性を説明し患者さんの理解を得て、積極的に離床に取り組めるよう準備します。
- 離床前に**疼痛**の有無を確認し、疼痛があれば痛み止めを使用して、痛みが和らいだタイミングで離床を促します。
- 表3のように段階的に離床を拡大し、ドレーンや膀胱留置カテーテルなどのチューブ類が外れるにつれて行動範囲を広げます。
- はじめての離床では、いきなり立位をとると起立性低血圧や迷走神経反射が起こる可能性があるため、表3の順序に従います。

表2 早期離床の目的

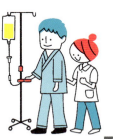

- □ 無気肺の予防
  - 排痰の促進による
- □ 手術創の治癒促進
  - 横隔膜が下がることで肺への空気の取り込みが増加する
- □ イレウスの予防
  - 腸蠕動の回復を促進し、排ガスを誘発し、経口摂取が可能となる
- □ 尿路感染症の予防
  - トイレ歩行ができることにより膀胱留置カテーテルの早期抜去につながる
- □ **深部静脈血栓症を予防**することで、**肺血栓塞栓症のリスクを下げる**
  - 歩行によって下肢の筋肉のポンプ作用が回復
- □ 腰背部痛の予防、褥瘡の予防
- □ 気分転換、不眠の解消

表3 早期離床の流れ

1 ファウラー位 → 2 長座位 → 3 端座位

ポイント
常に、患者さんの気分不快やふらつきがないか確認する

立位前には
- 血圧
- 脈拍
- SpO₂

を測定する

→ 4 ベッドサイド立位 → 5 ベッドサイドで足踏み → 6 病室内歩行 → 7 病棟内歩行

離床時に念頭におきたいリスク

- 術後はじめての離床や歩行では、注意すべき観察点がいくつもあります。観察を怠ると患者さんの怪我や命にかかわる事態となります。表4のリスクを念頭におき、離床時には**患者さんの小さな反応も見逃さない**よう注意深く観察しましょう。

表4 離床時に念頭におきたいリスク

| 迷走神経反射 | □ 冷汗
□ 気分不快
□ 顔面蒼白
□ 意識レベルの低下
□ 失神 | ● 痛み止めで疼痛コントロールしていても、離床時の体動で**激しい痛み**が生じることがある。激しい痛みは迷走神経反射を引き起こし、末梢血管拡張による血圧低下や脈拍数低下から、脳への血流不足のリスクを伴う
● 症状出現時はただちに離床を中止し、転倒を防ぐために体を支えて座位または臥床させる。その後、バイタルサインを測定し、医師に報告する |

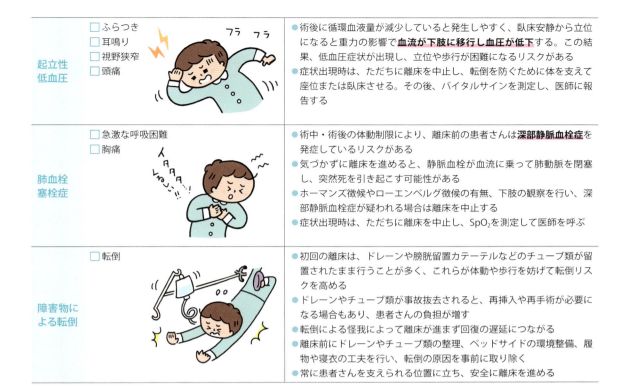

起立性低血圧	☐ ふらつき ☐ 耳鳴り ☐ 視野狭窄 ☐ 頭痛	●術後に循環血液量が減少していると発生しやすく、臥床安静から立位になると重力の影響で**血流が下肢に移行し血圧が低下**する。この結果、低血圧症状が出現し、立位や歩行が困難になるリスクがある ●症状出現時は、ただちに離床を中止し、転倒を防ぐために体を支えて座位または臥床させる。その後、バイタルサインを測定し、医師に報告する
肺血栓塞栓症	☐ 急激な呼吸困難 ☐ 胸痛	●術中・術後の体動制限により、離床前の患者さんは**深部静脈血栓症**を発症しているリスクがある ●気づかずに離床を進めると、静脈血栓が血流に乗って肺動脈を閉塞し、突然死を引き起こす可能性がある ●ホーマンズ徴候やローエンベルグ徴候の有無、下肢の観察を行い、深部静脈血栓症が疑われる場合は離床を中止する ●症状出現時は、ただちに離床を中止し、SpO₂を測定して医師を呼ぶ
障害物による転倒	☐ 転倒	●初回の離床は、ドレーンや膀胱留置カテーテルなどのチューブ類が留置されたまま行うことが多く、これらが体動や歩行を妨げて転倒リスクを高める ●ドレーンやチューブ類が事故抜去されると、再挿入や再手術が必要になる場合もあり、患者さんの負担が増す ●転倒による怪我によって離床が進まず回復の遅延につながる ●離床前にドレーンやチューブ類の整理、ベッドサイドの環境整備、履物や寝衣の工夫を行い、転倒の原因を事前に取り除く ●常に患者さんを支えられる位置に立ち、安全に離床を進める

離床終了後のケア

●離床や歩行後は、**表5**のケアを行います。患者さんの安全を守るため、最後までしっかり観察とケアを行い、次回の離床に意欲をもてるようにかかわりましょう。

表5 離床終了後のケア

臥床までの確認	●病棟歩行などが終了し、患者さんが病室に戻ったら、**ベッドに臥床するまで確認**する 根拠 病室入り口からベッドまでは障害物が多く転倒の危険があるうえ、途中で気分不快を起こす可能性もあるため
ドレーン・チューブ類を戻す	●ベッドに患者さんが臥床した後、離床時に一時的に移動させた**ドレーン・チューブ類をベッドサイドの適切な位置に戻す** ●点滴が指示量どおりに滴下されているか確認する 根拠 ドレーンやチューブ類からの排液が妨げられたり、輸液事故が起こると治療が適切に進まなくなるため
酸素療法の再開	●酸素療法中の患者さんでは、離床中一時中止していた**酸素療法を再開**する ●離床中に酸素ボンベを使用していた患者さんでは、中央配管に切り替える 根拠 低酸素血症を防ぐため
問診、バイタルサイン測定	●離床中の痛みや気分不快を問診し、顔色や冷汗などがないか観察し、**バイタルサインを測定**する 根拠 異常の早期発見のため
創部、ドレーンの確認	●創部のドレッシングへの**しみ出し**、**ドレーンの排液**の量と性状を確認する 根拠 術後出血の早期発見のため
ナースコールの準備	●ナースコールを**患者さんの手元に置く** 根拠 異常を感じたときにすぐに看護師を呼ぶことができるようにするため
患者さんへの声かけ	●離床ができたことに**労いの言葉**をかけ、次回の離床の計画を話し合う 根拠 患者さんの回復への気持ちを高めるため

PICK UP 4

写真でわかる！
周術期の患者ケアに役立つ看護技術

持続的導尿の管理から抜去まで

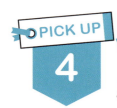

持続的導尿は管理が重要

腎臓は、**生体の代謝終末産物を排泄する**重要な役割を担っています。術中や術後の尿量観察は、**手術による患者さんの身体的変化を把握する**ために重要です。術後は、さまざまな理由から術中に引き続き持続的導尿が行われます。ここでは、術後の持続的導尿の管理から抜去について説明します。

基本知識

尿生成のしくみと尿量・性状

血液が腎臓に送られ、糸球体で濾過されて原尿がつくられます。原尿は尿細管で電解質、タンパク質、水分など99％が再吸収され、残ったものが最終的に尿として体外に排出されます（**図1**）。成人の一般的な尿量は**1～1.5mL/kg体重/時**で、体重50kgの人では1時間に約50～75mLの尿が生成されます。成人の排尿量は、**1日約1,000～2,000mL**です。

尿の色は**淡黄色**、俗にいう麦わら色で澄んでいます。においもありませんが、空気中に長く放置したり、疾患に罹患していたりするとにおいがします。比重は**1.015～1.025**です。

図1 腎臓の尿生成（濾過・分泌・再吸収）のしくみ

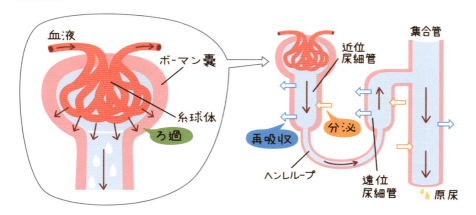

手術後の持続的導尿の目的

尿量を正確に把握する

手術による出血や、開いた創部からの**不感蒸泄、細胞外液のサードスペースへの移行**などにより循環血液量が減少すると、腎糸球体輸入動脈の血圧が低下し、傍糸球体細胞からレニンが分泌されます。**レニン→アンジオテンシン→アルドステロン**という一連の調整機構によって**尿量は減少**します。ムーアの分類の第1相では尿量の減少が起こりますが、急性腎障害を防ぐため**最低限必要な尿量（0.5mL/kg体重/時）が確保されているか**を把握する必要があります。

離床が困難な患者さんの排尿を助ける

早期離床が重要とはいえ、手術後には**適度な安静**も必要です。手術直後は、麻酔薬の残存による**傾眠、創痛、嘔気、血圧低下、悪寒**などで心身の状態が安定しておらず、トイレまでの歩行は困難です。また、酸素マスクや点滴、ドレーン類なども歩行を妨げます。このような状況下でも、持続的導尿により体を動かさずに排尿が可能となります。

創部の安静と感染防止

尿道に創ができる手術では、**創部の安静**のために膀胱留置カテーテルを留置します。また手術創の部位によってはトイレや尿器での排尿が創部の感染リスクを高める場合があり、**感染防止**の目的で膀胱留置カテーテルを留置します。

手術後の膀胱留置カテーテル抜去のめやす

膀胱留置カテーテルには**尿路感染のリスク**が伴うため、**可能な限り早期に抜去**します。抜去のめやすは、患者さんが1人でトイレまで歩行できることです。また、歩行が困難な場合でも尿器などで排尿が可能になれば抜去されます。

一方、創部の安静や感染防止を目的に留置されている場合は、創部が治癒し医師の許可が出るまで留置が必要です。

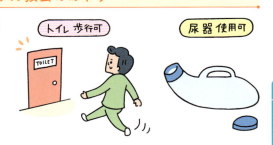

膀胱留置カテーテル留置、持続的導尿中の感染経路

膀胱留置カテーテルの留置中に微生物が侵入すると考えられる経路は、**図2の❶〜❹**で示す箇所です。日々の尿廃棄や採尿をする際には注意が必要です。また、外尿道口を清潔に保つケアも必要になります。

図2　膀胱留置カテーテル留置中の感染経路

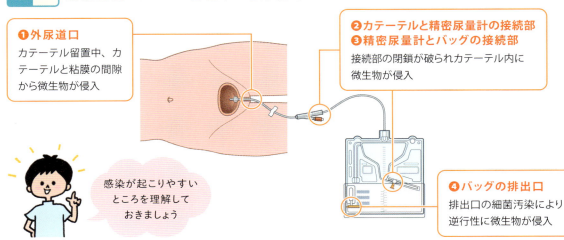

❶外尿道口
カテーテル留置中、カテーテルと粘膜の間隙から微生物が侵入

❷カテーテルと精密尿量計の接続部
❸精密尿量計とバッグの接続部
接続部の閉鎖が破られカテーテル内に微生物が侵入

❹バッグの排出口
排出口の細菌汚染により逆行性に微生物が侵入

感染が起こりやすいところを理解しておきましょう

膀胱留置カテーテルの構造

膀胱留置カテーテルを患者さんに挿入した後、**図3**の「滅菌蒸留水注入口」から**滅菌蒸留水**を注入し、膀胱内でバルーンを膨らませます。図3の断面図にある細い「蒸留水の通路」を蒸留水が通っていきます。膀胱内は無菌状態であるため、万が一バルーンが破損した場合でも滅菌蒸留水を使用していれば微生物が侵入するリスクが低くなります。

図 3　膀胱留置カテーテルの構造

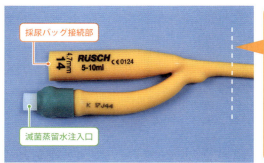
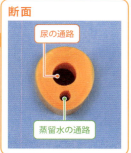

図3の左の写真の点線の部分でカテーテルを切断すると右の写真のような断面が現れます。尿の通路と蒸留水の通路が分かれているのがわかります

写真でわかる 手技と根拠

ここでは持続的導尿の日々の管理として行う**排液の方法**と**膀胱留置カテーテルを抜去する方法**を示します。

持続的導尿の管理：採尿バッグの排液

必要物品
1. サージカルマスク
2. プラスチックグローブ
3. ディスポーザブルエプロン
4. 尿回収容器
5. アルコール綿
6. ビニール袋（ゴミ袋）
7. アルコール手指消毒薬

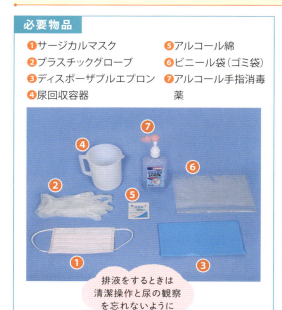

排液をするときは清潔操作と尿の観察を忘れないように

① 患者さんに尿を廃棄することを説明する。

注意 援助中の看護師は患者さんの視界に入らず、患者さんにとってはベッドサイドから「ごそごそ」と物音がするという不気味な状況となってしまうため、きちんと説明する。

説明がないまま排液を行うと…

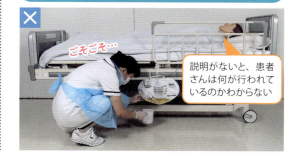

説明がないと、患者さんは何が行われているのかわからない

② 衛生的手洗いを行い、プラスチックグローブ、ディスポーザブルエプロンとサージカルマスクを装着する。
根拠 手指の病原体を減少させるため。看護師の手指や衣服に排泄物などが付着するのを防ぐため。

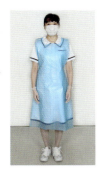

③ 採尿バッグの排出口の下に尿回収容器を準備する。
根拠 排出口を**開放したと同時に排液がある**ため。

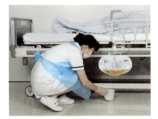

④ 排出口を開放する。

ラウンドウロバッグの場合

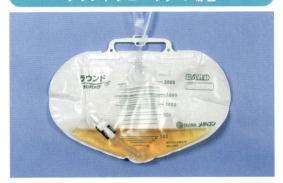

● 排尿チューブを少し曲げるようにしてホルダーに固定されている排出口を引き出す。

排尿チューブを曲げ、排出口を引き出す

● 排尿チューブを**床側**に傾け排出口を尿回収容器に向ける。
● 排尿チューブ側に倒してあるレバーコックを**排出口側**に倒して排出口を開放し、尿を排出させる。

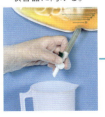
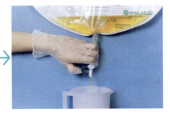

注意 排液中に排尿チューブを引っ張ったり、ねじったりしない。
根拠 破損のおそれがあるため。

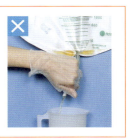

⑤ 採尿バッグを傾けるなどしてバッグ内の尿が**完全に空になるように排液**する。
根拠 尿は時間の経過とともに細菌繁殖のリスクが増大するため。また、時間尿量を正確に計測するため。

注意 排出口が尿回収容器に触れないように排液する。
根拠 尿回収容器に接触することで感染性微生物が伝播する可能性があり、**逆行性感染の原因となる**ため。

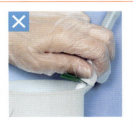

注意 採尿バッグを膀胱より高い位置に持ち上げない。
根拠 尿が逆流して逆行性感染の原因となるため。

⑥ レバーコックを排尿チューブ側に倒し、しっかりと排出口を閉じる。
根拠 レバーコックを完全に閉じないと、尿が流出してしまうため。

⑦ 排出口をアルコール綿で拭く。
根拠 尿が付着していると雑菌が繁殖し逆行性感染の原因となるため。

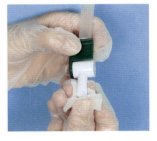

⑧ 排尿チューブを採尿バッグ側に倒し、排出口をホルダーに戻す。
根拠 感染経路である排出口を床からできるだけ離すことで感染を予防するため。

⑨ 患者さんに終了したことを告げる。

⑩ 尿回収容器のメモリを読み**尿量を測定**し、**尿の色、におい、混濁・浮遊物・血尿の有無を観察**する。
根拠 尿量や尿の性状は患者さんの身体の状態を知るために必要なデータであり、また医療スタッフで共有すべきデータでもあるため。

⑪ 尿を廃棄し、ディスポーザブルエプロン、サージカルマスク、プラスチックグローブを外して手指衛生を行う。

⑫ 尿量、尿の性状などを**看護記録に記載する**。また異常があった場合はすぐに報告する。

持続的導尿の管理：膀胱留置カテーテルの抜去

必要物品

- ❶ プラスチックグローブ
- ❷ ディスポーザブルエプロン
- ❸ サージカルマスク
- ❹ シリンジ（10mL以上のもの）
- ❺ 未滅菌ガーゼ
- ❻ 防水シーツ
- ❼ ビニール袋（ゴミ袋）
- ❽ バスタオル
- ❾ 綿毛布
- ❿ 陰部清拭用清浄綿
- ⓫ 尿器
  - カテーテル抜去後に患者さんが急に尿意を催したときに使用する
- ⓬ 採尿カップ
  - 膀胱留置カテーテル抜去後の最初の排尿を確認する際に使用する
- ⓭ 尿器カバー
- ⓮ アルコール手指消毒薬

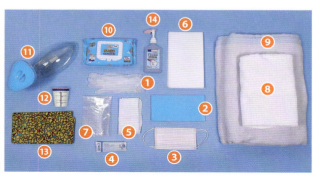

抜去

① 患者さんに膀胱留置カテーテルを抜くことを説明する。

 抜去中、**違和感があること**もあらかじめ説明しておく。

② 衛生的手洗いを行い、サージカルマスク、プラスチックグローブ、ディスポーザブルエプロンを着用する。
根拠 手指の病原体を減少させるため。看護師の手指や衣服に排泄物などが付着するのを防ぐため。

③ 患者さんを**仰臥位**とし、防水シーツを患者さんの下半身の下に敷く。
根拠 仰臥位がもっとも援助のしやすい体位であるため。抜去の際、尿でシーツを汚染する危険があるため。

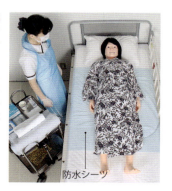
防水シーツ

④ 患者さんを看護師側に水平移動させ、布団を綿毛布に替える。おむつを開き、左足は綿毛布で、右足はバスタオルでくるむ。
根拠 患者さんの**羞恥心**に配慮し不必要な露出を避けるため。また患者さんの**保温**に努めるため。

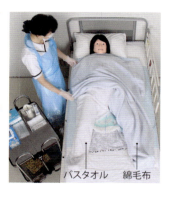
バスタオル　綿毛布

⑤ 管内に残っている尿を採尿バッグ内に落としておく。
根拠 膀胱留置カテーテルを抜去したときに尿が**逆流してくることを防ぐ**ため。

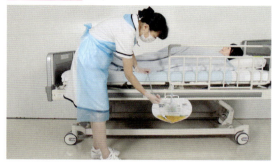

⑥ 膀胱留置カテーテルを固定してあるテープを除去する。
根拠 カテーテルをスムーズに抜去できるようにするため。

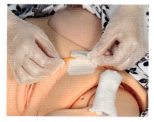

※ここからは手順を見やすくするために、綿毛布とバスタオルを外して説明する。

 テープを剥がすときはカテーテルを引っ張らないように注意する。

⑦ 膀胱留置カテーテルを包んでいたガーゼを取り除き、シリンジでバルーン内の滅菌蒸留水を残すことなく引き抜く。滅菌蒸留水注入口に**強めにシリンジを差し込む**と、バルーンのしぼむ勢いで自然に滅菌蒸留水がシリンジ内に引き抜かれてくる。

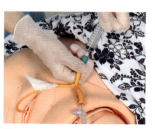

⑧ シリンジ内に引き抜かれた**滅菌蒸留水の量が増えなくなり**、さらにシリンジの内筒を引いてもそれ以上滅菌蒸留水が引け**ない**ことを確認する。膀胱留置カテーテルを挿入した際に注入した滅菌蒸留水の量の記録を参考にするとよい。

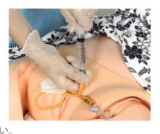

根拠 バルーンが膨らんだままカテーテルを抜去すると、尿道損傷を引き起こすため。

⑨ 膀胱留置カテーテルを引き抜くことを患者さんに告げる。このときに**大きく息を吐く**ように伝える。
根拠 大きく息を吐くようにすると**自然と身体の力が抜けて**、抜去時の痛み軽減につながるため。

⑩ 陰部にガーゼを当て、ゆっくりと膀胱留置カテーテルを引き抜く。
根拠 引き抜く速度は**尿道の摩擦が少なく異常な抵抗をすぐに感じ取ることができる**ような速度とする。速度が速すぎると、異常に気づかず尿道損傷を引き起こす危険がある。

注意 カテーテルを引き抜く方向は、**できるだけ尿道の解剖に逆らわない**ようにする。

女性の場合

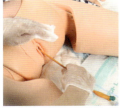
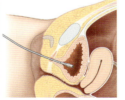

● 臥床しているベッドと**水平方向**に引き抜く

男性の場合

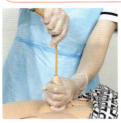
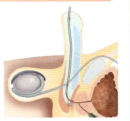

● 臥床しているベッドに対して**45〜90°**の方向に引き抜く

抜去した後のカテーテルの先端からは尿が滴るので、周囲を汚さないように注意しましょう

抜去後のケア

① 膀胱留置カテーテル抜去後は**尿道口周辺に尿が付着**しているので、清浄綿などを使用して陰部を清拭する。

注意 自分でできる患者さんには羞恥心に配慮し、自分でやってもらう。

② 膀胱留置カテーテル抜去後、すぐに尿意を催す患者さんには準備しておいた尿器を当てる。

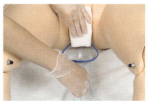

根拠 膀胱留置カテーテルを抜去する際には膀胱内の尿をほとんど排出させた状態となっているが、カテーテルの刺激などによって尿意を訴える患者さんがいることから、安心させるために実際は排尿がなくても、**すぐに尿器を当てる**。

注意 膀胱留置カテーテルが何らかの原因で閉塞してしまったために一時的に抜去し、新しい膀胱留置カテーテルと入れ替えるような場合は、**膀胱内に尿が充満している可能性がある**ため、尿器はすぐに使えるようにしておくとよい。

③ 膀胱留置カテーテル抜去後はトイレ歩行をする回数も増えるため、ベッドサイドの環境整備をしておく。

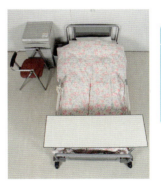

根拠 歩行の妨げになるようなものは転倒の原因となるため。

抜去後の採尿

膀胱留置カテーテル抜去後の最初の排尿では、量・性状を観察するために採尿カップに**全部の量の尿をとってもらう**ことを説明し、採尿カップをあらかじめ渡しておく。
根拠 尿意があっても実際の排尿が少ない場合は尿路感染や膀胱刺激症状を起こしている可能性が疑われるため、**1回の尿量が尿意を感じる適切な量であったかを確認する**ため。

注意 採尿することを失念してしまう可能性のある患者さんには**尿意を催したらナースコールで看護師を呼ぶ**ように伝え、ナースコールで呼ばれた際に採尿カップを渡して採尿してもらうようにすると忘れることがない。

観察アセスメント、ケアと根拠

膀胱留置カテーテル抜去後にも重要な観察事項があります。表1を参考にしっかり観察を行い、**異常の早期発見**と**早期対処**に努めましょう。

表1 膀胱留置カテーテル抜去後の観察のポイント

尿路感染症	膀胱刺激症状	尿閉
● 尿道口からの**出血**や**分泌物**の有無を観察する ● 陰部や下腹部に**痛み**や**違和感**がないか確認する ● **発熱**の有無を確認する ● 検査データから**CRP**や**白血球数（WBC）**などの炎症反応を示す値が上昇していないか、尿中の白血球や細菌が増えていないか確認する 【根拠】尿路感染症を起こしていると上記のような症状が出現することがあるため 【ケア】医師に報告し引き続き患者さんの状態や尿を観察する。発熱や疼痛があれば冷罨法（れいあんぽう）などの対症療法を実施する	● 患者さんの**尿意**とその**頻度**を観察する ● 尿意のあとの排尿の**1回量**が200mL程度あるかを確認する 【根拠】抜去後すぐに頻回に尿意を訴えても排尿がほとんどない場合は、尿路感染や粘膜損傷による膀胱刺激症状を起こしている可能性がある。尿の1回量が少ない、またはほとんどないのは尿が膀胱にたまって尿意を感じているのではないため 【ケア】医師に報告し、引き続き患者さんの状態を観察する	● 尿意の訴えの有無を観察する ● 下腹部が緊満していないか観察する 【根拠】抜去後何時間経っても尿意がない場合は尿閉を起こしている可能性があるため。また尿が膀胱内に多量に貯留していると下腹部が緊満するため 【ケア】尿が貯留している可能性があれば一時的導尿をする。また残尿測定を実施する

看護計画立案のポイントと根拠

膀胱留置カテーテルを抜去する際は、リスクを含めて患者さんの状態をアセスメントし、**抜去の可否**や**抜去後の異常発生のリスクがないか**を評価し、看護計画を立案します（**表2**）。抜去後は、自然排尿の有無だけでなく、1回の排尿量や抜去後から排尿までの時間、尿意に異常がないかも観察します（**表3**）。

表2 カテーテル抜去時の看護計画立案のポイント

医師の指示が出たから
膀胱留置カテーテルを抜去するのではなく、
看護師として患者さんをアセスメントした結果、
抜去してもよいという判断をする

【根拠】医学的に膀胱留置カテーテルを抜去できる状態であっても、トイレまでの歩行が困難、自力で尿器が使えない、おむつ使用時の陰部の皮膚状態に問題があるなど、看護師の視点で判断する必要があるため。

膀胱留置カテーテルを抜去することが決定したら、
できるだけ午前中か午後の早い時間帯に抜去する

【根拠】膀胱留置カテーテルの抜去後は必ず1回目の自然排尿を確認するが、排尿までに数時間はかかるため（**P.153「知りたいなぜ？」**参照）。また、尿閉などの異常が発生した場合に医師や看護師が多く勤務している時間帯のほうが迅速に対応できるため。

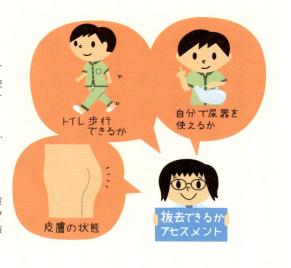

表 3　カテーテル抜去後の看護計画立案のポイント

膀胱留置カテーテル抜去後の最初の排尿は全量を採尿カップにとるよう説明し、事前に採尿カップを渡す

根拠　抜去後の自然排尿の量と性状を観察するため。尿意があっても排尿量が少ない場合は、尿路感染や膀胱刺激症状が生じている可能性があるため、1回の尿量が尿意を感じる適切な量かを確認する。

注意　採尿を忘れる可能性のある患者さんには、尿意を感じたらナースコールで看護師を呼ぶよう説明する。

点滴やドレーン類の整理、ベッドサイドの環境整備をしておく

根拠　膀胱留置カテーテル抜去後はトイレ歩行の回数が増える。歩行を妨げるものは転倒や点滴・ドレーンの事故抜去の原因となるため。

膀胱留置カテーテルの留置中は、尿路感染を防ぐために陰部洗浄をして清潔に保ちましょう

膀胱留置カテーテル抜去後に自然に排尿される時間の予測(計算)方法

知りたいなぜ？

　膀胱留置カテーテル抜去後に自然に排尿されるまでには、どのくらいかかるのでしょうか。一般的な解剖生理学の知識を活用することで、簡単に計算できます。
　成人の場合、膀胱に **150～300mL** の尿がたまると(膀胱内圧が20cmH₂Oを超えると)尿意が生じます。そこで、**①1時間に生成される尿の量**を計算し、次に**②尿が膀胱に150～300mLたまるまでの時間**を計算します。

①1時間に生成される尿の量

標準的な尿の生成量は1～1.5mL/kg体重/時であり、計算式にすると次のようになります。

〈尿の生成量の計算式〉
尿量(mL/時) = 1～1.5(mL) × 体重(kg)

この式をもとに、1時間あたりに生成される尿の量を計算します。

〈例：体重60kgの患者さんの場合〉
1～1.5(mL) × 60(kg) = 60～90(mL/時)

体重60kgの患者さんでは、1時間あたり60～90mLの尿が生成されることがわかりました。

②尿が膀胱に150～300mLたまるまでの時間

①の結果から、膀胱に尿がたまるまでの量を計算します。

1時間で生成される尿量：60～90mL
2時間で生成される尿量：120～**180**mL　←早ければ2時間で尿意を感じる！
3時間で生成される尿量：180～270mL
4時間で生成される尿量：240～360mL
5時間で生成される尿量：**300**～450mL　←遅くとも5時間で尿意を感じる！

体重60kgの患者さんの場合、尿意を感じる量の尿が膀胱にたまるには抜去後早くても2時間、遅い場合は5時間以上かかることがわかります。

術後の腸蠕動を促進するための温湿布[1]

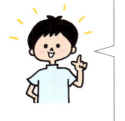

腸蠕動の回復は全身の回復につながる

手術後、特に腹部の手術では麻酔や手術操作の影響で腸蠕動が一時的に停止したり、通常より鈍くなります。これは身体の正常な反応ですが、この状態が続くとイレウスのリスクが高まります。

腸蠕動を促進して早期に経口摂取を開始することは全身の栄養状態の改善につながります。そのため、早期離床などの腸蠕動を促進する援助を積極的に行うことが患者さんの早期回復に役立ちます。

基本知識

術後に温湿布を行う目的

腸蠕動とは、腸の収縮運動のことで、この運動によって摂取した食物が肛門側へ運ばれます。腸蠕動は腸管内在神経と自律神経の支配を受け、交感神経が優位になると抑制され、副交感神経が優位になると亢進します。術後は疼痛や体動困難などによるストレスで**交感神経が優位になりやすい**ため、腸蠕動を活発にするには、副交感神経を優位にするリラックスできる援助が重要です。

また、術後の腸蠕動の低下・停止は、交感神経の影響だけでなく、**麻酔**や**筋弛緩薬**、開腹手術による**臓器への直接的な刺激**でも引き起こされます。これにより、術後のイレウス発生リスクが高まります。そのため、腹部症状を観察し、イレウスの早期発見に努めるとともに、腸蠕動を再開・促進させるケアが重要です。

腸蠕動を促進する方法として、早期離床に加え、副交感神経を優位にする**腰背部への温罨法**を行います。温罨法は末梢血管を拡張させ皮膚温を上昇させることで、リラックス効果や睡眠導入を促すといわれています[2]。

腸は身体の前面に位置するため、本来は腹部への温罨法が適しています。しかし、術後は腹部に手術創があり、腹部の温罨法は**創痛を増強**させたり、**感染リスクを高める**可能性があるため、腰背部の温罨法を実施します。

写真でわかる 手技と根拠

必要物品
1. フェイスタオル（2枚）
2. バスタオル
3. 温度計
4. 湯（70℃程度）
5. ベースン
6. ビニール袋（ゴミ袋）
7. 炊事用ゴム手袋
8. 拭き取り用タオル
9. アルコール手指消毒薬

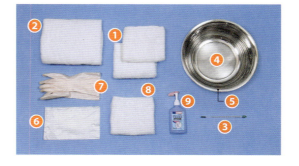

準備

① 温湿布をつくる流し周辺に必要物品を準備し、衛生的手洗いを行う。
根拠 手指の病原体を減少させるため。

② ベースンに湯を入れ、**70℃程度**の湯であることを温度計で確認する。
根拠 湯の温度が低いと効果がなくなり、高すぎると患者さんに熱傷が生じる危険があるため。また、湯がすぐ冷めてしまうため。

> **注意** 蛇口から出る湯の温度に気をつけ、温湿布をつくる看護師に熱傷が生じないように注意する。

③ フェイスタオルを**二つ折り**にして重ね、炊事用ゴム手袋をしてベースンの中の湯に浸し絞る。
根拠 素手の場合、看護師に熱傷が生じる危険があるため。

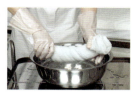

厚手のゴム手袋がないときに素手で絞る方法

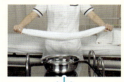
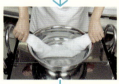
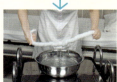

タオルの両端を持ち、持ち手の部分は湯に浸さないように他の部分を湯につけ、ねじるようにして湯を絞ると手が熱くならず、かつ高温の湯でも絞ることができる。

プラスチックグローブを重ねて装着してもよいでしょう

④ 絞ったタオルを広げ、看護師の**前腕内側**に当てて熱すぎないことを確認する。
根拠 前腕内側は体の他の部位と比較して温点分布の密度が高く温度を感じやすいため。

温湿布による温罨法

① これから腰背部に温湿布をすることを説明し、同意を得る。

温タオルを当てる

② 患者さんに側臥位をとってもらい、腰背部を露出し、**ヤコビー線を中心**にして準備した温タオルを当てる。このとき、いったん軽く患者さんに温タオルを当て、熱すぎることがないか確認する。
根拠 熱すぎると不快であり、また熱傷の危険もあるため。

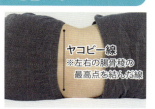
ヤコビー線
※左右の腸骨稜の最高点を結んだ線

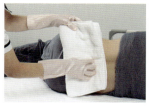

③ 温タオルをしっかりと腰背部に当てる。
根拠 温湿布の効果を最大限にするため。

バスタオルで覆う

④ 患者さんに当てた温タオルの上をビニール袋で覆い、さらにその上をバスタオルで覆う。
根拠 寝衣が濡れるのを防ぐとともに温タオルを冷めにくくするため。

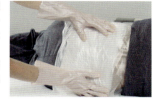

⑤ バスタオルの上から手のひらで押さえつけるようにし、温タオルを皮膚に密着させる。
根拠 温湿布の効果を最大限にするため。

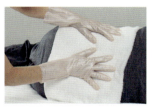

温湿布を行う

⑥ **10分間**温湿布を行う。「熱すぎる」「冷めてしまった」「寝衣が濡れた」などがある場合はすぐに知らせるように説明する。
根拠 熱傷を防ぐため。温タオルが冷めると効果がなくなるため。

⑦ 10分後、バスタオル、ビニール袋、温タオルをはずし、乾いたタオルで皮膚の水分を拭き取り、温タオルを当てていた皮膚の観察を行い、寝衣を整える。
根拠 熱傷など患者さんが自覚していない問題が起こっていることもあるため。皮膚が濡れていると気化熱により寒気を感じることがあるため。また、皮膚が濡れていることは不快であり、寝衣を濡らすことにもなるため。

⑧ 衛生的手洗いを行う。
根拠 手指の病原体を減少させるため。

⑨ 実施したケアと観察内容を記録し、後に排ガスや排便があったかを確認して同様に記録する。

5 術後

看護計画立案のポイントと根拠

腰背部の温罨法を実施するまえに**表1**の点を確認し、**腰背部の温罨法をしてもよい状態か確認**します。

腰背部の温罨法は術後の**イレウスの改善**に効果があります。しかし腸管が癒着して起こる**腸閉塞を起こしている患者さんには禁忌**です。腸閉塞を起こしている患者さんへの腰背部の温罨法は腸蠕動を亢進させるため、腹部症状が悪化することがあります。

表1 温罨法の実施前に確認すること

バイタルサインの測定	● 発熱があるときに腰背部の温罨法をすると皮膚温が上昇し、さらに体温を上昇させてしまうリスクがある ● 血圧の上昇や低下があるとき、血圧の変動が著しいときに腰背部の温罨法をすると、末梢血管が拡張することから循環動態に影響を及ぼし、さらなる血圧の上昇や低下、急激な変動を起こすリスクがある
腰背部の皮膚の状態の観察	● 温罨法を実施する腰背部の皮膚に褥瘡や感染創、発赤やびらんがある場合、温罨法をすることで皮膚の状態を悪化させるリスクがある
疼痛や気分不快の有無の確認／10分程度側臥位でいる必要があることの説明	● 気分不快や疼痛があるなかで、同一体位を10分程度とり続けなくてはならないことは患者さんにとって大変苦痛である。リラックスしてもらうためのケアが苦痛をもたらすのであれば逆効果である ● 腰背部の温罨法の方法や必要時間を事前に患者さんに説明し、理解してもらったうえで患者さんが望まないときは中止する

ワンポイント

腸蠕動を活発にするには？

腸蠕動を促進するために、術後にまず行うべきケアは**離床**です。術後1日目から鎮痛薬を使用し、患者さんが安全に離床できるよう支援します。

腸蠕動は**副交感神経が優位**になると活発になります。そのため、副交感神経を優位にするケアが重要です。患者さんがリラックスできる環境を整えることが、その一助となります。たとえば、**病室の温度や照明、静けさ、におい、ベッド周りや寝具の調整**などが挙げられます。また、**好きな音楽を聴く、本を読む、瞑想する**といった方法も有効です。

会話を通じてリラックスできる患者さんには、じっくり話を聞くことも効果的です。学生としての立場を活かし、患者さんの話に耳を傾けることで、リラックスして副交感神経が優位になり、腸蠕動を促進する手助けができるかもしれません。

<引用・参考文献>
1. 雄西智恵美，秋元典子：成人看護学 周手術期看護論．ヌーヴェルヒロカワ，東京，2014．
2. 加藤京里：腰背部温罨法の快の性質―負荷からの回復過程における快不快と自律神経活動の変化から―．日本看護技術学会誌 2010；9(2)：4-13．
https://www.jstage.jst.go.jp/article/jsnas/9/2/9_4/_pdf（2025.2.14アクセス）

Part 6 術後患者さんの機器・ルート別 観察・ケアのポイント

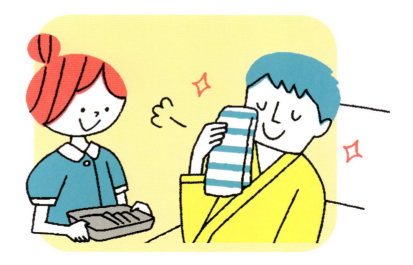

Contents

- P.158 …… ❶ みてわかる 術後の患者さんの観察・ケアのポイント
- P.160 …… ❷ よく出合う 機器・ルート別 観察・ケアのポイント
  - P.160 点滴（輸液ポンプ）
  - P.161 酸素
  - P.162 心電図モニタ
  - P.162 自動血圧計
  - P.163 SpO₂モニタ
  - P.163 胃管
  - P.164 創部ドレーン
  - P.165 創部ドレッシング
  - P.165 硬膜外麻酔
  - P.166 膀胱留置カテーテル
  - P.167 弾性ストッキング／フットポンプ、カーフポンプ

みてわかる 術後の患者さんの観察・ケアのポイント

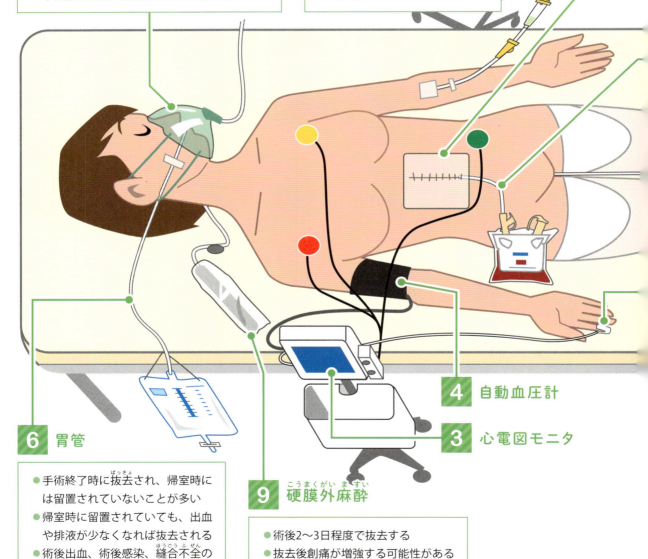

2 酸素
- 医師が指示したSpO$_2$*値を維持できるように酸素流量を調節する
- 酸素を使用しなくてもその値が維持できるようになれば終了となる
- 術後1日目には終了することが多い
- 呼吸器合併症、低酸素血症の観察項目である

1 点滴（輸液ポンプ）
- 術後徐々に輸液量が減っていく
- 点滴刺入部やルート接続部からの感染に注意する
- 感染予防の観点から、術後72〜96時間の間で点滴ルートは交換する

4 自動血圧計

3 心電図モニタ

6 胃管
- 手術終了時に抜去され、帰室時には留置されていないことが多い
- 帰室時に留置されていても、出血や排液が少なくなれば抜去される
- 術後出血、術後感染、縫合不全の観察項目である

9 硬膜外麻酔
- 術後2〜3日程度で抜去する
- 抜去後創痛が増強する可能性がある
- 急性疼痛の観察項目である

158

術後の患者さんには多くのルート類や機器が装着されています。
ここでは、術後の患者さんに装着されている機器・ルート類と
それらに関する観察・ケアのポイントをイラストにまとめました。

8 創部ドレッシング

- 術後7日程度で抜糸・抜鉤する
- 使用するドレッシング材の種類によってドレッシング交換の時期が異なる
- 術後出血、術後感染、縫合不全の観察項目である

7 創部ドレーン（開放式、閉鎖式）

- 出血や排液が少なくなれば抜去する
- 術後2〜3日で抜去することが多い
- 術後出血、術後感染、縫合不全の観察項目である

12 フットポンプ、カーフポンプ

- 術中から継続して実施する
- 歩行を開始すると不要となる
- 深部静脈血栓症の観察項目である

5 SpO₂モニタ

11 弾性ストッキング

- 手術室入室時から着用する
- 歩行を開始すると不要となる
- 深部静脈血栓症の観察項目である

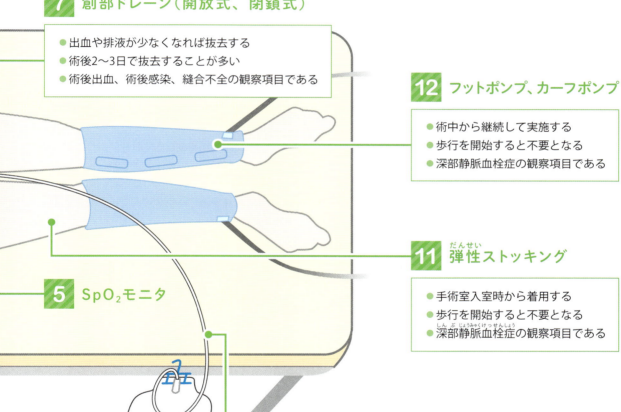

*【SpO₂】saturation of percutaneous oxygen：経皮的酸素飽和度

10 膀胱留置カテーテル

- 留置後7〜10日で尿路感染症のリスクが高まる
- 可能な限り早めに抜去する
- 急性腎障害、尿路感染症の観察項目である

6 機器・ルート別

2 よく出合う 機器・ルート別 観察・ケアのポイント

術後の患者さんでよく出合う機器・ルート別に気をつけたい観察・ケアのポイントを解説します。

1 点滴（輸液ポンプ）

絶飲食の患者さんにとって、点滴は生命維持のために不可欠である。輸液や薬剤は、指示された量を過不足なく投与する必要がある。また、点滴だけでなく水分出納も観察する。

観察のポイント

術直後〜術後3日目

- 指示された**流量**であるかを観察する（**左下図**）。
- 点滴刺入部の**痛み**や**発赤**、**腫脹**、**点滴の漏れ**の有無を観察する。また、静脈炎の有無を観察するために、**点滴刺入部から中枢側の静脈に沿って**痛みや発赤を観察する（**右下図**）。

ケアのポイント

術直後〜術後3日目

- 体動によって点滴が**事故抜去**されないように、ルート類は手に触れない位置に配置する。またルート類の閉塞や事故抜去、褥瘡の原因となるため、**ルート類が身体の下に入らない**ようにする。

点滴流量と点滴残量の確認

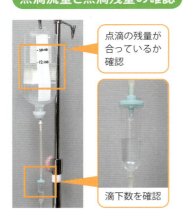

点滴の残量が合っているか確認

滴下数を確認

血管走行に沿った確認

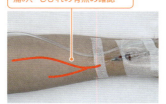

刺入血管の走行に沿って発赤、痛み、しびれの有無の確認

根拠 血管炎は静脈の走行に沿って症状が出現する。針の刺入部だけでなく、刺入部から静脈に沿って観察することが重要である。

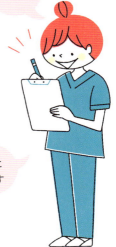

患者さんの離床の妨げにならないよう、また事故抜去を起こさないよう、ベッドサイドの環境を整えることも大切です

点滴や酸素などは、患者さんのベッドサイドに行くたびに必ず確認します

2 酸素

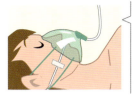

手術中は人工呼吸器による過換気状態のため、動脈血二酸化炭素分圧（$PaCO_2$*）が通常より低下する。この影響で二酸化炭素による呼吸調節機構がうまくはたらかず、麻酔薬の残存による呼吸抑制も加わり、術直後は**低換気**と**低酸素血症**を起こしやすい。そのため、動脈血二酸化炭素分圧によって呼吸中枢が刺激され換気が回復するまでは、酸素投与が必要である。

＊【$PaCO_2$】partial pressure of arterial carbon dioxide

観察のポイント

術直後

- 全身麻酔による呼吸抑制を早期に発見するために**舌根沈下の有無**、**SpO_2**や**呼吸回数**、**チアノーゼ**の有無を観察する。
- 流量が指示どおりか、必要時には加湿ボトル内の滅菌蒸留水が不足していないかを観察する（❶）。
- チューブの屈曲や閉塞がなく、酸素マスクや鼻カニューレに問題なく酸素が供給されているかを観察する（❷）。

術直後〜術後3日目

- 酸素化が十分であるか**SpO_2**や**呼吸回数**、**呼吸困難**やチアノーゼの有無を確認する。
- 上記「術直後」の観察ポイント❶❷を継続して観察する。

深呼吸を促したり、体位を工夫することも大切です

ケアのポイント

術直後

- 術直後に麻酔からの覚醒が不十分で、自発呼吸が弱く、口腔内や気道内の分泌物を排出できない場合は、気道閉塞を防ぐため吸引を行う。
- 覚醒を促すために**覚醒刺激**を与える。
- 舌根沈下がある場合は、枕を外して**頸部後屈**の姿勢（左下図）で気道を確保する。
- 術直後は**酸素マスク**や**ベンチュリマスク**を用いた酸素投与を行う（P.167「ワンポイント」）。

術直後〜術後3日目

- **呼吸器合併症**を予防するために、呼吸法で横隔膜を積極的に動かす。
- セミファウラー位で膝の下に枕を入れて膝を曲げ、腹部を膨らませながら鼻から息を吸って吸気の最後に少し息を止める（**息こらえ**）。呼気時は口をすぼめて息を長く吐き出す（**口すぼめ呼吸**、右下図）。
- 腹部に創がある場合には、腹式呼吸が困難な場合もあるので注意が必要である。
- 患者さんの呼吸機能の回復に応じて、食事が可能な**鼻カニューレ**に変える。

頸部後屈

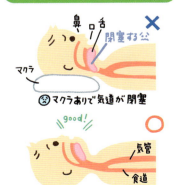

口すぼめ呼吸

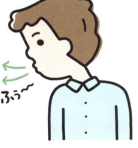
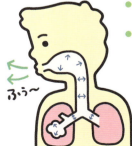

- 呼気時に口をすぼめて息を長く吐き出す
- 口すぼめ呼吸をすると気道内圧が高まり、末梢気管支が拡張する

3 心電図モニタ

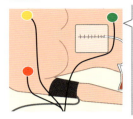

心電図モニタは循環動態の把握はもちろん、術後意識が十分に回復していない患者さんの生命徴候を継続して観察できる簡便な方法である。特に術後は循環動態の変動により、心筋への酸素供給と需要のバランスが崩れ、**心筋虚血**や**不整脈**が起こりやすい。

観察のポイント

術直後～術後3日目

- **心拍数**の観察と変動およびその原因をアセスメントする。
- 心電図モニタの**異常波形**の有無や頻度を観察する。

ケアのポイント

術直後～術後3日目

- ペースト貼付部位の皮膚トラブル（**発赤**や**皮膚剥離**）を確認し、必要時には貼り替える。
- 不整脈が出現した場合には、**血圧**を測定して生命維持に必要な体内循環が維持できているかを確認する。
- **心電図モニタを過信しすぎず**、血圧測定などのバイタルサイン測定を適宜行うことが重要である。

4 自動血圧計

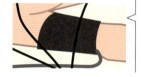

術直後は麻酔による循環動態への影響が出現しやすいため、**頻繁に血圧測定**を行う必要があり、これを自動化したものが自動血圧計である。

観察のポイント

術直後～術後3日目

- 血圧の観察、およびその**変動と原因**をアセスメントする。
- 自動血圧計は血圧が低かったり不整脈があると正確に測定できないことがある。異常な値が出現したらその値をうのみにせず、必ず**手動**で血圧測定を実施して自動血圧計の測定値が正確かを確認する。
- 術直後は**測定頻度を高くし**、時間の経過とともに循環動態の変動リスクが低下した場合、測定頻度を減らす。
- 血圧測定によって何度も腕を圧迫することによる**痛みや発赤などの皮膚トラブル**の有無を観察する。

ケアのポイント

術直後～術後3日目

- 同じ部位で測定し続けると皮膚トラブルを生じやすいため、**定期的に測定部位を変えて**皮膚トラブルを防止する。

自動血圧計の測定値に異常があった場合は、確認のために看護師が手動で血圧を測定しましょう

5 SpO₂モニタ

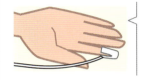

手術後は5～10%の患者さんに**無気肺や肺炎などの呼吸器合併症**が起こるといわれており、この早期発見のためにSpO₂測定は欠かすことができない。

観察のポイント

術直後～術後3日目

- **SpO₂**の観察と変動およびその原因をアセスメントする。
- SpO₂の正常値は95～100%で、90%以下の場合は呼吸不全を疑う。

ケアのポイント

術直後～術後3日目

- 挟み込み式(**右下図①**)の場合、**圧迫による皮膚トラブル**の有無を確認する。
- 貼付式(**右下図②**)の場合には、**センサ部の発熱による低温やけど**の有無を確認する。
- 循環動態が不安定な場合には正確に測定できないため測定部位を変更したり、末梢循環不全がある場合には装着部位を温める。

SpO₂モニタのプローブの種類

①挟み込み式　　②貼付式

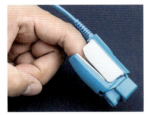 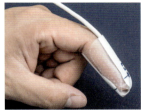

皮膚トラブル防止のために測定部位は定期的に変えましょう

6 胃管

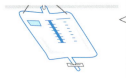

術後は全身麻酔によって腸蠕動運動が低下するため、胃内に貯留した胃液やガスによって**嘔気**や**嘔吐**が引き起こされる場合がある。これを予防するために鼻腔から胃管を留置する。

※胃管は術後合併症の予防効果が期待できないため、術後すぐに抜去されることが多い。

観察のポイント

術直後～術後3日目

- **排液量**や**排液の性状**(**色**、**におい**、**粘稠度**など)を観察する。
- 胃管のチューブが当たる鼻腔には**圧迫による痛みや発赤**などの皮膚トラブルが起こることがあるため、皮膚の状態を観察する。
- 管の詰まりがないかどうか、流出量や管内の固化の有無を観察する。

ケアのポイント

術直後～術後3日目

- 胃管の排液用バッグは、胃への内容物の逆流を防ぐために胃よりも低い位置に置く。
- 流出が悪い場合や詰まっている場合には**ミルキング**を行う。
- 定期的に排液を廃棄する。

7 創部ドレーン

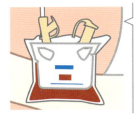

ドレーンは先端が大気に開放している**開放式**と、バッグなどにつながっている**閉鎖式**に分けられる。また、留置する目的によって**治療的ドレーン**、**予防的ドレーン**、**情報的ドレーン**に分けられる（**中央表**）。

観察のポイント

術直後からドレーン抜去まで

- **排出物の性状**（**量**や**色**、**におい**、**粘稠度**など）を観察する。
- 閉鎖式ドレーンの場合、**指示どおりの陰圧**がかかっているかを確認する。
- ドレーンの**屈曲・閉塞**、**接続部の外れ**の有無を観察する。
- **固定位置のずれ**の有無や程度を確認して自然抜去の有無を観察する。
- 刺入部や固定部周囲の**痛み**や**発赤**などの皮膚トラブルの有無を観察する。

術直後

- 排液は**血性**または**淡血性**が正常である（**下表**）。

術後1～3日目

- 排液は徐々に赤みが減少して**漿液性**に変化する。
- 開放式ドレーンの場合、**逆行性感染**が出現しやすいので、発熱など炎症徴候の出現の有無を観察する。

ケアのポイント

術直後からドレーン抜去まで

- 固定用のテープによる**皮膚トラブル**に注意する。
- 清拭の際にはテープを剥がして部位を変えて再度貼付する。貼付するときにはドレーンを引っ張らないように注意する。
- ドレーンに側孔がある場合、**側孔が刺入部よりも外に出ていないか**位置を確認する（側孔が刺入部よりも外に出ていると効果的に排液ができないため）。

ドレーンの種類と目的

治療的ドレーン
- 体内に貯留した液体や気体を排出するのに用いる
- 目的のものを速やかに排除することにより早期治癒を図る

予防的ドレーン
- 術後、血液や滲出液が貯留することが予想される場合にあらかじめドレーンを留置する

情報的ドレーン
- 術後の出血や消化液の漏れ、縫合不全などの合併症を早期に診断するために用いる

排液の量と性状と対処方法

	正常	異常		原因	対処方法
色	淡血性～漿液性	血性		出血	●バイタルサインの測定 ●医師への報告
		混濁、浮遊物		感染	●排液をグラム染色、培養検査に提出する準備 ●医師への報告
		気体		気胸	●接続部の緩みやドレーンが抜けていないかをチェック ●医師への報告
量	1日100～200mL以下（めやす）	血胸や術直後の場合で1時間に200mL以上の血性排液		出血	●ただちに医師に報告 ●バイタルサインの測定

清水潤三，曽根光子：はじめてのドレーン管理．メディカ出版，大阪，2007：41．を参考に作成

8 創部ドレッシング

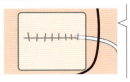

術直後の創部は保護のためにガーゼやドレッシング材で覆われている。

観察のポイント

術直後〜術後3日目

- ガーゼの場合は、ガーゼ上層の**血液や滲出液のしみ出し**の有無やその**性状**（下図）・**量**を観察する。
- フィルムドレッシング材の場合は、創部の**発赤**や創の**離開**の有無を観察する。

性状の観察

血性	淡血性	淡々血性	漿液性

ケアのポイント

術直後

- ガーゼの場合は、ガーゼの上層の**血液や滲出液のしみ出し**や**性状・量**を観察し、過剰な滲出液のしみ出しがない場合には、創部の保護のために**ガーゼを外したりめくったりしない**ようにする。
- 創部を直接観察するためにガーゼを外した場合は新しいガーゼに交換する。

術後1〜3日目

- ガーゼを**交換**し、必要時**創部の洗浄**を行う。
- ドレッシング材は指示があるまで**剥がさない**。

9 硬膜外麻酔

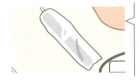

硬膜外麻酔は背部から硬膜と脊髄の間にある硬膜外腔に細いカテーテルを入れて麻酔薬を注入する麻酔である。おもに**疼痛緩和**の目的で使用される。

観察のポイント

術後〜カテーテル抜去まで

- 硬膜外カテーテルによる疼痛コントロールが適切にされているか、痛みの程度を**客観的指標**（**VAS**＊、**NRS**＊、**フェイススケール**など）で観察する。
- 薬剤の効果が強い場合には、血圧低下や徐脈、意識レベルの低下が出現することがあるのでバイタルサインとあわせて**意識状態**も観察する。
- 刺入部からの**出血**や**カテーテルが抜けていないか**などの留置状況を観察する。
- 硬膜外カテーテルは背部にテープで固定されているので、テープの貼付部位の皮膚トラブル（**かゆみ**や**発赤**、**びらん**など）も観察する。

＊【VAS】visual analogue scale：視覚的評価スケール
＊【NRS】numerical rating scale：数値的評価スケール

ケアのポイント

術直後

- テープが剥がれないように**しっかりと固定する**。

硬膜外麻酔の注入部位

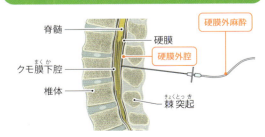

10 膀胱留置カテーテル

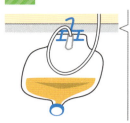

術後すぐに離床してトイレに行くことはできないため、排尿もベッド上で行う必要がある。しかし、麻酔や疼痛の影響で尿器の使用が難しい場合もある。また、術直後は尿量を正確に把握する必要があるため、膀胱留置カテーテルを留置する。

観察のポイント

術直後～術後3日目

- 水分出納把握のために、**尿量**を観察する。
- 成人の一般的な排尿量は1日約**1,000～2,000mL**で、**1～1.5mL/kg体重/時**である。術後は利尿期に入るまで、0.5mL/kg体重/時の尿量があることを確認する。
- **尿の性状**（**色**や**混濁**の有無）（**下図**）を確認し、尿路感染症が起こっていないかを観察する。

ケアのポイント

術後1日目～カテーテル抜去まで

- 膀胱留置カテーテルの留置中は、**1日1回は陰部洗浄**を行い陰部やカテーテルの清潔を保持する。
- 膀胱留置カテーテルが外尿道口を圧迫することで、外尿道口に**潰瘍**が生じる場合がある。外尿道口に過度な圧迫がかかっていないか確認し、必要時はカテーテルの固定位置を変える。
- 膀胱留置カテーテルは**留置期間が長期になるほど尿路感染症を起こしやすくなる**。
- 患者さんの病状などをアセスメントして早期に抜去できるように援助する。

尿の色調

	正常	混濁尿		血尿	
尿の色					
		● 黄白色混濁尿 ● 膿尿	● 乳び尿	● 顕微鏡的血尿	● 肉眼的血尿
説明	● 正常な尿は、淡黄色で混濁はない	● 混濁尿は、尿に細菌、白血球、タンパク質、血液などが含まれることで濁って見える状態で、**感染**などの可能性がある ● リンパ液が混入して白濁した尿を「乳び尿」という。**リンパ管と尿路が交通している**可能性がある		● 赤血球が多量で赤く見えるものを「肉眼的血尿」、顕微鏡による観察で赤血球を5個以上認めるものを「顕微鏡的血尿」という ● 術後に血尿がみられた場合には**すぐに看護師や医師に報告し**、出血部位を特定する	

術後の乏尿期では尿量が減少します。これは術後の生体反応の1つですが、だからといって尿が出ないまま放置すると、急性腎障害などの合併症につながります

最低限必要な尿量を把握し観察することが大切です

11 12 弾性ストッキング／フットポンプ、カーフポンプ

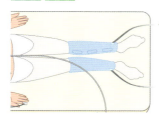

手術による静脈壁の損傷や出血、長時間の同一体位やベッド上の安静により、下肢の深部静脈に血液がうっ滞し、血栓が形成される。血栓が血流に乗って肺に運ばれると**肺血栓塞栓症**を引き起こし、突然死の原因となる。

観察のポイント

術直後から離床時まで

- **下肢周囲径の左右差や急激な増加**の有無を確認する。
- 下肢の**疼痛**や**発赤**、**ホーマンズ徴候**（左下図）の有無を観察する。
- 弾性ストッキングやフットポンプによる**皮膚トラブル**の有無を確認する。

ケアのポイント

術前から離床まで

- 下肢の**自動的運動**、足関節の**底屈・背屈運動**を行い、下肢の筋肉ポンプ作用により静脈還流を増加させる（右下図）。疼痛が強く自動運動が困難な場合には、他動的に動かす。
- **1日1回**は弾性ストッキングを脱いで**清潔ケア**を実施し、皮膚を観察する。

ホーマンズ徴候

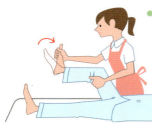

- 足首を背屈させ、腓腹部に痛みがあれば陽性で、深部静脈血栓症の可能性がある

足関節の運動

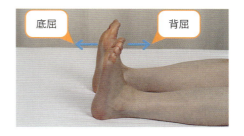

底屈　背屈

ワンポイント　おもな酸素投与法とその特徴

酸素療法の詳細については、**P.97**を参照してください。ここではよく使用される3つのデバイスの特徴を比較して紹介します。

▼ 鼻カニューレ

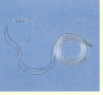

- 酸素流量：1～6L/分
- 酸素濃度範囲：24～44％（患者さんの1回の換気量に依存）
- 装着中も会話や飲食が可能

▼ 酸素マスク

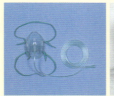

- 酸素流量：5～8L/分
- 酸素濃度範囲：40～60％（患者さんの1回の換気量に依存）
- 不快感や閉塞感を感じる場合がある
- 飲食の妨げになる

▼ ベンチュリマスク

- 酸素濃度範囲：24、28、31、35、40、50％（ダイリューターによって設定）
- ダイリューターを変えることで、酸素濃度を設定できる
- 器具の音が大きい

資料3 術前に休薬が必要な薬剤の例

①抗血栓薬（抗血小板薬・抗凝固薬）

休止する理由：血液を凝固しにくくし、出血性合併症のリスクを高めるため

	分類	一般名	商品名の例
抗血小板薬	COX阻害薬	アスピリン	バイアスピリン®錠
		アスピリン・ダイアルミネート	バファリン配合錠A81
	COX阻害薬・胃薬配合錠	アスピリン／ランソプラゾール	タケルダ®配合錠
		アスピリン／ボノプラザンフマル酸塩	キャブピリン®配合錠
	ADP受容体遮断薬（チエノピリジン誘導体）	チクロピジン塩酸塩	パナルジン®錠
		クロピドグレル硫酸塩	プラビックス®錠
		プラスグレル塩酸塩	エフィエント®錠
		チカグレロル	ブリリンタ®錠
	PDE阻害薬	シロスタゾール	プレタール®OD錠
		ジピリダモール	ペルサンチン®錠
	オメガ-3系多価不飽和脂肪酸	イコサペント酸エチル	エパデールカプセル
	5-HT2受容体阻害薬	サルポグレラート塩酸塩	アンプラーグ®錠
	プロスタグランジン製剤	ベラプロストナトリウム	ドルナー®錠
		リマプロスト アルファデクス	オパルモン®錠
	TX合成酵素阻害薬	オザグレルナトリウム	カタクロット®注射液
	冠拡張薬	トラピジル	ロコルナール錠
		ジラゼプ塩酸塩水和物	コメリアン®コーワ錠
抗凝固薬	クマリン系薬	ワルファリンカリウム	ワーファリン錠
	直接経口抗凝固薬（DOAC）直接的Ⅹa阻害薬	エドキサバントシル酸塩水和物	リクシアナ®錠
		リバーロキサバン	イグザレルト®OD錠
		アピキサバン	エリキュース®錠
	直接経口抗凝固薬（DOAC）直接トロンビン阻害薬	ダビガトランエテキシラートメタンスルホン酸塩	プラザキサ®カプセル

②経口避妊薬／骨粗鬆症治療薬

休止する理由：血栓症・静脈血栓塞栓症のリスクがあるため

	分類	一般名	商品名の例※
経口避妊薬	超低用量ピル（卵胞ホルモン・黄体ホルモン配合剤[LEP製剤]）	ノルエチステロン・エチニルエストラジオール	ルナベル®配合錠
		レボノルゲストレル・エチニルエストラジオール	アンジュ®21錠／28錠
	低用量ピル（低用量OC）	デソゲストレル・エチニルエストラジオール	マーベロン®21／28
		ドロスピレノン・エチニルエストラジオール	ヤーズ®配合錠
骨粗鬆症治療薬	選択的エストロゲン受容体モジュレーター（SERM）	ラロキシフェン塩酸塩	エビスタ®錠
		バゼドキシフェン酢酸塩	ビビアント®錠

※添付文書に休薬が明記されているものの例。中用量ピルは、添付文書上に禁忌の記載はないが、休薬と継続それぞれのリスク、ベネフィットの確認が必要。

血糖降下薬、創傷治癒遅延や出血を生じる可能性のある**抗がん剤**なども休薬や減量になることがあります。医師の指示を必ず確認しましょう

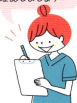

＜参考文献＞
1. 柳田俊彦 編集，池田龍二 編集協力，谷之木佑歌 著：事例で解説！ 「この場面」の"なぜ？"がわかるくすりの知識．第10回 術前後の患者の休薬・再開に注意が必要な薬剤．エキスパートナース4月号 2024；40（1）：97-115．
2. 新百合ヶ丘総合病院ホームページ：薬剤科コラム 術前休止薬について．
https://www.shinyuri-hospital.com/column/pharmacist/column_pharm_21.html（2025.2.19アクセス）
3. 日本麻酔科学会：よくある術前合併症 手術前に飲んでいる薬はどうするの？．
https://anesth.or.jp/users/common/preoperative_complications（2025.2.19アクセス）

Part 7 基礎疾患からみる周術期の観察・ケアのポイント

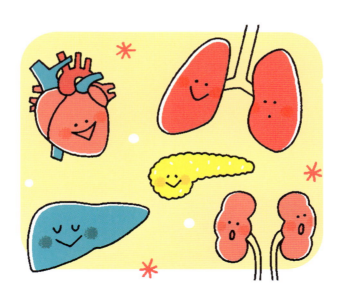

Contents

P.170 …… ❶ **基礎疾患からみる 疾患別の観察ポイントとケア**
- P.170 慢性心不全（CHF）
- P.173 慢性閉塞性肺疾患（COPD）
- P.176 高血圧症（HTNまたはHT）
- P.178 糖尿病（DM）
- P.180 慢性腎不全（CRF）
- P.182 肝機能障害

P.184 …… ❷ **基礎疾患からみる 治療別の観察ポイントとケア**
- P.184 人工透析を受けている患者さん
- P.185 ワルファリン内服中の患者さん
- P.185 ステロイド薬内服中の患者さん
- P.186 インスリン皮下注射中の患者さん

1 基礎疾患からみる 疾患別の観察ポイントとケア

慢性心不全
（CHF：Chronic Heart Failure）

疾患の概要

さまざまな臓器や細胞が必要とする量の酸素を運ぶ血液を十分に送り出せないくらいに**心臓のポンプ機能が低下**してしまった状態のことをいいます。

原因

心筋梗塞や心筋症で**心筋組織が直接的に障害を受けた場合**、弁膜症や高血圧症で**長期的に負荷が心筋組織に加わる機能障害があった場合**、頻脈や徐脈などの**リズム異常で循環動態の悪化を招いた場合**などに起こります。

症状

心臓のポンプ機能は、心臓の右側（右心室、右心房）と心臓の左側（左心室、左心房）に分けることができます。慢性心不全の多くは**左右両方の機能が低下した状態**ですが、左右どちらの心機能が阻害されているかで出現する症状が異なります（図1）。

図1 右心不全と左心不全の病態と症状

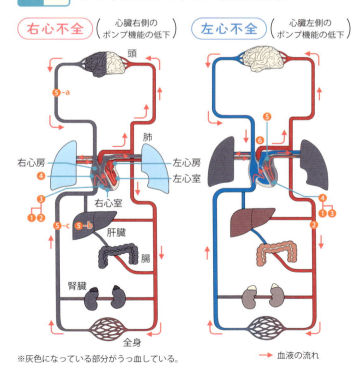

※灰色になっている部分がうっ血している。
→ 血液の流れ

右心不全の流れ
❶ 肺に血液を送り出す右心室のポンプ機能が低下する（1回の心拍で肺に送り出すことができる血液量〈1回心拍出量〉が低下する）
❷ 肺にたくさん血液を送り出すために心拍数が増加する（➡**動悸**）
❸ 右心室にうっ血が起こる（血流が停滞した状態）
❹ 右心房にもうっ血が起こる
❺-a 頭部から右心房に戻ってこようとする血液もうっ血を起こす（➡**頸静脈怒張**）
❺-b 各臓器から右心房に戻ってこようとする血液もうっ血を起こす（➡**肝腫大**）
❺-c 全身の静脈から右心房に戻ってこようとする血液もうっ血を起こす（➡**浮腫や体重増加**）

左心不全の流れ
❶ 全身に血液を送り出す左心室のポンプ機能が低下する（1回の心拍で全身に送り出すことができる血液量〈1回心拍出量〉が低下する）（➡**血圧低下**）
❷ 主要臓器に必要な血液が足りなくなる（➡**全身倦怠感、易疲労、四肢冷感、尿量減少**）
❸ 全身にたくさん血液を送り出すために心拍数が増加する（➡**動悸**）
❹ 左心室にうっ血が起こる（血流が停滞した状態）
❺ 左心房にもうっ血が起こる
❻ 肺から左心房に戻ってこようとする血液もうっ血し、肺もうっ血を起こす（➡**断続性副雑音、呼吸困難**）

検査

- **胸部X線検査**：慢性心不全が増悪すると肺うっ血が増強し**胸水が貯留**したり、心胸郭比（CTR*）が**大きく**なるため、増悪がないかを確認するために行います。
- **心エコー検査**：心臓の収縮や拡張などを以前の検査と比較するために行います。
- **血漿BNP***（脳性ナトリウム利尿ペプチド）：病状が安定しているときの値と比較して**高値**であれば増悪を疑います。

治療

心不全の程度によって**ACE*阻害薬**や**ARB***（アンジオテンシンⅡ受容体拮抗薬）、**β遮断薬**などで薬物療法を行います。また、臓器のうっ血を軽減するために利尿薬を使用することもあります。

*【CTR】cardio-thoracic ratio 　*【BNP】brain natriuretic peptide
*【ACE】angiotensin converting enzyme inhibitor：アンジオテンシン変換酵素　*【ARB】angiotensin Ⅱ receptor blockers

基礎疾患の観察ポイントと看護ケアのポイント

観察ポイント

呼吸状態
- 慢性心不全の患者さんは、肺うっ血によって呼吸状態が悪化しやすいため、以下を観察する
  ▼**呼吸回数**　▼**呼吸困難の有無**　▼**SpO$_2$*** など

浮腫
- 浮腫は慢性心不全で起こりやすい**体液の増加**を知るよい指標である
- 浮腫は**四肢末梢**に出現しやすいので、以下を継続して観察する
  ▼四肢に浮腫はないか　▼浮腫がある場合はどの程度か　▼浮腫が増強していないか

水分出納
- 慢性心不全では体内に体液が貯留しやすいため、体に取り込まれた水分がきちんと体外に排出されているかを観察することが必要である
- 水分摂取量など**体に入った水分の量**と、尿などの**体の外に出た水分の量**を比較する
- 尿量を測定していない場合は、体重や浮腫など代わりの指標で観察する

看護ケアのポイント

塩分・水分制限
- 塩分の成分であるナトリウムには、水分を血管内に引き込む性質があり、塩分を摂り過ぎると循環血液量が増加し、心臓に負担がかかる。そのため、**食事の塩分量を把握し、過剰摂取を防ぐケア**が必要である
- また、体液が過剰にならないよう、**水分を必要以上に摂取しない**ことも重要である

呼吸困難
- 慢性心不全の患者さんは、肺うっ血によって少しの運動でも呼吸困難を起こしやすい状態になっている
- 呼吸困難を起こした場合には**起座呼吸**（**下図**）など安楽な体位をすすめる
- 身体に負担にならず、かつADL*が低下しないような方法を選択してさまざまなケアを計画する

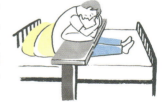

*【SpO$_2$】saturation of percutaneous oxygen：経皮的動脈血酸素飽和度　　*【ADL】activities of daily living：日常生活動作

周術期の観察ポイントと看護ケアのポイント

麻酔薬で**血管が拡張して血圧低下が生じる**と、心臓は血圧低下を補うためにさらに激しく動こうとしますが、心不全の患者さんはポンプ作用が弱いため、**十分な血液を拍出できません**。

観察ポイント

問診
- 日常の活動の程度
- 動悸　●胸痛の有無
- 既往歴

理学所見
- 心音
- 心雑音
- 血圧測定

心電図
- 1分間に5回以上の**心室性期外収縮**が出ている場合は、術中・術後に心合併症の発生リスクが高いとされている（図2）

術後の左心不全
- 以下の所見があれば、術後の急性左心不全を疑う
  - ▼**急性肺水腫による呼吸困難**　▼喘鳴
  - ▼チアノーゼ　▼断続性副雑音
  - ▼血圧低下　▼尿量減少　など

術後の右心不全
- 以下の所見があれば、術後の急性左心不全に続いて右心不全を起こしている可能性がある
  - ▼**全身うっ血**　▼PO_2*の低下
  - ▼心肥大　▼**肺動脈楔入圧の上昇**　など

*【PO_2】partial pressure of oxygen：酸素分圧

図2　心室性期外収縮の心電図波形

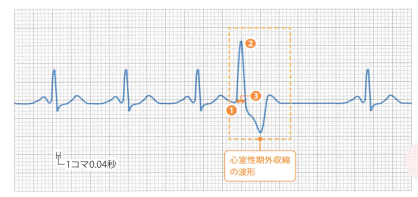

❶先行するP波がない
❷本来のQRS波出現時期よりも早いタイミングでQRS波が現れる
❸QRS波は幅広くなる

1コマ0.04秒
心室性期外収縮の波形

図2にあるような波形が何回出ているか観察しましょう

看護ケアのポイント

内服薬の確認と内服の指導
- 心不全の患者さんは、他の疾患も併発していることが多いため、基礎疾患を把握し、**内服薬があれば確認する**
- 手術前や当日には**内服薬の飲みかた、量や種類が変更される**場合があるため、その内容を患者さんにわかりやすく説明し、指示が守られているか確認する

ストレスの除去
- ストレスがあると人間は心拍出量を増やして組織にたくさん酸素を送ろうとする
- 患者さんの脈を観察して患者さんが緊張しているようであれば、**声をかけたり、話を聞くなどして不安を軽減するケア**が必要である

＜参考文献＞
1. 門脇孝，永井良三 総編集：カラー版 内科学．西村書店，東京，2012：597-602．

慢性閉塞性肺疾患
(COPD：Chronic Obstructive Pulmonary Disease)

疾患の概要

慢性閉塞性肺疾患（COPD）は、**タバコなどに含まれる有害物質を長期間吸入することによって起こる肺の炎症性疾患**です（図1）。

原因

一番の原因は**喫煙**です。大気汚染や受動喫煙、職業上の粉じんや化学物質を長期間吸入することも原因となります。

COPDでは1秒率が低下します（P.45〜46参照）

症状

労作時呼吸困難（体動時に出現する呼吸困難）、**咳嗽**、**喀痰**が代表的な症状です。

その他に呼気延長や口すぼめ呼吸、ビア樽状胸郭なども現れます

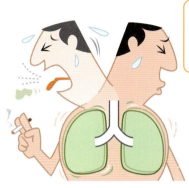

図1　COPDの病態

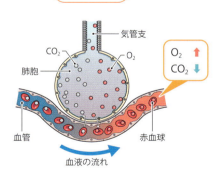

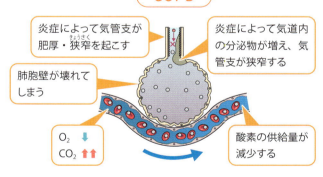

検査

- **胸部X線検査**：COPDで起こりやすい**呼吸器合併症**（**肺炎**や**気胸**）の有無を調べるために行います。
- **WBC**＊（**白血球数**）、**CRP**＊（**C反応性タンパク**）：COPDで起こりやすい呼吸器合併症（肺炎）の有無を調べるために行います。

治療

COPDは進行性の疾患であるため、治療ではなく進行を抑え、QOL＊の改善をめざします。まず**禁煙**をすすめ、適切な運動により呼吸困難を軽減する**呼吸リハビリテーション**を行います。症状に応じて、気管支拡張薬などの**薬物療法**や**酸素療法**を併用することもあります。

＊【WBC】white blood cell　＊【CRP】C-reactive protein　＊【QOL】quality of life：生命・生活の質

基礎疾患の観察ポイントと看護ケアのポイント

観察ポイント

呼吸状態
- COPDは進行性で常に呼吸状態が不安定である。以下を観察して、COPDの増悪の有無をアセスメントする
  - ▼**呼吸回数**　▼**呼吸のリズム・深さ**
  - ▼**SpO₂**　▼**呼吸困難の有無**
  - ▼**痰の量や性状**　▼**咳嗽の回数**　など
- また、**運動の前後にも呼吸状態を観察**して、運動強度やタイミング、方法が適切だったかをアセスメントする

栄養状態
- COPDの患者さんは、呼吸筋を一生懸命動かして十分でない肺機能を補うため、健康な人より多くのエネルギーを呼吸で消費している
- 一方で、呼吸困難が食欲不振を引き起こし、呼吸で消費したエネルギーを十分に摂取できない場合がある
- 以下の栄養状態の指標を観察し、必要なエネルギーが摂取できているかアセスメントする
  - ▼**血清アルブミン**　▼**血清総タンパク**
  - ▼**体重**　▼**食事摂取量**

看護ケアのポイント

呼吸器系の感染予防
- COPDで特に注意が必要なのは、肺炎などの呼吸器感染症を発症して呼吸状態がさらに悪化することである
- 日ごろから**うがい**や**手洗い**を徹底し、人混みに行く際には**マスク**を着用するなどの対策を行う

息切れの悪循環を起こさない
- COPDによる慢性的な息切れ（呼吸困難）があると、体を動かすことがおっくうになり筋力が低下し、食欲不振や息切れのさらなる悪化を引き起こす
- これを防ぐため、**日常的に無理のない範囲で体を動かし、体力をつける援助**を行う（図2）
- **口すぼめ呼吸**は、口腔内や気道内の圧を高めて末梢気道を広げるため、息が吐きづらいCOPDの患者さんに有効である（**P.175図4**）。口すぼめ呼吸を習得させ、息切れの悪循環を防ぐ援助を行う

図2　COPDと運動の関係

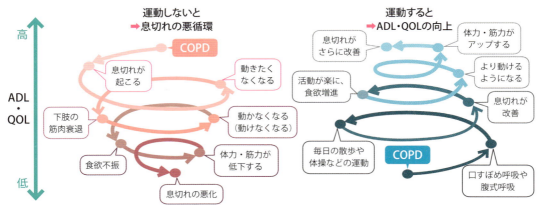

環境再生保全機構：COPDの基礎知識とセルフマネジメント　セルフマネジメント④　運動療法．より一部改変して転載
http://www.erca.go.jp/yobou/zensoku/copd/about/10.html（2024.11.26アクセス）

周術期の観察ポイントと看護ケアのポイント

手術で使用される人工呼吸器と麻酔の影響で、術後は**無気肺や肺炎などの合併症**を起こすリスクが高まります。

観察ポイント

換気障害の分類による重症度の把握

- COPDの患者さんは、息が吐きづらいという特徴があり、1秒量（FEV_1）の値を努力肺活量（FVC）で割った値である1秒率（$FEV_1\% = FEV_1/FVC$）の値が低下する
- **1秒率が70％未満**であると、気道が狭くなった状態の閉塞性換気障害といえる
- COPDは、患者さんのFEV_1を標準と比較した%FEV_1により分類される（**表1**）

表1 COPDの病期分類

病期		定義
I期	軽度の気流閉塞	%$FEV_1 \geqq 80\%$
II期	中等度の気流閉塞	$50\% \leqq$ %$FEV_1 < 80\%$
III期	高度の気流閉塞	$30\% \leqq$ %$FEV_1 < 50\%$
IV期	きわめて高度の気流閉塞	%$FEV_1 < 30\%$

気管支拡張薬投与後のFEV_1/FVC70％未満が必須条件。
日本呼吸器学会COPDガイドライン第6版作成委員会 編：COPD（慢性閉塞性肺疾患）診断と治療のためのガイドライン2022 第6版．メディカルレビュー社，東京，2022：53．より転載

呼吸不全の重症度の分類による評価

- ヒュー・ジョーンズ（Hugh-Jones）の呼吸困難分類で重症度を把握し、術後合併症の発生リスクを予測し看護ケアに活かす（**表2**）
- **III度以上**の患者さんでは術前から注意が必要である

表2 ヒュー・ジョーンズ（Hugh-Jones）の呼吸困難分類

I度	同年齢の健常者と同様の労作ができる。歩行、階段の昇降も健常者なみにできる
II度	平地では同年齢の健常者と同様に歩行ができるが、坂、階段歩行は健常者なみにはできない
III度	平地でさえ健常者なみに歩けないが自分のペースでなら1.6km以上歩ける
IV度	休みながらでなければ50m以上歩けない
V度	会話、衣服の着脱にも息切れがする。息切れのため、外出ができない

看護ケアのポイント

禁煙

- 喫煙は術後に呼吸器合併症を起こすリスクを高める。術前だけでなく**普段から禁煙**をするように指導する

呼吸訓練

- 術後の呼吸器合併症の予防を目的として、術前から呼吸訓練を計画的に実施する
- **インセンティブスパイロメトリー**（P.39参照）を使った呼吸訓練や、**横隔膜呼吸（腹式呼吸）（図3）**、**口すぼめ呼吸（図4）**などを組み合わせて、1回に何セット、1日に何回というように計画する
- ただし、腹部に創ができる手術後は、創痛のため腹式呼吸が難しくなるので、無理に腹式呼吸をする必要はない

図3 横隔膜呼吸（腹式呼吸）

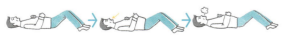

①横たわり、左手は胸に、右手はみぞおちに置く
②鼻から息を吸い、お腹を膨らますようにする
③口をすぼめ、ゆっくり息を吐く

図4 口すぼめ呼吸

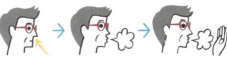

①軽く口を閉じて鼻から吸う
②口をすぼめた状態で息を吐き出す
③手のひらに息が感じられるように

＜参考文献＞
1. 門脇孝，永井良三 総編集：カラー版 内科学．西村書店，東京，2012：798-802．

高血圧症
（HTNまたはHT：Hypertension）

疾患の概要

高血圧症とは、収縮期血圧と拡張期血圧のどちらか一方、あるいは両方が**140/90mmHgよりも大きい数字になる疾患**です。高血圧症には**本態性高血圧症**と**二次性高血圧症**があります。

原因

高血圧症の原因は**表1**のとおりです。

症状

無症状であることが多いですが、**頭痛**、**肩こり**、**全身倦怠感**などの症状が出現することがあります。高い血圧が引き起こす心血管疾患や腎疾患などの高血圧症合併症がある場合には、これらの症状が出現します。

検査

- **血圧測定**：**血圧の変動**を観察して増悪の有無を判定します。血圧はさまざまな要因で変動するため、1回の測定だけで判断してはいけません。日々の血圧測定に加え、**生活サイクルのなかでどの行動がどのように血圧へ影響を与えるか**を確認し、さらに**数日以上の期間の血圧を観察**して判断します。

治療

生活改善が治療の基本で、体重の適正化、アルコール摂取量、有酸素運動、減塩、禁煙、コレステロール摂取量の調整などで**血圧上昇の要因を排除**します。生活改善で効果がない場合は降圧薬を用い、二次性高血圧症の場合は原因疾患を治療します。

表1 高血圧症の原因

	本態性高血圧症（高血圧症の90%）	二次性高血圧症（高血圧症の10%）		
〈総称〉原因	不明	〈腎実質性高血圧症〉 ● 糖尿病腎症 ● 慢性糸球体腎炎 ● 多発性嚢胞腎	〈腎血管性高血圧症〉 ● 腎動脈の狭窄	〈内分泌性高血圧症〉 ● 原発性アルドステロン症 ● クッシング症候群 ● 褐色細胞腫

基礎疾患の観察ポイントと看護ケアのポイント

観察ポイント

血圧
- 日内変動の影響を最小にするために、血圧測定は**毎日同じ時間**に測定する
- また、測定する**体位**や**測定部位**（腕の左右の別）などの条件を統一して、条件の違いによる血圧への影響を最小にする

塩分摂取量
- 高齢になると塩味の感受性が低下するため、しょうゆや塩などを多く摂りがちになる。食事内容や調味料の使用状況などから**1日の塩分摂取量を把握**して、適切かどうかを判断する

排便
- **排便の回数や量、間隔、便の固さ**などを観察する（理由は後述の「排便コントロール」を参照）

看護ケアのポイント

内服確認

- 降圧薬を内服している場合は内服確認を行う
- 本人が内服したと思い込んでいたり、内服せずに薬を捨てていることもあるので、**直接内服している姿を確認**したり、**薬袋（薬の袋）に入っている薬の数に間違いがないか**どうかを確認することも重要である

排便コントロール

- 排便時にいきむことを努責（または怒責）という。排便時の努責は血圧を急激かつ大きく上昇させる
- 急激な血圧上昇は**虚血性心疾患や脳血管疾患の誘発因子**となるため、排便時にいきむことのないように排便コントロールのケアを行う

周術期の観察ポイントと看護ケアのポイント

高血圧症の状態のままで手術が行われると、術中・術後の急激な血圧変動、心筋虚血、腎不全、脳血管障害、術後の創部からの出血の増加などのリスクが高くなります。

観察ポイント

血圧値

- **普段の血圧の値**がどれくらいか把握する
- 降圧薬を内服している患者さんは、一般的な正常値から逸脱していても、医師がその患者さんの状態に応じた目標血圧を設定している場合がある

看護ケアのポイント

術前の不安の軽減

- 不安になると眠れなくなり、**交感神経が優位**になって**血圧が上昇**する
- **患者さんの話を聞き、問題を解決する**ことで不安やストレスを軽減し、十分な睡眠がとれる環境を整える。必要に応じて睡眠薬の使用も検討する

内服の指導

- 降圧薬を内服している場合は、**種類と量**を把握する。飲み忘れると周術期に循環動態が変動する危険がある
- 全身麻酔の手術前は一般に禁飲食だが、**降圧薬は内服することが多いため、指示を必ず確認**し、患者さんにわかりやすく説明する
- 普段の内服状況も確認し、守れていない場合は指導する

術後高血圧症の原因の除去

- 血圧上昇の原因となる以下の要因を取り除く必要がある
  - ▼ **術後の疼痛**　▼ **点滴やドレーンなどにより体動が抑制されている不快感**
  - ▼ **不安**　▼ **集中的な治療による不眠**　など

<参考文献>
1. 日本高血圧学会，日本高血圧協会，ささえあい医療人権センターCOML 編集：一般向け「高血圧治療ガイドライン」解説冊子　高血圧の話.
   http://www.jpnsh.jp/data/jsh2019_gen.pdf（2024.11.27アクセス）
2. 門脇孝，永井良三 総編集：カラー版 内科学. 西村書店，東京，2012：700-708.

7
基礎疾患別

糖尿病
（DM：Diabetes Mellitus）

疾患の概要

糖尿病は**インスリンが不足**しているか、**まったく分泌されていない**ことによって発症する、**慢性の高血糖**を特徴とする疾患です。糖尿病には**1型糖尿病**と**2型糖尿病**があります。

原因

1型糖尿病は、**膵臓のランゲルハンス島でインスリンを分泌しているβ細胞が破壊・消失**してしまい、インスリンが極端に減少するか、分泌できなくなるために起こります。インスリンの減少や分泌されないことで高血糖が起こります。

2型糖尿病は、**過食や運動不足などの生活習慣**によって起こります。インスリンが減少したり、インスリンのはたらきが悪くなること（**インスリン抵抗性**）で高血糖が起こります。

症状

糖尿病による症状はありませんが、糖尿病が引き起こす高血糖によってさまざまな症状が現れます。高血糖による症状には、**口渇**、**多飲**、**多尿**、空腹感、過食、体重減少、全身倦怠感、易疲労性、易感染性、瘙痒感などがあります。

検査

- **血糖値**：普段の血糖値と比較して、増減がないかどうかを観察します。高血糖状態が続く場合には糖尿病の悪化を疑います。
- **HbA1c＊（ヘモグロビンエーワンシー）**：HbA1cは**過去1〜2か月の平均血糖レベル**の状態を反映します。合併症予防の観点からHbA1c 7.0％を目標に血糖をコントロールします。
- **眼底検査**：糖尿病の3大合併症である**糖尿病網膜症**の有無を検査します。
- **尿検査**：GFR＊（糸球体濾過量）や尿中アルブミン、尿タンパクを尿検査で検査し、糖尿病の3大合併症である**糖尿病腎症**の有無を確認します。

治療

糖尿病は完治しません。**食事療法、運動療法、薬物療法**を組み合わせて、高血糖を起こさないように**血糖をコントロール**することが治療の目標です。

＊【HbA1c】hemoglobin A1c　＊【GFR】glomerular filtration rate

基礎疾患の観察ポイントと看護ケアのポイント

観察ポイント

血糖値
- 血糖値は**決められた時間に測定**する
- 血糖値は常に変動するが、**その原因を把握することが重要**である。食事などの情報を含め、日々変動をアセスメントする

低血糖症状
- 薬物療法を行っている場合に起こる症状で、**冷汗**や**動悸**、**頻脈**、**手指の震え**や**顔面蒼白**が出現する
- すぐに対処できるように準備しておく（ブドウ糖を携行しておくなど）

食事や水分の摂取状況
- 空腹感で食べ過ぎることがあるため、**食事や間食・飲み物の内容、量、時間、満腹感、満足感**を確認し、食事療法が適切かをアセスメントする

看護ケアのポイント

運動
- 運動は治療の一環であるため、**日常生活に取り入れやすい運動**をケアに含める

清潔
- 糖尿病の患者さんは感染を起こしやすい状態にある（易感染性）
- 清潔行動が自立していても、**更衣などのケアの際に直接皮膚の状態などを観察**して、清潔が維持できているか定期的にアセスメントする

周術期の観察ポイントと看護ケアのポイント

術後は糖尿病の既往がない人でも一時的に血糖が上昇する**外科的糖尿病**が出現します。これは、脳や損傷した組織の修復にエネルギーを必要とするためです。高血糖になると**白血球のはたらきが低下し**（**免疫能の低下**）、感染リスクが高まります。加えて

既往に糖尿病がある場合は、毛細血管の血流が悪化しているため、細胞への酸素や栄養の供給が不十分となり、術後の創の治癒が遅れることがあります。そのため、糖尿病がある患者さんは、**術前から血糖値を適切にコントロールする**必要があります。

観察ポイント

合併症の有無
- 長期間糖尿病に罹患している患者さんは、**糖尿病腎症**、**糖尿病網膜症**、**糖尿病神経障害**など、手術に影響を及ぼす合併症があることが多いため、合併症の有無や足指など末梢の血行障害がないかよく観察する

糖尿病治療薬の確認
- 高血糖は**易感染**、**創傷治癒の遅延**、**組織の低酸素**の原因となる
- 治療法が**内服**か**インスリン療法**かを確認し、種類やタイミング、量を把握する
- 目標の血糖値を保てない場合は、速やかに医師に報告する

血糖値
- 血糖値を測定し、医師の指示に従って血糖値をコントロールする

看護ケアのポイント

意識障害への対処
- 術後に患者さんが意識障害を起こした場合、**糖尿病昏睡**を疑う。**血糖値、尿中ケトン体、アセトン臭**を確認し、糖尿病昏睡かを判断する。その後、意識障害への処置を行う

低血糖への対処
- 術後は食事摂取量が増えない場合や高カロリー輸液が終了した場合に、低血糖症状を起こすことがある。**低血糖症状が出たら、すぐに知らせる**よう患者さんに説明する

術後感染の予防
- 術後は免疫能の低下により易感染状態となるため、**創部・尿路・気道感染を防ぐ**清潔保持のケアが必要である

＜参考文献＞
1. 和田攻, 南裕子, 小峰光博 総編集：看護大事典 第2版. 医学書院, 東京, 2010：2121-2123.
2. 門脇孝, 永井良三 総編集：カラー版 内科学. 西村書店, 東京, 2012：148-154.
3. 和田攻, 南裕子, 小峰光博 総編集：看護大事典 第2版. 医学書院, 東京, 2010：2632.

慢性腎不全
(CRF：Chronic Renal Failure)

疾患の概要

腎臓の機能が数か月にわたって低下し、生体の恒常性が維持できなくなった状態をいいます※。

原因

慢性腎不全は、腎臓の基本的な単位である**ネフロンが壊れてしまう**ことで起こります。糖尿病腎症や慢性糸球体腎炎、良性腎硬化症が原疾患として存在することが多くあります。

症状

慢性腎不全の症状は**表1**のとおりです。

検査

- **赤血球数（RBC*）**：貧血の程度を検査します。
- **生化学検査**：**血清アルブミン**や**血清尿素窒素**（BUN*）、**クレアチニン**（Cr*）、電解質（特に**カリウム**）を検査し、腎機能障害の程度を確認します。

表1 慢性腎不全の症状

症状	原因
乏尿・無尿	腎臓の機能が低下し、尿を生成できなくなるため
浮腫	腎臓から尿となって排泄されるはずの水分が、体内にとどまってしまうため
高血圧症	血圧を上げてネフロンにたくさん血液を流すことで、残された少ないネフロンで健康なときと同じような腎臓のはたらきを維持しようとするため
貧血	腎臓で生成される**エリスロポエチン**という赤血球の産生を促すホルモンが、腎臓の機能低下によって生成されなくなるため
低カルシウム血症	腸でのカルシウムの吸収を促したり、尿へのカルシウムの排泄を抑制するはたらきをもつ**活性型ビタミンD**が腎臓でつくられなくなるため

治療

慢性腎不全では、**疾患の進行を遅らせる**ために、肥満予防や禁煙、運動などの**生活管理**、食塩摂取制限や低タンパク食の**食事療法**、降圧薬や利尿薬の**薬物治療**を行います。

＊【RBC】red blood cell　＊【BUN】blood urea nitrogen
＊【Cr】creatinine

※慢性腎不全を含む概念として、慢性に経過するすべての腎臓病を指す慢性腎臓病（CKD：Chronic Kidney Disease）がある。初期は自覚症状がなく、進行すると腎不全（急性腎障害や慢性腎不全）に移行し、さらに悪化すると透析が必要となる。

基礎疾患の観察ポイントと看護ケアのポイント

観察ポイント

体重
- 慢性腎不全が進行して腎臓の機能が低下すると尿の生成量が減少し、体内に水分が貯留する。**体重を毎日測定し、その増減を観察して**体内への水分貯留の有無をアセスメントする
- 体重は日内変動があるため、毎日同じ時間に測定する

浮腫
- 体内への水分貯留による**浮腫**や**浮腫の増強**の有無を観察する

食事の摂取量など
- **減塩とタンパク制限が守られているか、食事や間食の内容や摂取量、摂取時間、満腹感や満足度**を確認して、食事療法が適切にできているかをアセスメントする

看護ケアのポイント

食事へのケア
- 減塩・タンパク制限の食事は、通常の食事よりおいしさに欠ける。食事場所を**ベッド以外にする**、ベッド上でも**食欲がわく環境を整える**など、食欲増進の工夫をする

浮腫
- 浮腫のある皮膚は傷つきやすく、循環が悪いために、特に**下肢が冷たくなる**。下肢に浮腫がある場合は、保護と保温のために**靴下などの着用**をすすめる

周術期の観察ポイントと看護ケアのポイント

腎臓は生体の代謝終末産物を処理・排出するため、腎機能が**患者さんが麻酔に耐えられるか**を判断する指標となります。また、腎機能の低下があると術中・術後に**高カリウム血症**のリスクが高まり、高カリウム血症を放置すると心停止に至る可能性があります。

観察ポイント

生化学検査
- 腎機能をアセスメントするために、**電解質、血清尿素窒素（BUN）、クレアチニン（Cr）**を確認する

腎機能検査
- 同様に**糸球体濾過量（GFR）、クレアチニンクリアランス（CCr*）、推定糸球体濾過量（e-GFR*）**を確認する

*【CCr】creatinine clearance
*【e-GFR】estimated glomerular filtration rate

尿量
- 術後の尿量減少は**急性腎障害**の徴候と考えられるため、医師の指示する尿量が確保されているか観察する

看護ケアのポイント

水分摂取量の管理
- 腎機能を保つには、適量の水分が必要である
- **点滴が指示通りの量と速度で投与されている**かを確認する
- 点滴がない場合は、**何をどのくらい飲むのか**を説明し、**飲水量を確認**する

膀胱留置カテーテルの管理
- 術後は尿量を定期的に確認し、減少している場合は以下を確認する
  - ▼**カテーテルが屈曲していないか**
  - ▼**患者さんの体の下敷きになっていないか**　など
- 上記がない場合は、以下を確認する
  - ▼**下腹部の膨満や圧痛の有無**
  - ▼**尿意の有無**
  - ▼**尿中に浮遊物はないか**

  これらがあればカテーテルが何らかの理由で閉塞している可能性があり、カテーテルを入れ替える必要がある
- 上記がすべてない場合は、腎機能を含む身体の異常が何か起こっている可能性があるので医師に報告する

<参考文献>
1. 和田攻，南裕子，小峰光博 総編集：看護大事典 第2版. 医学書院，東京，2010：2753-2755.
2. 服鳥景子 著，伊東美佐江 他 監修，伊東克能 医学監修：まるごと！　疾患別看護過程　腎不全. プチナース2014；23(14)：別冊8.
3. 門脇孝，永井良三 総編集：カラー版 内科学. 西村書店，東京，2012：1542-1546.

肝機能障害

疾患の概要

肝機能に関する血液生化学検査（AST*〈GOT*〉、ALT*〈GPT*〉、ALP*、γ-GT*、総ビリルビン、直接ビリルビン、血清総タンパク、血清アルブミン、血清総コレステロールなど）に異常を示す、すべての状態を指します。

原因

上記の障害を引き起こす、すべての疾患や病態が原因となります。おもなものとして、**肝炎ウイルスへの感染**（ウイルス性肝機能障害）、**カロリーの過剰摂取**（脂肪肝）、**アルコールの過剰摂取**（アルコール性肝機能障害）、**毒性をもった食べ物の摂取や薬のアレルギー**（薬物性肝機能障害）などがあります。

症状

肝機能障害の症状は**表1**のとおりです。

検査

● **血液検査**：肝臓に関する血液生化学的検査（左の「疾患の概要」に挙げたもの）を定期的に行います。

治療

原疾患がある場合には**原疾患の治療**を行います。症状が出現した場合には、症状を抑えるために薬物療法などの**対症療法**を行います。

＊【AST】aspartate aminotransferase：アスパラギン酸アミノトランスフェラーゼ
＊【GOT】glutamic oxaloacetic transaminase：グルタミン酸オキサロ酢酸トランスアミナーゼ
＊【ALT】alanine aminotransferase：アラニンアミノトランスフェラーゼ
＊【GPT】glutamic-pyruvic transaminase：グルタミン酸ピルビン酸トランスアミナーゼ
＊【ALP】alkaline phosphatase：アルカリフォスファターゼ
＊【γ-GT】γ-glutamyl transpeptidase：γ-グルタミルトランスペプチダーゼ

表 1　肝機能障害の症状

症状	原因
意識障害	● 通常肝臓で分解されるはずの血中アンモニアが分解されずに血中濃度が上昇すると、意識障害が出現する。意識レベルの低下や見当識障害、羽ばたき振戦、昏睡などがみられる
黄疸 （皮膚や眼球結膜の黄染）	● 通常ビリルビンは、肝臓から胆汁として腸を経由して体外に排出される ● 肝臓の機能が低下すると肝臓から胆汁として排出されなくなり、体内に貯留する ● 体内で過剰になったビリルビンは皮膚や眼球結膜に沈着して黄色みがかったような色になる
クモ状血管腫、腹水・浮腫・腹壁皮下の血管怒張	● 肝臓に障害が起こると、消化管から肝臓に血液を送る門脈の血流が阻害され門脈圧が亢進する。行き場を失った血液は腹部表面に逃げ道（側副路）をつくる。これがクモ状血管腫や腹壁皮下の静脈怒張（メデューサの頭）である ● また、行き場を失った血管から漏れ出した水分が腹部に貯留したり、通常肝臓で合成されるアルブミンが合成されず、腹水や浮腫が出現する
女性化乳房	● 通常肝臓で分解されるエストロゲン（女性ホルモン）が分解されずに血中濃度が上昇すると、女性化乳房が出現する

基礎疾患の観察ポイントと看護ケアのポイント

観察ポイント

意識レベル
● **意識障害**の有無や程度を観察する

腹水・浮腫
● **腹水**や**浮腫**の程度や部位を観察する

黄疸
● **眼球結膜**や**皮膚で黄疸の程度を観察**する

看護ケアのポイント

排便コントロール
- 便秘になると便で排出されるはずのアンモニアが体内に貯留し、意識障害を引き起こす。**食物繊維を含む食事を摂取し、臥床時間を減らして腸蠕動運動を活発にする**などのケアを行う

瘙痒感
- 黄疸がある場合には瘙痒感が出現する
- 瘙痒感が強い箇所には清拭や冷罨法などのケアを行う

浮腫
- 浮腫のある皮膚は傷つきやすく、また、循環が悪いために**冷感が生じる**。下肢の浮腫がある場合には、保護と保温のために**靴下などの着用**をすすめる

周 術 期 の観察ポイントと看護ケアのポイント

　肝臓のおもなはたらきは合成、解毒、排泄です。これらの機能が低下していると麻酔からの覚醒が遅れたり、栄養状態が悪化すると術後の感染や創傷治癒の遅れを引き起こしたりします。また、出血が止まらなくなることもあります。

観察ポイント

ウイルス検査
- 肝機能をアセスメントするために、A・B・C型肝炎の有無を確認する。HAV*、HBV*、HCV*の基準値はすべて**陰性**である

血清酵素活性検査
- 肝機能障害の有無を把握する。**AST**(GOT)、**ALT**(GPT)の数値が100U/L以上で慢性活動性肝炎の疑いがあるときは手術を延期することがある。肝臓のタンパク合成能は、**コリンエステラーゼ(ChE*)**の値を確認する

術後肝機能障害
- 肝機能障害のある患者さんは、手術をきっかけに肝機能がさらに悪化することがある。術後も、肝機能のアセスメント項目を注意深く観察する

出血傾向
- 肝機能の低下が著しいと、造血因子であるトロンボポエチンの生産が低下して**血小板も減少**する。その他の凝固因子の生産も低下するため出血傾向となる

看護ケアのポイント

食事環境の改善
- 術前は検査などで食事ができないことも多いため、**食事が摂れる工夫**をする必要がある
- 検査後に遅れて食事を摂る際には、大部屋の患者さんは食堂に案内し、それが難しい場合はカーテンやスクリーンを使用する
- また、食事中に同室の患者さんの処置をすることはできるだけ避ける
- 食事を温め直して提供することも大切である

---

*【HAV】hepatitis A virus：A型肝炎ウイルス　*【HBV】hepatitis B virus：B型肝炎ウイルス　*【HCV】hepatitis C virus：C型肝炎ウイルス
*【ChE】cholinesterase

＜参考文献＞
1. 和田攻, 南裕子, 小峰光博 総編集：看護大事典 第2版. 医学書院, 東京, 2010：576.

7
基礎疾患別

2 基礎疾患からみる 治療別の観察ポイントとケア

人工透析を受けている患者さん

治療の観察ポイントと看護ケアのポイント

シャント管理

- 患者さんは人工透析のために、前腕部などに動脈と静脈を吻合したシャントを造設する（図1）。
- シャントは人工透析を受ける患者さんの命綱である。正常なシャントを手指で触れると、**血流の振動や拍動を感じ（スリル）**、シャントに聴診器を当てると**ザーザーという血流の音（シャント音）**を聴取できる。
- スリルとシャント音は毎日（人工透析実施日には透析の前後に）観察する（図2）。
- また、シャントに強い圧迫を加えるとシャントが閉塞してしまうため、**血圧測定はシャントのない側で行い**、手提げ袋のような荷物をシャントのある腕にかけて持ったり、腕枕をしないようにする。

水分出納

- 人工透析を受けている患者さんは、尿による体内の水分排出ができないか、極端に少ない状態である。
- **人工透析によって人工的に排出している水分量がどのくらいなのか、食事を含めた水分摂取量がどのくらいなのか**を情報収集して、**水分出納を毎日観察**する。

図2 シャントの聴診法

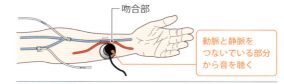

動脈と静脈をつないでいる部分から音を聴く

正常なシャント音	●心臓の拍動に合わせてザーザーという音が聴取できる ●前回聴取したシャント音と比較して音の大きさが変わらない
異常なシャント音	●まったく音がしない ●高い音でキューキュー、ピーピーなどの狭窄音が聴取される ●前回聴取したシャント音と比較して音が小さい

図1 シャントのしくみ

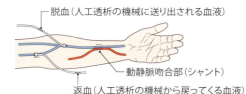

脱血（人工透析の機械に送り出される血液）
動静脈吻合部（シャント）
返血（人工透析の機械から戻ってくる血液）

周術期の観察ポイントと看護ケアのポイント

- 透析を行うと循環動態が不安定になるので、**術前の透析は手術前日に行うことが一般的**である。透析のスケジュールを間違えないように患者さんに伝える。
- 透析をしている患者さんは**血中のカリウムの値が高くなる**ことがあるので、血液検査の結果にも注意を払う。
- また、透析をしている患者さんはシャントを造設しているが、**術後の体位や血圧の変動によってシャントの血流低下や閉塞の危険**があるので、**シャント音とスリルを頻回に確認**する。

ワルファリン（ワルファリンカリウム）内服中の患者さん

治療の観察ポイントと看護ケアのポイント

食事
- ワルファリン内服中に、**納豆やクロレラなどのビタミンKを多く含む食品**は絶対に食べてはならない。ビタミンKは**ワルファリンの効果を抑える**ため、薬の効果が十分に得られなくなってしまう。

採血やけがなどの止血
- ワルファリンには**血液を固まりにくくする作用**がある。採血後やけがなどで止血が必要な場合には、**通常よりも長い時間圧迫止血**をする。
- 外見上出血がなくても内出血を起こしている可能性があるため、表面上の止血が確認できた後も**継続的に内出血の有無**（腫脹や圧痛、紫斑など）を観察する。

周術期の観察ポイントと看護ケアのポイント

- ワルファリンは抗血栓薬（抗凝固薬）で、血液をサラサラにする薬である。**心筋梗塞や脳塞栓症の既往**のある患者さんがおもに内服している。
- ワルファリンを内服している患者さんが手術を受けると、出血が止まらなくなるリスクがある。そのため、**手術数日前までに内服を中止する**必要があるが、薬の目的から考えると完全に中止することはできない。そこで、血中濃度の下がりやすいヘパリンに変更されることがある。
- まず、患者さんの既往歴を聞き、**内服薬を確認**する。医師から内服薬変更の指示があれば、患者さんにわかりやすく説明し、指示が守られているか確認する。

ステロイド薬（副腎皮質ホルモン薬）内服中の患者さん

治療の観察ポイントと看護ケアのポイント

易感染状態
- ステロイド薬（副腎皮質ステロイド薬）には身体の免疫機能（抵抗力）を抑える作用があるため、感染症になりやすくなる。患者さんには、うがい・手洗い、マスク着用や、人混みを避ける対策が必要である。

転倒防止
- ステロイド薬は骨の形成を阻害し、骨が血液に溶けるのを促す。この作用で生じるステロイド性骨粗鬆症は、転倒などによる骨折リスクを高める。
- 転倒を防ぐため、**ベッド周辺を整備し、歩きやすくつまずきにくい靴**を選ぶ。

白血球数
- ステロイド薬を内服している患者さんは、ステロイド薬の副作用で**白血球数が増加**する。血液検査の結果をみる際に注意が必要である。

周術期の観察ポイントと看護ケアのポイント

- ステロイド薬を長期内服している患者さんは易感染状態にあり、耐糖能の低下により血糖値が上昇する。そのため、術後は**感染**や**縫合不全**、**創部離開**など、**創傷治癒の遅延リスク**がある。
- **ステロイド薬の内服量と期間**を確認する。過去に内服していた患者さんの場合、現在内服していなくても、いつ、どれくらいの期間内服していたかを把握する必要がある。近い過去に長期間ステロイド薬を内服していた場合は、副腎皮質機能が低下し、手術中に特定の薬剤が効かなくなる可能性がある。
- 術前は医師の指示に従い、内服を継続または中止することを患者さんに説明する。術後は創部を清潔に保ち、感染や縫合不全、創部離開を早期に発見するため、**発熱や頻脈などバイタルサインの変化**や**血液検査データ**を観察する。

インスリン皮下注射中の患者さん

治療の観察ポイントと看護ケアのポイント

低血糖症状

- 低血糖症状は、インスリン皮下注射をしている患者さんによくみられる症状である。血糖が過度に低下すると、**冷汗**、**動悸**、**手指の震え**、**顔面蒼白**が生じる。
- 症状が出た場合、速やかに血糖値を上げることが重要である。すぐに**ブドウ糖やそれを含むジュースを摂取**する。経口摂取が困難な場合は、ブドウ糖液の静脈注射を行う。
- 低血糖症状は**いつ起こるかわからない**ため、患者さんが病室や病棟から離れている際に低血糖が出現した場合の対処法を確認しておく（学生が看護師に連絡できるように内線番号を把握しておくなど）。

周術期の観察ポイントと看護ケアのポイント

- 手術侵襲はサイトカイン、カテコールアミン、グルカゴン、糖質コルチコイドの分泌を増加させ、これらがグリコーゲン分解、糖新生を促し高血糖状態となる。これは外科的糖尿病とよばれる。
- 糖尿病の患者さんでは、術後に**さらに高血糖となる可能性がある**ため、術前から血糖値を管理する。
- 血糖管理のため、**患者さんのインスリンの種類**、**単位数**、**空腹時血糖値を把握**し、**医師の指示する目標値を達成できるよう**ケアする。また、インスリンの打ち忘れや量を間違えないように確認する。
- 食事療法をしている患者さんには自己判断で食事を変えないように指導する。

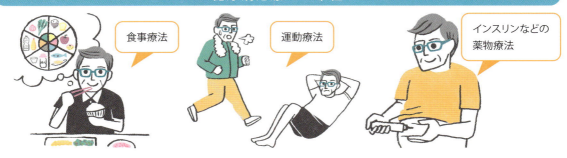

糖尿病治療の3本柱：食事療法／運動療法／インスリンなどの薬物療法

Part 8 実習でよく出合う疾患別 周術期看護のポイント

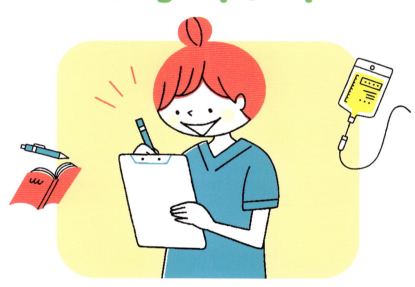

Contents

- P.188 …… ❶ 肺がんの手術
- P.190 …… ❷ 食道がんの手術
- P.193 …… ❸ 胃がんの手術
- P.196 …… ❹ 膵がんの手術
- P.198 …… ❺ 大腸がんの手術
- P.202 …… ❻ 乳がんの手術
- P.204 …… ❼ 前立腺がんの手術
- P.206 …… ❽ 大腿骨頸部/転子部骨折の手術

1 肺がんの手術

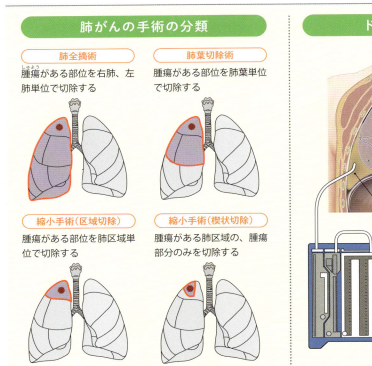

肺がんの手術の分類

肺全摘術
腫瘍がある部位を右肺、左肺単位で切除する

肺葉切除術
腫瘍がある部位を肺葉単位で切除する

縮小手術（区域切除）
腫瘍がある部位を肺区域単位で切除する

縮小手術（楔状切除）
腫瘍がある肺区域の、腫瘍部分のみを切除する

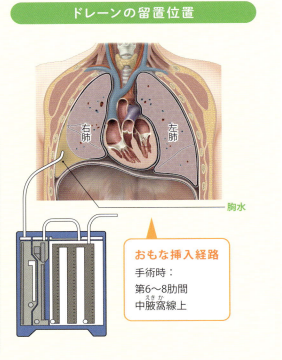

ドレーンの留置位置

右肺　左肺　胸水

おもな挿入経路
手術時：
第6〜8肋間
中腋窩線上

肺がん手術の種類と方法

図1　肺がん手術の切開部位

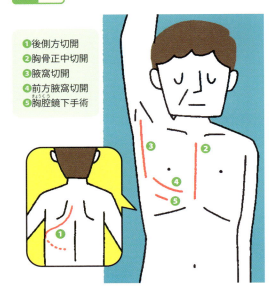

❶後側方切開
❷胸骨正中切開
❸腋窩切開
❹前方腋窩切開
❺胸腔鏡下手術

　がんの進行の程度（病期：**ステージ**）によって、腫瘍を取り除くための手術が選択されます。取り除く部位によって上図のような手術を行います。

　肺の腫瘍を切除するために、皮膚を切開します（**図1**）。大きく胸を切り開く手術を**開胸手術**、胸腔鏡とよばれるカメラを使用する手術を**胸腔鏡下手術**（**VATS**＊）といいます。VATSは開胸手術と比較して**手術の傷が小さく**、**入院期間が短い**などのメリットがあります。

　開胸手術もVATSも**全身麻酔**で行います。

近年は、開胸手術よりも侵襲の小さい胸腔鏡を用いた手術がより多く行われています

＊【VATS】video-assisted thoracic surgery：ビデオ補助胸腔鏡手術

肺がんの術後の看護

　肺がん手術の術式は、がんの進行度や病変部位により決定されます。「開胸手術か胸腔鏡下手術か」「肺の切除範囲」「術前の患者さんの身体状態」によって、侵襲の程度や術後の回復過程が大きく異なります。

術後看護の特徴

術後24時間以内
- 術後24時間は**術後出血**が起こりやすい

術後1日目〜
- 術後1〜2日目ごろ、「急性疼痛による早期離床の遅延」「深呼吸・咳嗽の抑制などによる無気肺、肺炎」などの**合併症のリスク**が高まる
- 食事が開始されると、**乳び胸**（胸管から脂肪分を含んだリンパ球が漏れ、胸腔に貯留した状態）が起こることがある

術後2日目〜
- 術後2〜3日目までに胸腔ドレーンからの排液とエアリークがほとんどなくなり、残存肺の再膨張がはかられる
- エアリークがなくなってきたら、残存肺の再膨張を促すために深呼吸や呼吸訓練を開始する

胸腔ドレーン抜去後
- 胸腔ドレーンが抜去され、換気不全が改善されると日常生活を徐々に拡大させ、退院後の生活についてイメージしていくようになる

胸腔ドレーンの管理

　ここでは、いずれの手術にも共通する胸腔ドレーンの管理を説明します（**図2**）。ドレーンの留置位置については、**P.188**を参照してください。

図2　胸腔ドレーン挿入時のおもな観察ポイント

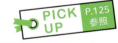
PICK UP P.125参照

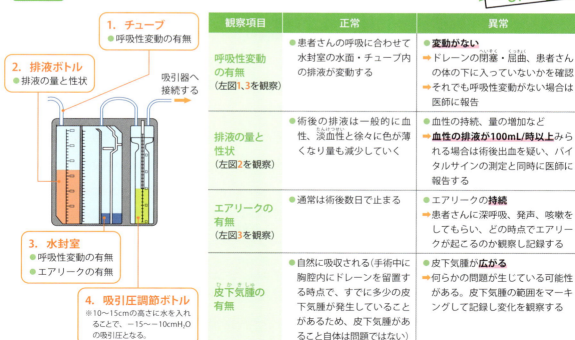

観察項目	正常	異常
呼吸性変動の有無（左図1、3を観察）	患者さんの呼吸に合わせて水封室の水面・チューブ内の排液が変動する	**変動がない** ➡ドレーンの閉塞・屈曲、患者さんの体の下に入っていないかを確認 ➡それでも呼吸性変動がない場合は医師に報告
排液の量と性状（左図2を観察）	術後の排液は一般的に血性、淡血性と徐々に色が薄くなり量も減少していく	血性の持続、量の増加など **血性の排液が100mL/時以上みられる場合は術後出血を疑い、バイタルサインの測定と同時に医師に報告する**
エアリークの有無（左図3を観察）	通常は術後数日で止まる	エアリークの**持続** ➡患者さんに深呼吸、発声、咳嗽をしてもらい、どの時点でエアリークが起こるのか観察し記録する
皮下気腫の有無	自然に吸収される（手術中に胸腔内にドレーンを留置する時点で、すでに多少の皮下気腫が発生していることがあるため、皮下気腫があること自体は問題ではない）	皮下気腫が**広がる** ➡何らかの問題が生じている可能性がある。皮下気腫の範囲をマーキングして記録し変化を観察する

1. チューブ
- 呼吸性変動の有無

2. 排液ボトル
- 排液の量と性状

吸引器へ接続する

3. 水封室
- 呼吸性変動の有無
- エアリークの有無

4. 吸引圧調節ボトル
※10〜15cmの高さに水を入れることで、−15〜−10cmH₂Oの吸引圧となる。

<参考文献>
1. 小川朋子 著：肺がん．林みよ子 監修．別冊 経過がわかる！疾患別看護過程．プチナース 2019；28（8）．

2 食道がんの手術

食道がん手術の種類と方法

食道がんの手術の分類

胃による食道再建法

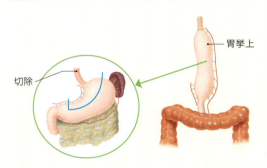

- 腫瘍のある部分を切除し、胃を引っ張り上げるようにして残った食道と胃をつなげる

結腸による食道再建法

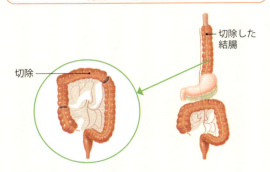

- 腫瘍のある部分を切除し、胃と食道を別に切除した結腸でつなげる

食道再建経路

	胸壁前	胸骨後	後縦隔
経路	(図)	(図)	(図)
長所	●吻合操作がしやすい ●縫合不全が起こっても処置がしやすい	●胸壁前と比較して再建距離が短い ●縫合不全が起こっても処置がしやすい	●食道の生理的ルートに近く、食物の通過がよい ●再建距離が短い
短所	●再建距離が長くなる ●縫合不全が起こりやすい ●食道が屈曲しやすい	●再建臓器によって心臓や肺が圧迫される ●胸鎖関節によって再建臓器の圧迫壊死が起こることがある	●縫合不全が起こると膿胸を引き起こすことがあり致命的となる

術式による創部の位置・ドレーンなどの留置位置

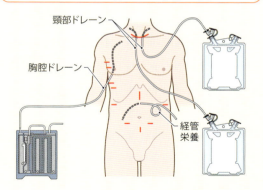

右開胸開腹手術の場合／胸腔鏡・腹腔鏡を用いた手術の場合

がん研有明病院：がんに関する情報　がんの種類について　食道がん．を参考に作成
https://www.jfcr.or.jp/hospital/cancer/type/esophagus.html（2024.11.27アクセス）

　食道の腫瘍を取り除く方法には、頸部・胸部・腹部を切開する手術や、腹部に大きな傷をつくらずに治療できる内視鏡的治療があります。**内視鏡的治療**（内視鏡的粘膜切除術：EMR*、内視鏡的粘膜下層剥離術：ESD*）は、リンパ節転移がなく、がんの深さが粘膜下層までにとどまる表在型食道がんが対象です（**P.199**参照）。

　内視鏡的治療以外に**外科的療法**があり、胸部食道がんの手術は「難しい」といわれます。これは、食道が**縦隔深部に位置し**、呼吸器系や心臓血管系に囲まれていることや、開胸時に**肺が虚脱する**などの解剖学的制約によるものです。手術には、**右開胸開腹手術**や、侵襲が少ない**胸腔鏡・腹腔鏡・ロボットを用いた手術**があり、病態に応じて選択します。

　がん切除後は**食道を再建**します。再建経路には**胸壁前**、**胸骨後**、**後縦隔**があり、それぞれに長所・短所があります（**P.190下図**参照）。

*【EMR】endoscopic mucosal resection　*【ESD】endoscopic submucosal dissection

表1　食道がんの手術や治療法の違いと特徴

	手術	内視鏡的治療
特徴	● 手術でがんを含めた食道と胃の一部を取り除く方法 ● 同時にリンパ節を含む周囲の組織も切除する ● 全身麻酔で行う	● 内視鏡を使用してがんとその周囲の細胞を取り除く方法
メリット	● 比較的大きいがんでも取り除くことができる	● 全身麻酔を使用しないため覚醒した状態で治療ができる
デメリット	● 食道を切除することで消化管の一部が除去されるため、消化管の再建が必要（**P.190上図**参照）	● 手術に比べて切除できるがんの大きさが小さい

食道がんの術後の看護

　食道がんの手術は、肺や気管、脊椎、および心臓血管系の臓器に囲まれた縦隔深部という解剖学的に制約がある部位の手術であることから、手術は**難易度が高く長時間**に及びます。

　さらに、手術は頸部、胸部、腹部にまたがり、開胸による肺の虚脱などから**術後合併症が起こりやすく、侵襲の大きい手術**として知られています。

術後は集中治療室で経過観察することが多いです

術後看護の特徴

術後24時間以内
- 術直後は、気管内チューブ、胃管が挿入されることがある。頸部と腹部に吻合部ドレーンが挿入されており、胸腔ドレーンが挿入されて低圧持続吸引がされている
- 術当日から24時間以内は**術後出血**が起こりやすい

術後数日
- 手術操作によって反回神経が障害されると**反回神経麻痺**が起こり、嗄声や嚥下障害、両側の神経麻痺であれば呼吸困難が起こるため、**術後の抜管**から注意が必要である
- 咳嗽反射が弱くなり自力で排痰できなくなるため、術後数日以内に**無気肺**や**肺炎**が起こることがある

術後3〜4日目ごろ
- 虚脱した肺が拡張し**エアリークがなくなり**、排液量**200mL以下**をめやすに胸腔ドレーンが抜去される[1]

術後1週間程度
- 術後1週間は**縫合不全の徴候や症状**に注意する。このころから経口摂取が開始となる
- 経口摂取が始まると**誤嚥性肺炎**を起こすことがあるため、注意が必要である。頸部と腹部の吻合部ドレーンも、経口摂取が開始となって**排液の量と性状に変化がなければ抜去**される

リハビリテーションのポイント
- 1日数回に分けて少量ずつ食事を摂る方法や、食後の注意事項などを習得していく
- 咽頭を合併切除している場合には、食道発声や口唇の動きでコミュニケーションがとれるように訓練する

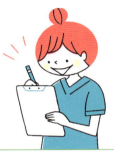

術後肺炎、無気肺の予防

原因
- 食道がんの患者さんは、**長期間の喫煙により術前から呼吸障害がある**ことが多い。
- 食道がんによる通過障害の影響で**術前から低栄養状態**である。
- 胸部と上腹部を切開する食道がん手術では、術後に呼吸運動が抑制され、肺虚脱により**無気肺が起こりやすい**。
- 気管・気管支周囲のリンパ節切除で血流が低下し、**痰を排出しにくい状態**である。
- 術後は一時的に咳嗽反射が消失し、**有効な咳嗽ができない**。
- 反回神経麻痺により声門閉鎖障害が起こると、有効な咳嗽ができず、誤嚥を引き起こす。

看護のポイント
- 術前から呼吸訓練を行い、口腔内の清潔を保つため、1日3回の食後の歯磨きと数回の**口腔ケア**を実施する。
- 術前から栄養管理を行い、糖尿病の患者さんには**血糖コントロールを徹底**する。
- 術後は痰の排出を促すが、縫合不全を防ぐため、**強い咳嗽を控える**よう説明する。
- 肺の聴診で痰の貯留箇所を特定し、体位ドレナージを行う。自己排痰が難しい場合は吸引する。
- 無気肺では、聴診で呼吸音が減弱または消失する。
- 術前からの**呼吸訓練や深呼吸を続ける**。
- 疼痛を管理し、**早期離床**を促す。

<引用文献>
1. 竹林克士，坪佐恭宏，島田理子，他：胸部食道癌切除後の胸腔ドレーン排液量の検討．日外科系連会誌 2016；41（4）：553–558．
https://www.jstage.jst.go.jp/article/jjcs/41/4/41_553/_pdf（2024.11.28アクセス）

3 胃がんの手術

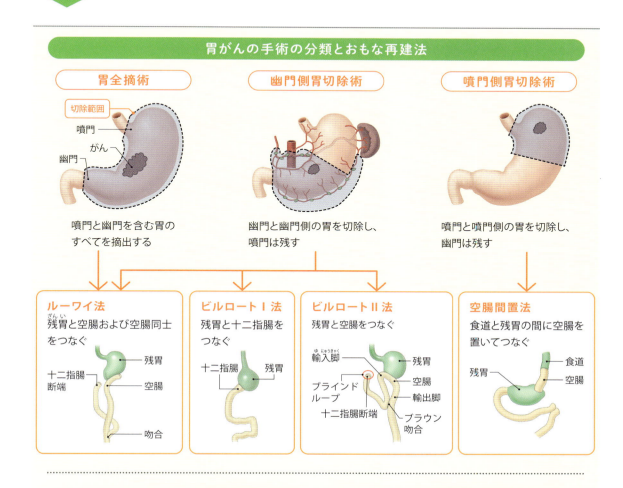

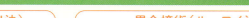

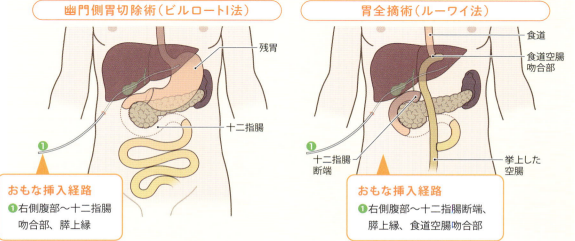

胃がん手術の種類と方法

胃がん手術は、取り除く部位や大きさによって**P.193上図**のように分けられます。胃の腫瘍を取り除く方法には、腹部を大きく切り開く**開腹手術**と、腹部に小さな切開を入れ腹腔鏡を用いる**腹腔鏡下手術**、腹部に大きな創をつくらずに治療できる**内視鏡的治療**（EMR、ESD）もあります（**表1、P.199図1**参照）。

手術で胃を切除すると、そのままでは食事ができません。そのため、病変部の切除後に**消化管再建術**が必ず行われます。再建術にはルーワイ法やビルロートⅠ法、Ⅱ法などがあります。

表 1 胃がんの手術や治療法の違いと特徴

	開腹手術	腹腔鏡下手術	内視鏡的治療
特徴	● 手術でがんと胃の一部や全部を取り除く方法 ● 全身麻酔で行う	● 腹腔鏡を使用してがんと胃の一部や全部を取り除く方法 ● 全身麻酔で行う	● 内視鏡を使用してがんとその周囲の細胞を取り除く方法
メリット	● 比較的大きいがんでも取り除くことができる	● 開腹手術に比べて創が小さい ● 開腹手術に比べて術後の疼痛が小さい ● 開腹手術に比べて入院期間が短い	● 全身麻酔を使用しないため覚醒した状態で治療ができる ● 開腹手術に比べて手術時間が短い（約20〜30分） ● 開腹手術に比べて入院期間が短い（約1週間） ● がんの切除後も胃が残るため、食事への影響が少ない
デメリット	● 腹腔鏡手術に比べて傷が大きい（約20cm）	● 一般的にステージⅠのがんに行われるため適応範囲が狭い	● 開腹手術に比べて切除できるがんの大きさが小さい

胃がんの術後の看護

胃がんの手術は、**がんの進行度**や**病変部位**によって切除範囲や再建方法が選ばれます。進行がんでは、**膵尾や脾臓の切除**が行われることもあります。胃がんの術後合併症の考えかたは大きく、**全身麻酔**によるもの、**胃切除と再建をしたこと**によるもの、そして**経口摂取を開始したこと**によるものの3つにわけられます。

術後の経過に問題がなければ、術後3〜4日目くらいから経口摂取を開始しますが、同時に**表2**のような特有の合併症が出現するリスクが高まります。しかしながら、すべての術式で表2のような合併症が起こるわけではありません。幽門を温存した術式ではダンピング症候群は起こりません。そのため、**どこをどのように切除・再建したのか**を把握し看護することが重要です。

表 2 経口摂取開始後に起こる合併症

吻合部通過障害	● 吻合部の浮腫により狭窄が起こる。経口摂取開始4〜5日程度に発症することが多い ● **嘔吐、腹部膨満感、胃部停滞感**が出現する ● 無理に食事を進めないようにする。少量ずつよく咀嚼してゆっくり食べるように伝える
ダンピング症候群	● 胃全摘術など幽門の機能が失われたときに起こる ● 食直後から30分以内に出現する**早期ダンピング症候群**では冷汗、めまい、動悸など、食後2〜3時間に出現する**後期ダンピング症候群**では全身脱力感、手指の震え、めまい、冷汗などの低血糖症状が起こる ● どちらの看護も1日の食事回数を増やす分割食とし、1回の食事摂取量を少なくして、毎回の食事で時間をかけてゆっくり摂取することを説明する
逆流性食道炎	● 胃全摘術など食道との吻合部の逆流防止機構不全によって起こる ● **胸焼け、しみる感じ、嚥下困難**などが出現する ● 食後すぐに臥位をとらないよう、また前屈体勢をとらないよう説明する

術後看護の特徴

術後24時間以内
- 術後24時間は**術後出血**が起こりやすい

術後1日目〜
- 術後1〜2日目ごろ、胃管からの排液が**コーヒー残渣様**となり、量も減少し抜去される
- 上腹部の創痛により、咳嗽や深呼吸が抑制され、無気肺のリスクが高まる

術後3日目〜
- 術後3〜4日目ごろに**排ガス**がみられ**腸蠕動が回復**すると経口摂取が開始される。経口摂取が開始されると、特に胃全摘や幽門側胃切除をした患者さんでは**ダンピング症候群**が起こることがある。ダンピング症候群には、**食直後から30分以内**に起こる早期ダンピング症候群（動悸、めまい、冷汗など）と、**食後2〜3時間**で起こる後期ダンピング症候群（頭痛、倦怠感、冷汗など）がある。腹腔ドレーンは排液の性状と量に変化がなければ、この時期に抜去される
- 術後4〜10日目までは、消化管吻合部の**縫合不全**の徴候や症状に注意する必要がある

術後5日目〜
- 術後5〜14日目までは**腹腔内膿瘍**が起こることがあり、また膵尾や脾臓を切除している場合には**膵液漏**が起こりやすくなる
- 術後6〜14日目までは、迷走神経切除による胆嚢運動の低下から**急性胆嚢炎**を起こすことがある
- 経口摂取開始4〜5日（術後7〜9日目）ごろに吻合部の浮腫による狭窄から**吻合部通過障害**が起こることがある

ビルロートII法実施患者の注意点
- 輸入脚に停滞していた胆汁や膵液が一気に胃に流れ込む**輸入脚症候群**が起こることがあり、嘔気や**胆汁性の嘔吐**がみられる

胃全摘や噴門側胃切除患者の注意点
- **逆流性食道炎**を防ぐため、1日数回に分けて少量ずつ食事を摂る方法や、食後の注意事項を習得し、日常生活に取り入れる

それ以降長期に渡るもの
- カルシウム吸収障害による**骨粗鬆症**や、ビタミンB$_{12}$吸収障害による**貧血**が起こることがある

縫合不全の早期発見

縫合不全の原因と症状、その観察
- 縫合不全とは生理的な創の癒合が何らかの原因で阻害され、**手術創の一部または全部が離開**してしまう状態をいう。
- 全身的な原因には、術前からの**栄養状態の低下**、糖尿病の既往などの代謝障害、局所的な原因としては、血行障害、感染などがある。
- 発熱、頻脈、創部の発赤・腫脹、創痛、腹痛、気分不快、白血球の増加、CRP*の上昇などがみられる。
- バイタルサインを測定し、発熱や頻脈が起こっていないか、腹痛や気分不快を問い、創部の状態を観察する。
- ドレーンからの排液の量や色、性状、においを観察する。
- 血液検査データから感染徴候がないか確認する。

縫合不全予防のための看護のポイント
- 術前から栄養状態を管理する。特に術前は検査などで絶食となることが多いため、**効率よく栄養が摂れるよう**援助する。
- 糖尿病の既往がある場合には術前から**血糖のコントロール**を厳重に行う。

*【CRP】C-reactive protein：C反応性タンパク

4 膵がんの手術

膵がんの手術の分類

膵頭十二指腸切除術（PD*）
- 膵頭部に腫瘍がある場合に選択される
- 膵頭部だけでなく、転移が疑われる周囲の臓器（十二指腸、胆管、胆囊）も取り除く
- 切除した消化管の再建も行う

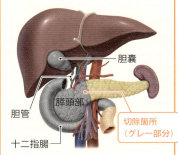

膵体尾部切除術
- 膵体尾部に腫瘍がある場合に選択される
- 膵臓の体部と尾部、脾臓を取り除く

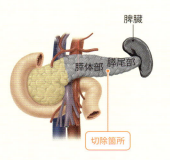

膵全摘術
- 膵全体に腫瘍がある場合に選択される
- 膵臓をすべて取り除くので、手術後は代謝や消化に障害が生じやすい

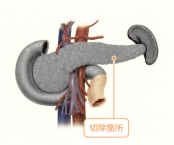

膵頭十二指腸切除術（PD）における代表的な消化管再建法

チャイルド（Child）法
- 膵、胆管、胃の順に小腸とつなぐ

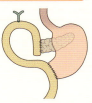

ウィップル（Whipple）法
- 胆管、膵、胃の順に小腸とつなぐ

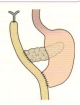

キャトル（Cattell）法
- 食物が切除前と同じような経路をたどる方法

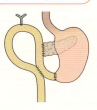

ドレーン・チューブの留置位置

- 術直後は、膵空腸吻合部（前後で2本）、胆管空腸吻合部、ウィンスロー孔のドレーンと、膵管チューブ、胆管チューブが留置される
- このほか、経腸栄養チューブも留置される

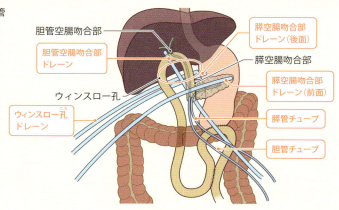

*【PD】pancreatic oduodenectomy

膵がん手術の種類と方法

部位や大きさによって**P.196上図**のように分類でき、いずれも**開腹手術**で**全身麻酔下**で行います。
膵頭十二指腸切除術では切除した**消化管の再建**が必要で、再建法には**P.196中央図**の方法があります。

膵がんの術後の看護

膵頭十二指腸切除術では、複数の臓器を切除します。そのため非常に複雑で侵襲の大きい手術であり、またさまざまな**術後合併症**を起こすリスクがあります。

術後看護の特徴

術後24時間以内
- 術直後は**P.196下図**の通り、ドレーンや経腸栄養チューブが留置されている
- 術後24時間は術後出血、特に吻合部出血が起こりやすい

術後6日目〜
- 術後6〜10日目ごろ食事が開始される。食事が開始されると経腸栄養チューブが抜去される

術後早期〜数週間以内
- 膵液漏（動脈が破れ**腹腔内出血**を起こす）、腹腔内膿瘍、敗血症、胆管炎、胃内容排泄遅延などの術後合併症が起こることがある

術後3日目〜
- 術後3〜5日目ごろには排ガスがあり、腸蠕動が回復すると飲水が始まる
- 術後3〜6日目には創感染のリスクが高まる

術後7日目〜
- 術後7日目ごろに胆汁漏、膵液漏がみられなくなるとドレーンが抜去される。また、縫合不全の徴候や症状に注意する

術後数年間
- 術後数年間は、インスリンの分泌量の減少から**糖尿病**に注意する。また、膵液の分泌が減少することによる**脂肪肝**に注意する

膵液漏の早期発見

膵液漏とは
- 膵腸吻合部の**縫合不全**により、膵液が吻合部から漏れ、**膵液漏**が生じる。
- 漏れた膵液が消化液や胆汁と混ざり、細菌感染で活性化すると自己消化が起こり**周囲組織の障害**が生じる。組織融解による血管破綻が起こると腹腔内出血を招き、**感染性膵液**では腹腔内膿瘍や敗血症を引き起こす[1]。

- 腹腔内出血を早期に発見し、腹腔内膿瘍の形成を防ぐため、**ドレーンの屈曲や閉塞がないか**常に確認する。
- 膵管チューブの排液が停滞した場合は、チューブの屈曲や閉塞を確認し、異常がなければ膵液漏を疑う。
- 膵管チューブの排液は正常では無色透明だが、白濁している場合は不完全外瘻が疑われる。**不完全外瘻**とは、膵液が完全にドレナージされず、一部が吻合部を通過して消化管に流出する状態である。

ドレーンの管理
- 腹腔ドレーンの排液の性状を観察する（**P.208「知りたいなぜ？」**参照）。
- 膵液漏を確認するために排液の**アミラーゼ値**を測定する。

患者さんの症状
- 膵液漏から腹腔内膿瘍を起こすと**激しい腹痛**を訴える。嘔気や嘔吐、呼吸が浅くなることがある。
- バイタルサインを測定し、発熱や頻脈が起こっていないか確認する。

<引用文献>
1. 山上裕機：安全な膵頭十二指腸切除術. 2010年（平成22年）度前期日本消化器外科学会教育集会 2010：1-12.
https://www.jsgs.or.jp/cgi-html/edudb/pdf/20100001.pdf（2024.11.28アクセス）

8

疾患別

5 大腸がんの手術

大腸がんの外科的手術の分類

結腸右半切除術
- 結腸の右半分と周囲のリンパ節を取り除く

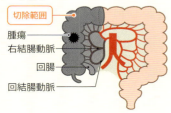

切除範囲
腫瘍
右結腸動脈
回腸
回結腸動脈

横行結腸切除術
- 横行結腸と周囲のリンパ節を取り除く

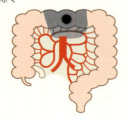

結腸左半切除術
- 結腸の左半分と周囲のリンパ節を取り除く

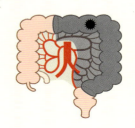

S状結腸切除術
- S状結腸と周囲のリンパ節を取り除く

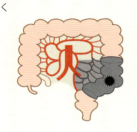

肛門括約筋温存手術
- 肛門括約筋を残すようにして、腫瘍と周辺のリンパ節を取り除く

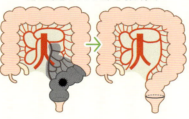

腹会陰式直腸切断術（マイルズ手術）
- 肛門と腫瘍および周囲のリンパ節を取り除く

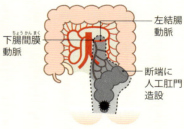

左結腸動脈
下腸間膜動脈
断端に人工肛門造設

ドレーンの留置位置
*ここでは直腸がんの場合を取り上げる

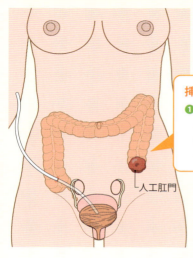

人工肛門

挿入経路（経腹壁経路）
1. 腹壁～吻合部前面、吻合部後面、直腸肛門側断端、ダグラス窩など

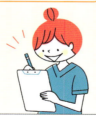

挿入経路（経会陰経路）
1. 会陰部～小骨盤腔
- マイルズ手術のとき留置される

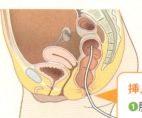

挿入経路（経肛門経路）
1. 肛門～腸管再建部
- 肛門括約筋温存手術のとき留置される

大腸がんの手術の種類と方法

　大腸がん手術は、切除する部位や大きさにより、P.198図のように分類されます。早期がんでがんが小さい場合は**内視鏡的治療**が、進行がんや転移がある場合は**外科的手術**が選択されます（**表1、図1**）。

　外科的手術では、がんだけでなく、転移の可能性がある領域の**リンパ節も含めて病変を切除します**。

表1　大腸がんの手術や治療の種類と特徴

	内視鏡的治療（ポリペクトミー、EMR、ESD）	外科的手術（開腹手術、腹腔鏡下手術）
特徴	●早期がんのうち転移がなく小さながんでは内視鏡的治療を行う ●内視鏡的治療は全身麻酔をせず覚醒下でも実施できる	●内視鏡的治療では取り除けない進行がんや転移がある場合には外科的手術を行う ●外科的手術は全身麻酔で行う
メリット	●開腹手術と比較して身体侵襲が小さい ●比較的短い期間でも治療できる（日帰り〜3日程度）	●腹腔鏡下手術は開腹手術と比較して傷が小さく、入院日数が短い

図1　内視鏡的治療（ポリペクトミー、EMR、ESD）

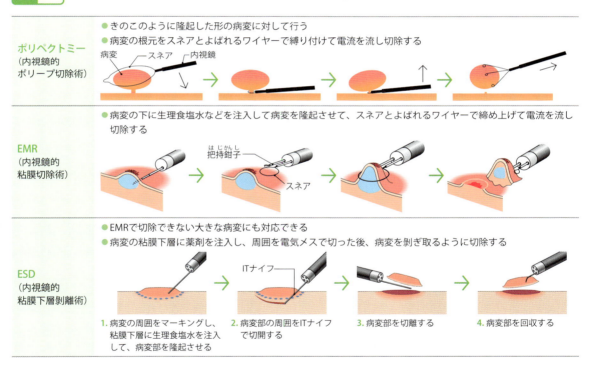

大腸がんの術後の看護

　大腸がんの手術は、**がんの進行度や病変部位**によって切除範囲や術式が決まります。上部直腸がんやS状結腸がんでは、**肛門括約筋を温存する術式**が選択されますが、下部直腸がんでは**人工肛門（ストーマ）**が造設されることがあります。大腸がんの手術はいずれの手術においても排便障害への看護が社会復帰に向けて重要となります。

術後看護の特徴

ここでは特に、腹会陰式直腸切断術の看護についてまとめました。

術後24時間以内
- 術中から出血量が多く、**術後出血**も起こりやすい。術後出血を起こすと**ショック**になるリスクがある

術後3日目〜
- 術後3〜4日目ごろに排ガスがみられ、**腸蠕動が回復**すると、経口摂取が開始される
- 術後3〜7日目ごろは、直腸周囲にある排尿に関する神経が損傷されることにより、術後の**排尿障害**が起こる。そのため術後の膀胱留置カテーテルは蓄尿機能、排尿機能の様子をみながら抜去される

術後4日目〜
- 術後4〜5日目ごろは、**ストーマの浮腫が著明**で傷つきやすい状態である

術後5日目〜
- 会陰部の死腔に滲出液がたまりやすく**感染**を起こす原因となるが、ドレナージが適切に行われていれば術後5日程度で会陰部のドレーンは抜去される

術後7日目〜
- 術後7日程度ごろ、**ストーマ造設部の離開、ストーマの陥没**が起こることがある

社会復帰に向けて
- ボディイメージの変化を受け入れ社会復帰に向けストーマの**セルフケア**や、**下痢・便秘を予防する食事の摂りかたや食品の選びかた**などを学んでいく

その他のポイント
- 後腹膜の損傷範囲が広いため、術後早期にイレウスを起こしやすい
- 腹会陰式直腸切断術では腹部正中創、会陰部創、ストーマ縫合部に創ができるため術後の創痛が強く早期離床を妨げることもある

術後創感染の予防

局所的な原因
- 大腸には**細菌が多い**ため、術前に腸内容物を十分に除去しないと、術後の**創感染**の原因となる。
- 術後ドレナージが不十分だと感染の原因となる。

術前処置
- 手術前日にはシャワー浴を行い、皮膚の常在菌をできるだけ少なくし、臍垢（さいこう）も除去しておく。
- **水分を多めに摂取**し、下剤の内服を行う。
- 手術の**3日前から低残渣食**とする。
- 手術当日の朝に**浣腸**を行う。

ドレーンの管理
- 腹会陰式直腸切断術では会陰部に創ができ、直腸や肛門を摘出した後の死腔に**滲出液がたまりやすい**。排液が滞ると感染のリスクがあるため、**排液の状況**を確認する。
- ドレーンからの**排液の有無、性状、量**を観察する。感染徴候がなければ、術後5日目ごろに抜去される。
- ドレーン挿入部に痛み、皮膚の発赤、腫脹、熱感がある場合は炎症や感染を疑う。
- 排液がない場合は、ドレーンの閉塞や屈曲を確認し、必要に応じてミルキングを行う。
- ドレーン挿入部を汚染しないよう注意し、排液バッグ内の排液の回収は**清潔操作**で行う。
- ドレーンの排液バッグを挿入部より高い位置に持ち上げると逆行性感染を引き起こすため、**挿入部より高い位置には持ち上げない**。

ストーマ造設患者の看護

ストーマ造設に対する理解

- ストーマを造設する患者さんの**精神的衝撃**は非常に大きい。がんの診断に加え、ストーマ造設という事実が強い不安や恐怖を引き起こす。
- **ストーマのある生活**を具体的にイメージできるよう援助することが重要である。特に、**ストーマとともに社会生活を送る人の体験談を聞く**ことは、患者さんにとって社会復帰の安心材料となる。
- 一生涯ともにするストーマを適切に管理できるよう、日本ストーマ・排泄リハビリテーション学会のストーマリハビリテーション講習会や、公益社団法人日本オストミー協会の存在を伝えることも考慮する。

ストーマサイトマーキング

- ストーマサイトマーキングとは、術前にストーマを造設する適切な体表面の位置を選定し、印をつけることである。
- ストーマの位置は、患者さんが**自己管理しやすく、日常生活を妨げない場所**であることが重要である。
- ストーマサイトマーキングの基準は、**クリーブランドクリニックの基準**（図2-1）が一般的に用いられている。
- 同基準にあてはまらない体型の人もいることから、図2-2のような新しいマーキングの基準も考案されている[1]。

ボディイメージの変化

- 術後にストーマの造設を確認し、外観の変化から不安や悲嘆、自尊心の低下が起こり、**抑うつ状態**となる場合もある。
- 患者さんの精神面を理解し、強制せず時間をかけて**ストーマのセルフケア**ができるように援助していく。

ストーマのセルフケア

- ストーマのセルフケアについて、患者さんが学習することは表2の6つである。

表2 ストーマのセルフケアの学習内容

1	排便のパターンを学習する
2	ストーマ装具の取り扱いかた、装着方法を学習する
3	ストーマ周囲の皮膚を清潔に保つ方法を学習する
4	ストーマ装具内にたまったガスや便の排出方法を学習する
5	入浴のしかたを学習する
6	社会資源の活用方法を学習する

図2 ストーマサイトマーキングの基準

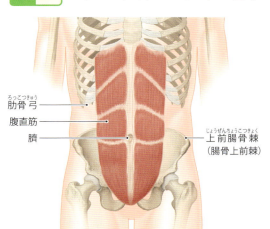

肋骨弓
腹直筋
臍
上前腸骨棘（腸骨上前棘）

1. クリーブランドクリニックの基準

① 臍部より低い位置
② 腹部脂肪層の一番高い位置
③ 腹直筋を貫く位置
④ 皮膚のくぼみ・しわ・瘢痕・上前腸骨棘の近くを避けた位置
⑤ 本人が見ることができるセルフケアのしやすい位置

2. 上記に修正を加えたマーキングの基準[1]

① 腹直筋を貫通させる
② あらゆる体位（仰臥位、座位、立位、前屈位）をとって、しわ、瘢痕、骨突起、臍を避ける
③ 座位で患者自身が見ることができる位置
④ ストーマ周囲平面の確保ができる

<引用文献>
1. 大村裕子：ストーマサイトマーキングの点検と再評価－クリーブランドクリニックの原則の問題点. 看護学雑誌 2001；65（9）：802-808.

6 乳がんの手術

乳がんの手術の分類

乳房温存手術

1. 乳房円状部分切除術

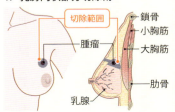

- 切除する腫瘍の大きさより1～2cm程度大きめに円を描くように切除する手術
- 切除する範囲が小さく、乳房の変形が少ない

2. 乳房扇状部分切除術

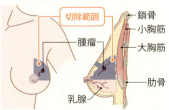

- 乳頭を中心に腫瘍とその周辺組織を扇状に切除する手術
- 乳房温存手術のなかでは切除範囲が広いため乳房の変形が生じる
- 一方、切除範囲が広いことで腫瘍を取り残すリスクが少なくなる

ドレーンの留置位置

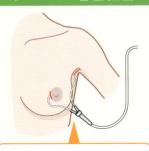

挿入経路
1. 中腋窩線近傍～乳腺欠損部
2. (リンパ節郭清時) 中腋窩線近傍～腋窩静脈下方

乳房切除術

- 乳房をすべて切除する手術

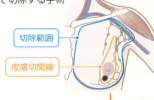

＊センチネルリンパ節生検を行って、リンパ節転移の可能性がある場合には腋窩リンパ節郭清術が行われる

胸筋合併乳房切除術（ハルステッド法）
- 大胸筋・小胸筋をともに切除する

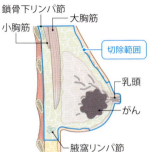

胸筋温存乳房切除術（ペイティ法）
- 大胸筋を残し、小胸筋を切除する

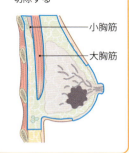

胸筋温存乳房切除術（オーチンクロス法）
- 大胸筋・小胸筋をともに残す

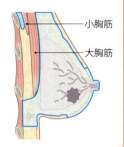

乳がん手術の種類と方法

乳がん手術は、取り除く部位や大きさによって**P.202図**に分けることができます。また、腋窩リンパ節に転移している可能性がある場合は、**腋窩リンパ節郭清術**も行います。乳がん手術は**全身麻酔**で行います。

乳がんの術後の看護

近年、乳がんの手術は美容面や生活の質を重視する考えから乳房温存手術が選択されることが多くなりましたが、病態によっては**乳房切除術を余儀なくされる**こともあります。

乳房の喪失は**ボディイメージの変化**や**自尊心の低下**を招き、大きな精神的苦痛を伴います。

術後看護の特徴

術後24時間以内
- 術直後は、創部ドレーン、膀胱留置カテーテルが留置されている
- 術当日から24時間以内は**術後出血**が起こりやすい

術後1日目
- 膀胱留置カテーテルは抜去され歩行が可能となるほか、経口摂取が可能となる

術後数日
- 術後数日は強い創痛と創部の保護による圧迫で呼吸、咳嗽がしにくい状態で呼吸器合併症のリスクが高まる。ドレーンは排液が**20〜50mL/日程度**で抜去する
- 社会生活の適応に向けて、退院後の生活をイメージできるようになる

リハビリテーションについて
- 手術当日から患側の肘、手指の屈伸運動が開始される
- その後、徐々に患側肩関節の動きや日常生活行動を拡大していく

リンパ浮腫の予防

- リンパ浮腫は、腋窩リンパ節郭清術を行った場合に生じる。
- 手術で**腋窩のリンパ節**が広範囲に切除されることによって起こる。
- リンパ液を貯留させないよう、**腋窩に留置されているドレーンの閉塞や屈曲**に注意する。
- 臥床時には患側上肢の下にクッションなどを入れ**心臓の高さより上に挙上**する。
- 患側上肢を**末梢から中枢に向かって**マッサージする。
- 患側上肢のリハビリテーションは術後早期から開始されるが、過度な運動はリンパ液の貯留の原因となるため運動量を調節する。

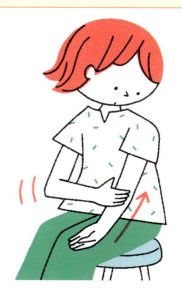

7 前立腺がんの手術

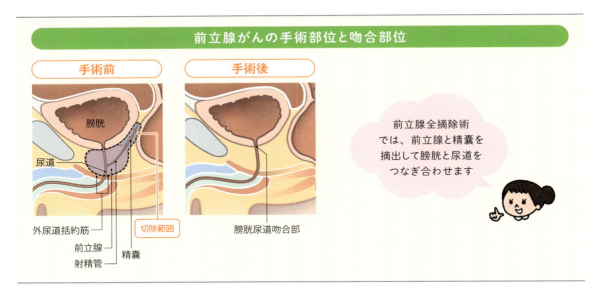

表1 前立腺がんの手術の違いと特徴

	開腹手術 (恥骨後式前立腺全摘除術:RRP*)	腹腔鏡下手術 (腹腔鏡下前立腺全摘除術:LRP*)	ロボット支援前立腺全摘除術 (RALP*)
特徴	●下腹部を切開する手術法 ●全身麻酔と硬膜外麻酔で行う	●腹腔鏡を使用する手術法 ●全身麻酔で行う	●腹腔鏡を手術支援ロボット(da Vinci:ダヴィンチ)に装着して行う手術法 ●術中は視野を確保するため約30度の低頭位・砕石位で実施する
メリット	—	●開腹手術に比べて傷が小さい ●開腹手術に比べて体への負担が小さい ●開腹手術に比べて入院期間が短い	●術者が腹腔鏡に触れないため手の震えなどが生じず、正確な操作ができる ●開腹手術に比べて傷が小さい ●開腹手術に比べて体への負担が小さい ●開腹手術に比べて入院期間が短い

＊【RRP】retropubic radical prostatectomy　＊【LRP】laparoscopic radical prostatectomy　＊【RALP】Robot-assisted laparoscopic radical prostatectomy

前立腺がん手術の種類と方法

　前立腺がんの手術では、前立腺だけでなく、がんが浸潤しやすい精嚢、尿道、射精管を含めて摘出する**前立腺全摘除術**が行われます。

　前立腺全摘除術は、腹部を切り開く**開腹手術**や、小さな切開から腹腔鏡を挿入して行う**腹腔鏡下手術**で実施されます。また、腹腔鏡下で手術支援ロボットを用いる**ロボット支援前立腺全摘除術**もあります（**表1**）。

　ロボット支援手術は、従来の開腹手術より**創が小さく出血量も少ない**ため、低侵襲です。また、視野の拡大により正確な吻合が可能で、**筋肉や神経の損傷が軽減される**ことで、術後の尿失禁や勃起障害のリスクが低下します。

前立腺がんの術後の看護

前立腺がんの手術では一度尿道と膀胱を切り離したあとにつなぎ合わせることから、**吻合部から尿漏れが続く**ことがあり、まれに漏れた尿から感染が起こり腹膜炎を併発することがあります。尿道と膀胱の吻合部には創ができるので、創の安静のために他の手術のように**術後1～2日で膀胱留置カテーテルを抜去することができません**。尿路感染を起こさないように陰部洗浄などの看護が必要となります。

前立腺は血流が豊富なため**術後出血**が起こりやすく、また手術中に直腸を損傷してしまうなどの合併症が考えられるので、尿の観察や発熱などのバイタルサインの測定が必要です。

術後看護の特徴

術後24時間以内
- 前立腺は血流が豊富なため、術後24時間以内は**術後出血**が起こりやすい

術後2日目～
- 術後2～3日目ごろに創部のドレーンが抜去される
- 術後3日目ごろに術後感染の徴候が現れる
- 術後3～4日目ごろに創痛を感じ、また強い尿意を感じる

術後7日目～
- 一般的な手術では膀胱留置カテーテルは手術の翌日か2～3日中には抜去されるが、前立腺全摘除術では一度切断した膀胱と尿道をつなぐため、**創部の安静**のために術後7日ほどカテーテルを留置する
- 膀胱留置カテーテル抜去後に**腹圧性尿失禁**を起こす。また、膀胱と尿道の縫合部が硬結や狭窄することによる**尿閉**が起こる。尿道膀胱造影後、問題がなければ7～9日で膀胱留置カテーテルは抜去される

合併症について
- まれに、術中から直腸損傷、尿管損傷などの合併症が起こることがある
- 退院後に勃起障害、射精障害、尿道狭窄などの合併症がみられる

尿失禁への看護

- 術後しばらくは尿意を感じなくなったり、腹圧がかかったときに尿失禁が起こったりすることがある。通常は数か月で改善する。
- 術前から骨盤底筋運動について説明し、早期から実施し、退院後も継続するように指導する。
- 尿失禁を気にすることから水分摂取を控えてしまうことがあるが、尿路感染予防のためにも水分摂取を心がけるよう指導する。
- 尿失禁があるため、陰部の清潔に努めるよう説明する。

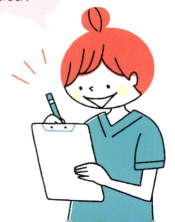

術後の尿失禁は退院後のQOL*を大きく下げます。退院後の生活を見すえて看護計画を進めていきましょう

*【QOL】quality of life：生命の質、生活の質

8 大腿骨頸部／転子部骨折の手術

大腿骨頸部骨折の手術の分類

骨接合術（内固定）

ハンソンピン®

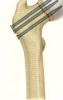

- 鉤爪（かぎづめ）が回旋を防ぐ
- 2本で固定

キャンセラスクリュー（CCS*）

- 3本で固定

スライディングヒップスクリュー（SHS*）

ラグスクリュー
サイドプレート

- ラグスクリュー挿入後、サイドプレートを打ち込む

人工骨頭置換術

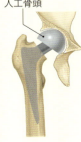

人工骨頭

- 骨頭のみを人工物に置き換える

人工股関節全置換術（THA*）

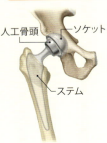

人工骨頭
ソケット
ステム

- 骨盤側の骨も同時に人工物に置き換える

大腿骨転子部骨折の手術の種類

骨接合術（内固定）

スライディングヒップスクリュー（SHS）

ラグスクリュー
サイドプレート

- ラグスクリュー挿入後、サイドプレートを打ち込む

髄内釘（ずいないてい）

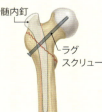

髄内釘
ラグスクリュー

- 髄内釘を挿入後、ラグスクリューを打ち込む

> 人工物を入れた手術では長い年月が経過すると入れ替え手術が必要となることがあります

*【CCS】cannulated cancellous screw
*【SHS】sliding hip screw
*【THA】total hip arthroplasty

手術アプローチ（人工股関節全置換術）

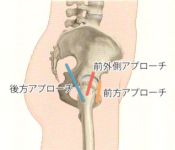

後方アプローチ　前外側アプローチ　前方アプローチ

前方アプローチ
- 股関節の前方から皮膚を切開し、縫工筋と大腿筋膜張筋の間からアプローチする
- 筋肉や靭帯を切らないため術後の回復が早くリハビリテーション期間が短縮され、脱臼のリスクも低い

前外側アプローチ
- 股関節の側方から皮膚を切開し、大腿筋膜張筋と中殿筋の間からアプローチする
- 筋肉を切らず靭帯を一部切るのみで脱臼のリスクが低下する

後方アプローチ
- 股関節の外側から皮膚を切開し、短外旋筋群を切離して手術する
- 股関節を支える重要な筋肉や靭帯を一部切除するため脱臼しやすい

徳本寛人，泉俊彦，高野純，他：人工骨頭置換術における前外側アプローチ（ALS）と前方アプローチ（DAA）の比較．整形外科と災害外科 2016；65(1)：125-127．を参考に作成
https://www.jstage.jst.go.jp/article/nishiseisai/65/1/65_125/_pdf（2025.1.24アクセス）

大腿骨頸部／転子部骨折の手術の種類と方法

大腿骨頸部／転子部骨折では、年齢や転位の程度でP.206図の手術が行われます。いずれも**全身麻酔**で行われます。

人工股関節全置換術の術後の看護

高齢者が歩行できなくなると、引きこもりや寝たきりにつながり、**生活の質（QOL）が低下**するリスクがあります。**人工股関節全置換術**は、疾患や外傷で損傷した股関節を人工の股関節に置き換える手術で、骨折だけでなく、変形性股関節症や関節リウマチの患者さんのQOL向上にも寄与します。この術式は実習でよく受け持つ手術です。

特に高齢者の場合、術後の早期離床は、安静による**筋力の低下**、**肺炎**、**褥瘡**、**認知機能低下の予防**につながります。

術後看護の特徴

ここでは、人工股関節全置換術の術後看護についてまとめました。

術後24時間以内
- 術直後は、膀胱留置カテーテル、創部ドレーンが挿入されている
- 術当日から24時間以内は**術後出血**が起こりやすい

術後1日目～
- 術後1日程度で創部ドレーンと膀胱留置カテーテルが抜去される
- リハビリテーションとして術後1日目から車椅子へ移乗したり、状態によっては立位も可能となる

その他のポイント
- 術後ベッド上では外転枕とよばれる三角形の枕を両足の間に挟み、関節の脱臼を予防する
- 下肢の運動ができないうちは、深部静脈血栓症予防のためにフットポンプや弾性ストッキングを装着する

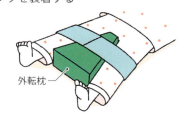
外転枕

術後脱臼の予防

人工股関節全置換術を行った下肢の脱臼を避けるために、脱臼のリスクが高まる動作を熟知しておく必要があります（図1）。

図 1　人工股関節全置換術での手術アプローチの種類と禁忌の動き

前方アプローチ
- 股関節の**伸展**、**内転**、**外旋方向への動き**は禁忌である

禁忌の動きの例：
高いところのものを取ろうとする動き

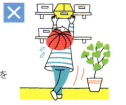

後方アプローチ
- 股関節の**屈曲**、**内転**、**内旋方向への動き**は禁忌である

禁忌の動きの例：
和式トイレでの排泄

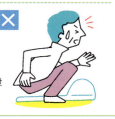

知りたいなぜ？ 注意したい腹腔ドレーン排液の性状

出血や感染などの異常がある場合、排液の性状に変化が現れます。

排液の性状に異常を発見した際には、すみやかに近くの看護師に報告を行いましょう。

▼排液の異常

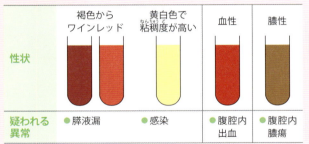

性状	褐色からワインレッド	黄白色で粘稠度が高い	血性	膿性
疑われる異常	●膵液漏	●感染	●腹腔内出血	●腹腔内膿瘍

術前に行うアセスメントの意味と看護への活かしかた

手術では、全身麻酔をかけるだけでも合併症が生じる可能性があり、加えてそれぞれの術式特有の術後合併症も伴います。手術は多くのリスクを伴うことを忘れてはなりません。

そのため、手術を受ける患者さんの術前のアセスメントはきわめて重要です。ここでは、全身麻酔による合併症を予測し防ぐために行う術前アセスメントの意義と、それを看護に活かす方法について説明します。

アセスメント項目	アセスメントが必要な理由	看護にこう活かす！
循環器	●静脈麻酔薬や筋弛緩薬による循環抑制が生じるため ●輸液や輸血の過剰投与が心臓に負担をかけ、血圧が上昇するため ●酸素不足による心虚血が不整脈を引き起こすことがあるため ●心疾患のある患者さんは、血行動態に障害を生じやすく術中、術後に生命の危機に陥るリスクが高いため	●心機能に異常がある場合、術前から薬物療法や日常生活指導などを行い、術中・術後の合併症予防に努める
呼吸器	●肺は麻酔の影響を最も受けやすい臓器であるため ●筋弛緩薬や吸入麻酔薬の投与による呼吸筋麻痺、気道内分泌物や気管支けいれんによる気道閉塞、分泌物による末梢気管支閉塞からの無気肺などの合併症を起こしやすいため	●呼吸器や呼吸機能に異常がある場合は、術後の呼吸器合併症予防を意識した術前からの呼吸訓練計画を早期に立案・実施する
栄養	●低タンパク血症ではショック状態になりやすく、身体や創の回復遅延が生じやすくなるため ●低アルブミン血症では薬理作用が増強するため	●術前の早期から栄養状態の改善に努める ●特に消化管手術では栄養が摂取できるよう工夫する
肝機能	●肝臓での合成、解毒、排泄機能が低下していると麻酔からの覚醒が遅れるため ●肝機能低下があると出血が止まらなくなる恐れがあるため	●術後の覚醒と出血に特に注意する
凝固系	●出血傾向にあると、術中の出血量増加や、術後出血を起こしやすいため ●脊髄クモ膜下麻酔や硬膜外麻酔では血腫が生じる危険があるため ●凝固しやすい場合、深部静脈血栓症を起こしやすく、それが肺血栓塞栓症のリスクを高めるため	●術後の出血や脊髄クモ膜下麻酔、硬膜外麻酔の刺入部からの出血に注意する ●深部静脈血栓症を予防するケアを徹底する
腎機能	●腎臓は生体の代謝終末産物を排出するため、生体が麻酔の侵襲に耐えられるかの指標となるため ●腎機能が低下している場合、術中・術後に高カリウム血症のリスクが高まるため ●腎機能が低下している場合、体液量が増加するため	●術後のin-outバランスに注意し、急性腎障害や電解質異常の早期発見に努める

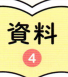

資料4 検査基準値一覧

血液検査

	検査項目	基準値	どういうときに行う検査か
血球数算定	白血球数（WBC）	●成人：4,000〜8,000/μL ●小児：5,000〜13,000/μL ●幼児：5,000〜18,000/μL ●新生児：9,000〜30,000/μL	●発熱のあるとき ●血液疾患を疑うとき ●抗がん剤治療後のとき ●ルーチン検査のとき
	白血球分画	●好中球：40〜60% ●リンパ球：30〜45% ●好酸球：3〜5% ●単球：3〜6% ●好塩基球：0〜2%	●白血球数の増加、減少が認められたとき
	赤血球数（RBC）	●男性：430〜570×10^4/μL ●女性：380〜500×10^4/μL	●息切れなどから貧血を疑うとき ●貧血の治療中のとき ●急性出血があるとき ●ルーチン検査のとき
	ヘマトクリット（Ht）	●男性：39〜52% ●女性：34〜44%	
	ヘモグロビン（Hb）	●男性：13.5〜17.5g/dL ●女性：11.5〜15.0g/dL	
	血小板数（PLT）	●15〜34×10^4/μL	●出血傾向があるとき ●術前検査のとき ●抗がん剤治療後のとき ●ルーチン検査のとき
凝固・線溶系	出血時間	●1〜3分（Duke法） ●1〜8分（Ivy法）	●血小板の数やその止血機能などの異常を調べるとき ●手術時の異常出血を予測するとき
	プロトロンビン時間（PT）	●9〜15秒 ●活性：70〜100%	●出血傾向があるとき ●ワルファリン投与中のとき ●急性肝炎のとき ●術前検査のとき
	活性化部分トロンボプラスチン時間（APTT）	●25〜45秒	
	トロンボテスト（TT）	●70〜130%	●ワルファリンの効果をモニターするとき
	ヘパプラスチンテスト（HPT）	●70〜130%	●ビタミンK欠乏状態を評価するとき ●肝疾患を評価するとき ●播種性血管内凝固症候群（DIC）を評価するとき ●凝固因子欠乏症を評価するとき
	フィブリノーゲン（Fg）	●155〜415mg/dL	●播種性血管内凝固症候群（DIC）を疑うとき ●播種性血管内凝固症候群（DIC）の治療中のとき
	フィブリン・フィブリノゲン分解産物（FDP）	●5μg/mL未満	
	D-ダイマー	●1.0μg/mL（LPIA） ●0.5μg/mL（ELISA）	●深部静脈血栓を疑うとき ●播種性血管内凝固症候群（DIC）を疑うとき
	アンチトロンビンⅢ（ATⅢ）	●81〜123%	●肝機能障害を疑うとき ●播種性血管内凝固症候群（DIC）を疑うとき
	トロンビン・アンチトロンビンⅢ複合体（TAT）	●3.2ng/mL以下	●播種性血管内凝固症候群（DIC）を疑うとき

血液生化学検査

	検査項目	基準値	どういうときに行う検査か
タンパク関連・含窒素成分	血清総タンパク（TP）	●6.7〜8.3g/dL	●栄養状態を評価するとき ●浮腫のあるとき
	血清アルブミン（Alb）	●3.8〜5.3g/dL	●肝・腎障害を評価するとき ●貧血と骨病変があるとき ●ルーチン検査のとき
	血清尿素窒素（UN、BUN）	●8〜20mg/dL	●乏尿や浮腫などから腎機能低下を疑うとき ●腎臓疾患の治療中のとき ●ルーチン検査のとき
	血清尿酸（UA）	●男性：3.8〜7.0mg/dL ●女性：2.5〜7.0mg/dL	●関節炎などから痛風を疑ったとき ●高尿酸血症や痛風の治療中のとき ●抗がん剤治療後のとき ●ルーチン検査のとき
	血清クレアチニン（Cr）	●男性：0.61〜1.04mg/dL ●女性：0.47〜0.79mg/dL	●乏尿や浮腫などから腎機能低下を疑うとき ●腎臓疾患の治療中のとき ●ルーチン検査のとき
	血清ビリルビン	●総ビリルビン：0.2〜1.0mg/dL ■直接ビリルビン：0.0〜0.3mg/dL ■間接ビリルビン：0.1〜0.8mg/dL	●黄疸があるとき ●重症肝障害があるとき
	アンモニア（NH₃）	●40〜80μg/dL	●重症肝障害の人が意識障害を呈したとき
電解質・金属	血清ナトリウム（Na）	●137〜145mEq/L	●症状から脱水を疑ったとき ●肺がんや脳疾患のとき
	血清カリウム（K）	●3.5〜5.0mEq/L	●腎不全のとき ●高血圧のとき ●ルーチン検査のとき
	血清カルシウム（Ca）	●8.4〜10.4mg/L	●悪性腫瘍や多発性骨髄腫のとき ●骨の異常があるとき ●慢性腎不全のとき ●ルーチン検査のとき
	血清鉄（Fe）	●男性：50〜200μg/dL ●女性：40〜180μg/dL	●眼瞼結膜蒼白、ふらつき、労作時呼吸困難など、貧血を疑うとき
	血清クロール（Cl）	●98〜108mEq/L	●酸塩基平衡異常の診断を行うとき
	血清マグネシウム（Mg）	●1.7〜2.6mg/dL	●中心静脈栄養や腎機能低下のある患者に酸化マグネシウムを含む緩下薬が長期処方されているとき
	血清リン（P）	●2.5〜4.5mg/dL	●甲状腺機能の異常を疑ったとき ●腎不全のとき ●骨代謝の異常を疑ったとき
糖質	血糖（BS、GLU）	●70〜109mg/dL	●口渇感や尿糖から糖尿病を疑ったとき ●糖尿病の治療中に意識障害を起こしたとき ●特定健診のとき ●ルーチン検査のとき
	糖化ヘモグロビン（HbA1c）	●6.5%（NGSP）	●糖尿病を疑ったとき ●糖尿病の治療中のとき

	検査項目	基準値	どういうときに行う検査か
脂質	血清総コレステロール（TC）	● 120〜219mg/dL	● 特定健診のとき ● 動脈硬化を疑うとき
	HDL-コレステロール	● 40〜65mg/dL	● 脂質異常症で治療中のとき ● ルーチン検査のとき
	LDL-コレステロール	● 65〜139mg/dL	
	トリグリセリド（TG）	● 30〜149mg/dL	● 特定健診のとき ● 脂質異常症で治療中のとき ● ルーチン検査のとき
酵素	AST（GOT）	● 10〜40U/L	● 全身倦怠感や黄疸などから肝臓疾患を疑うとき
	ALT（GPT）	● 5〜45U/L	● 肝臓疾患の治療中のとき ● 心筋梗塞の発作のとき ● ルーチン検査のとき
	γ-GT	● 男性：10〜50U/L ● 女性：9〜32U/L	● 肝障害で飲酒歴のあるとき ● アルコール性肝障害で治療中のとき ● 服薬中のとき ● 黄疸のあるとき ● ルーチン検査のとき
	乳酸脱水素酵素（LDH）	● 120〜245U/L	● ルーチン検査のとき ● リンパ節腫脹や血球異常のあるとき ● 悪性リンパ腫の治療中のとき ● 心筋梗塞の発作のとき
	ALP （アルカリフォスファターゼ）	● 80〜260U/L	● 黄疸のあるとき ● 骨症状のあるとき ● 生殖器系の腫瘍を疑うとき ● 異常妊娠を疑うとき
	クレアチンキナーゼ（CK）	● 男性：57〜197U/L ● 女性：32〜180U/L	● 胸痛があるとき ● 心臓を含む筋疾患を疑うとき
	クレアチンキナーゼ-MB （CK-MB）	● 定性：1〜4% ● 定量：15〜25U/L	● 心筋梗塞など、心筋細胞の障害が起こる疾患を疑うとき
	アミラーゼ（AMY）／ アイソザイム	● アミラーゼ：66〜200U/L ● アイソザイムP型：30〜95U/L ● アイソザイムS型：40〜70%	● 腹痛のあるとき
	リパーゼ	● 5〜35U/L	● 急性膵炎、慢性膵炎急性増悪、膵がんなどを疑うとき
	コリンエステラーゼ（ChE）	● 214〜466U/L	● 肝機能障害の程度を判断するとき
	トリプシン	● 100〜550ng/mL	● 膵炎、膵がんなどの膵臓疾患を疑うとき
	心筋トロポニンT	● 0.10ng/mL以下（ECLIA）	● 急性心筋梗塞を疑うとき
その他	血液ガス／酸塩基平衡	● PO_2：80〜100Torr ● PCO_2：35〜45Torr ● pH：7.36〜7.44 ● HCO_3^-：22〜26mEq/L ● BE：−2〜＋2mEq/L ● SaO_2：93〜98%	● 呼吸不全などの呼吸の問題を疑うとき ● 糖尿病ケトアシドーシスなど代謝の問題を疑うとき

免疫血清検査

	検査項目	基準値	どういうときに行う検査か
血漿タンパク	CRP（C反応性タンパク）	● 0.30mg/dL未満	● 発熱があるとき ● 感染症があるとき ● 膠原病のとき
感染症	A型肝炎ウイルス	● 陰性（−）	● A型肝炎ウイルスの感染の有無を調べるとき
	B型肝炎ウイルス	● HBs抗原：陰性（−） ● HBs抗体：陰性（−） ● HBe抗原：陰性（−） ● HBe抗体：陰性（−） ● HBV-DNA：30cpm未満（RA法）	● B型肝炎ウイルスの感染の有無を調べるとき ● 入院時、手術前などのスクリーニング検査 ● 肝炎を鑑別するとき
	C型肝炎ウイルス	● HCV抗体定性：陰性（−） ● HCV-RNA定性：陰性（−） ● HCV-RNA定量：検出なし ● HCVウイルス型：いずれの型も検出なし	● 入院時、手術前などのスクリーニング検査 ● 肝炎・肝硬変を鑑別するとき
	HIV検査	● スクリーニング検査：陰性（−） ● 確認検査：陰性（−）	● HIV感染の有無を調べるとき
	HTLV検査	● スクリーニング検査：陰性（−） ● 確認検査：陰性（−）	● HTLV感染を疑うとき

尿検査

検査項目	基準値	どういうときに行う検査か
尿量	● 1,000〜2,000mL/日	● 脱水・心不全・敗血症などを疑うとき ● 腎機能（濃縮力など）を把握したいとき
尿比重	● 1.015〜1.025	● 脱水状態の評価または腎の希釈・濃縮力の評価をしたいとき
尿pH	● 4.5〜7.5	● 体内の酸塩基平衡をある程度把握したいとき
尿タンパク	● 定性：陰性（−） ● 定量：150mg/日未満（蓄尿）	● 尿量減少や浮腫などがあるとき ● 残尿感や下腹部痛などがあるとき ● 口渇感などがあるとき ● ルーチン検査のとき
尿糖	● 定性：陰性（−） ● 定量：100mg/日以下（蓄尿）	
尿潜血	● 定性：陰性（−）	
ケトン体	● 定性：陰性（−）	

＜引用・参考文献＞
1　西﨑祐史，渡邊千登世 編：ケアに生かす検査値ガイド　第2版．照林社，東京，2018．
2　浅野嘉延：アセスメントができるようになる！　検査値まるわかりガイド．照林社，東京，2020．

注意 検査基準値は、文献や測定法、学校・施設によっても異なります。こちらの数値を活用する際には、あくまでも参考となる値としてご利用ください。

索 引

※各検査の基準値はP.209〜212参照。

数字・欧文・記号

1回換気量	28,46
1秒率	45
1秒量	45
I音	12
I型の呼吸不全	15
II音	12
II型の呼吸不全	15
ACE阻害薬	32,171
ACTH	139
ADH	139
ADL	21
ALT	16,18
ANP	12
APTT	18,19
ARB	32,171
AST	16,18
BMI	16
BNP	12
BUN	20
Ca	20
CCr	20
ChE	18
CHF	170
Cl	20
CO_2ナルコーシス	109
COPD	15,46,173
Cr	20
CRF	180
CRP	12
CTR	13,171
C反応性タンパク	12
DM	178
DVT	52
──の好発部位	52
──の症状・徴候	114
──の誘発因子	53
──の予防	52,111
D-ダイマー	19
e-GFR	20
EMR	199
ERV	46
ESD	199
FDP	19
FEV_1	45
FEV_1%	45
FEV_1/FVC	45
F_IO_2	100

FRC	34,46
FRS	29
FVC	45
GCS	23
GH	139
GLU	16
GOT	16,18
GPT	16,18
Hb	16,20
HbA1c	16
HDL-C	16
HPT	18,19
HT	176
Ht	16,20
HTN	176
IADL	21
IC	46
IRV	46
JSN eGFRcr	20
K	20
LDL-C	16
LRP	204
LVEF	13
Na	16,20
NRS	29
NT-proBNP	12
NYHAの心機能分類	13
P	20
$PaCO_2$	15
PaO_2	15
PD	196
PT	18,19
PTE	52
RALP	204
RBC	16,20
RRP	204
RV	46
SpO_2	14,163
S状結腸切除術	198
T-Bil	18
Tei index	13
TG	16
THA	206
TLC	46
TV	46
T字帯	61
$\dot{V}_{25}$	45
$\dot{V}_{50}$	45
$\dot{V}_{50}$/$\dot{V}_{25}$	45

VAS	29
VC	45,46
WBC	143
β遮断薬	32,171
γ-GT	16,18
γ-グルタミルトランスフェラーゼ（γ-GT）	16,18
%FEV_1	45
%MMF	45
%MVV	45
%VC	45

あ

アウトカム	31
アスパラギン酸アミノトランスフェラーゼ（AST）	16,18
アドレナリン	139
粗い断続性副雑音	14
アラニンアミノトランスフェラーゼ（ALT）	16,18
アルコール性肝機能障害	182
アルドステロン	139
アルブミン	16
アンジオテンシン	139
アンジオテンシンII受容体拮抗薬	32,171
アンジオテンシン変換酵素	32,171
安静吸気位	46
安静呼気位	46
安全の確保	49

い

異化期	90
胃管	158,163
胃がんの手術	193
意識障害	182
胃全摘術	193
いびき音	14
医療関連機器褥瘡	7
イレウス	9,20
──術後3日目の観察項目	142
飲酒量	18
インスリン皮下注射	186
インセンティブスパイロメトリー	28,39
──の種類	41
──の適応・禁忌	41

う

ウィーズ	14

213

ウィップル法 …………………… 196
ウィルス性肝機能障害 ………… 182
ウィルヒョウの3徴 …………… 6,53
ウィンスロー孔 ………………… 117
右結腸傍溝 ……………………… 117
右心不全 ………………………… 170

え

エアリーク ……………………… 131
栄養状態 ………………………… 16
腋窩リンパ節郭清術 …………… 202
エコノミークラス症候群 ……… 53
炎症性サイトカイン …………… 140

お

横隔膜下腔 ……………………… 117
横隔膜呼吸 ……………………… 175
横行結腸切除術 ………………… 198
黄疸 ………………………… 18,182
オーチンクロス法 ……………… 202
オープンフェースマスク ……… 101
オメガ貼り ……………………… 124
温湿布 …………………………… 154

か

ガーゼ交換 ……………………… 89
カーフポンプ ……… 111,159,167
外転枕 …………………………… 207
開腹手術 ………………………… 194
ガウンテクニック ……………… 72
拡張期雑音 ……………………… 12
加湿 ……………………………… 104
加湿器 …………………………… 99
下垂足 …………………………… 115
活性化部分トロンボプラスチン時間
 ……………………………… 18,19
カテコラミン …………………… 139
カリウム ………………………… 20
カルシウム ……………………… 20
換気障害の分類 ………………… 45
肝機能 …………………………… 18
肝機能障害 ……………………… 182
間質性肺炎 ………………… 15,46
肝腫大 …………………………… 18
感染 ……………………………… 208
感染性膵液 ……………………… 197
含嗽 ……………………………… 29
浣腸 ……………………………… 50

き

器械出し看護師 ……………… 70,75
気管内挿管 …………………… 33,58
気胸 ……………………………… 15
喫煙 ……………………………… 15

気道内分泌物 …………………… 33
気道閉塞 ………………………… 91
機能的残気量 ……………… 34,46
逆流性食道炎 …………………… 194
キャトル法 ……………………… 196
吸引圧制御ボトル ……… 127,132
急性循環不全 …………………… 91
 ── 術直後（術当日）の観察項目 … 94
急性腎障害 ……………………… 6
 ── 術直後（術当日）の観察項目 … 95
 ── 術後1日目の観察項目 … 138
急性胆嚢炎 ……………………… 195
急性疼痛 ………………………… 5
 ── 術直後（術当日）の観察項目 … 95
 ── 術後1日目の観察項目 … 137
 ── 術後2日目の観察項目 … 140
吸入酸素濃度 …………………… 100
休薬 ……………………………… 168
胸筋温存乳房切除術 …………… 202
胸筋合併乳房切除術 …………… 202
胸腔ドレーン ………… 125,189
 気密性の確認 ………………… 128
 ── の留置位置 ……………… 126
胸水 ………………………… 13,15
胸部X線検査 …………………… 15
起立性低血圧 …………………… 145
禁飲食 …………………………… 32
筋力回復期 ……………………… 90

く

空腸間置法 ……………………… 193
口すぼめ呼吸 ……… 28,161,175
クモ状血管腫 ……………… 18,182
グラスゴー・コーマ・スケール … 23
クリーブランドクリニックの基準 … 201
クリニカルパス ………………… 30
グルカゴン ……………………… 139
グルタミン酸オキサロ酢酸トランスアミ
 ナーゼ（GOT） …………… 16,18
グルタミン酸ピルビン酸トランスアミ
 ナーゼ（GPT） …………… 16,18
車椅子への移乗 …………… 51,62
クレアチニン …………………… 20
クレアチニン・クリアランス … 20
クロール ………………………… 20

け

経口腸管洗浄剤 ………………… 27
経口避妊薬 ……………………… 168
経皮的動脈血酸素飽和度 ……… 14
頸部後屈 ………………………… 161
外科的糖尿病 …………………… 7,186
 ── 術後1日目の観察項目 … 138
 ── 術後2日目の観察項目 … 140

血液・凝固系 …………………… 19
血液検査 ………………………… 209
血液生化学検査 ………………… 210
血管炎 …………………………… 160
血小板数 ………………………… 19
血清アルブミン ………………… 16
血清カリウム …………………… 20
血清カルシウム ………………… 20
血清クレアチニン ……………… 20
血清クロール …………………… 20
血清総コレステロール ………… 16
血清総タンパク ………………… 16
血清トランスフェリン ………… 16
血清ナトリウム（Na） …… 16,20
血清尿素窒素 …………………… 20
血清リン ………………………… 20
血栓 ……………………………… 19
結腸右半切除術 ………………… 198
結腸左半切除術 ………………… 198
血糖 ……………………………… 16
血糖降下薬 ……………………… 168
血尿 ……………………………… 166
ケトン体 ………………………… 20
検査基準値 ……………………… 209
見当識障害 ……………………… 182

こ

降圧利尿薬 ……………………… 32
抗炎症性サイトカイン ………… 140
抗がん剤 ………………………… 168
交感神経 ………………………… 5
抗凝固薬 ………………… 32,168,185
高血圧 …………………………… 92
高血圧症 ………………………… 176
抗血小板薬 ………………… 32,168
抗血栓薬 ………………… 32,168,185
拘束性換気障害 ………………… 45
高調性連続性副雑音 …………… 14
喉頭鏡 …………………………… 58
硬膜外麻酔 …………………… 158,165
高密度リポタンパクコレステロール … 16
肛門括約筋温存手術 …………… 198
抗利尿ホルモン ………………… 139
高流量器具 …………………… 100,102
コース・クラックル …………… 14
コーピング ……………………… 22
呼吸援助法 ……………………… 33
呼吸音の聴取部位 ……………… 35
呼吸器合併症 ……………… 39,91
 ── 術前日の観察項目 ……… 25
 ── 術直後（術当日）の観察項目 … 94
 ── 術後1日目の観察項目 …… 137
 ── 術後2日目の観察項目 …… 140
 ── 術後3日目の観察項目 …… 142

──の予防……………………33,39
呼吸器系………………………14
呼吸訓練・呼吸訓練法………28,39
　容量タイプのインセンティブスパイロ
　メトリーを使用した ──……43
　流速タイプのインセンティブスパイロ
　メトリーを使用した ──……41
呼吸不全………………………66
骨接合術………………………206
骨粗鬆症………………………195
骨粗鬆症治療薬………………168
骨盤底筋運動…………………205
細かい断続性副雑音…………14
コリンエステラーゼ…………18
コルチゾール…………………139
混合性換気障害………………45
昏睡……………………………182
混濁尿…………………………166
コンパートメント症候群……115

さ

サードスペース………………93
臍垢……………………………26
最大吸気位……………………46
最大吸気量……………………46
最大呼気位……………………46
サイトカイン…………………140
細胞外液………………………93
細胞内液………………………93
サインアウト…………………70
サインイン……………………70
左結腸傍溝……………………117
左室駆出率……………………13
左心不全………………………170
残気量…………………………46
酸素……………………158,161
酸素解離曲線…………………66
酸素吸入器具…………………100
　──の装着方法………………102
酸素吸入による副作用………109
酸素供給装置…………………98
酸素中毒………………………109
酸素飽和度曲線………………66
酸素ボンベの残量計算方法…107
酸素ボンベ方式………………98,107
酸素マスク……………………101
酸素流量計……………………98
酸素療法………………………97

し

視覚的アナログスケール……29
ジギタリス製剤………………32
事故抜去………………124,134,160
持続的導尿……………………146

──の管理：採尿バッグの排液‥148
自動血圧計……………………162
シバリング……………………91,93
脂肪肝…………………………182,197
脂肪蓄積期……………………90
社会的役割……………………24
シャント………………………184
収縮期雑音……………………12
縮小手術………………………188
手術室見学のポイント………72
手術室入室の準備……………58
手術室入室前チェックリスト…26,59
手術時手洗い…………………77
手術侵襲………………………90
　──に伴う神経・内分泌反応
　　　　　　　　　　　……139,140
　──に伴う免疫反応…………140
手術中の観察項目……………69
手術直後の患者さんの状態…88
手術直前の確認………………50
手術の大まかな流れ…………70
手掌紅斑………………………18
出血傾向………………………18,19
出血時間………………………19
術後合併症……………3,91,143
　──のアセスメント（術前）…11
術後感染………………………8,143
　── 術前日の観察項目………25
　── 術直前（術当日）の観察項目…49
　── 術後1日目の観察項目……138
　── 術後2日目の観察項目……141
　── 術後3日目の観察項目……142
術後感染症……………………143
術後出血………………………4,91
　── 術前日の観察項目………25
　── 術直前（術当日）の観察項目…49
　── 術直後（術当日）の観察項目…94
　── 術後1日目の観察項目……137
　── 術後2日目の観察項目……140
術後せん妄……………………9,143
術後ベッドの準備……………85
術前日までに用意しておくもの…26
術前のフィジカルアセスメント…25
術野外感染……………………143
循環器系………………………12
循環血液量減少性ショック…91
傷害期…………………………90
上気道閉塞……………………46
情報的ドレーン………………117,164
褥瘡……………………………7
食道がんの手術………………190
食道再建経路…………………190
女性化乳房……………………18,182
ショック………………………91

心音の聴取部位………………12
心胸郭比………………………13,171
心原性ショック………………91
人工肛門………………………199
人工股関節全置換術…………206
人工骨頭置換術………………206
人工透析………………………184
心雑音…………………………12
心室性期外収縮………………12,172
身体活動レベル（カテゴリー）…17
心電図検査……………………12
心電図モニタ…………………162
深部静脈血栓症………………6,92
　── 術前日の観察項目………25
　── 術直前（術当日）の観察項目…49
　── 術直後（術当日）の観察項目…95
　── 術後1日目の観察項目……137
　── 術後2日目の観察項目……140
　──の予防……………………52,111
心不全…………………………15,170
心不全マーカー………………13
心房性ナトリウム利尿ペプチド………12

す

膵液漏…………………195,197,208
膵管チューブ…………………196
膵がんの手術…………………196
膵全摘術………………………196
膵体尾部切除術………………196
推定エネルギー必要量………17
推定糸球体濾過量……………20
膵頭十二指腸切除術…………196
水封室…………………………127,130
水泡音…………………………14
睡眠薬…………………………32
数値的評価スケール…………29
スクラビング法………………77
ステロイド薬…………………185
ストーマ………………………199,201
ストーマサイトマーキング…201
ストレッチャーへの移乗……51,62
スパイログラム………………38,46
スパイロメータ………………38

せ

清潔扱いの看護師……………70,75
　──の準備の流れ……………75
清潔区域………………………72,74
精神状態………………………22
　── 術前日の観察項目………25
　── 術直前（術当日）の観察項目…49
　── 術後1日目の観察項目……138
　── 術後2日目の観察項目……141
成長ホルモン…………………139

赤血球数（RBC）……………… 16,20
全身麻酔……………………………… 33
センチネルリンパ節生検……………… 202
セントラルパイピング方式………… 98,104
全肺気量……………………………… 46
せん妄………………………………… 9
戦慄……………………………… 91,93
前立腺がんの手術…………………… 204
前立腺全摘除術……………………… 204

そ

早期離床……………………… 28,144
　──術前日の観察項目…………… 25
　──術後1日目の観察項目……… 139
　──術後2日目の観察項目……… 141
　──術後3日目の観察項目……… 142
総コレステロール…………………… 16
総タンパク…………………………… 16
総ビリルビン………………………… 18
創部ドレーン…………………… 159,164
創部ドレッシング……………… 159,165
ゾーニング…………………………… 72
外回り看護師………………… 70,75

た

体位ドレナージ……………………… 36
体位変換……………………………… 28
退院指導……………………………… 23
代謝水………………………………… 16
大腿骨頸部／転子部骨折の手術…… 206
大腸がんの手術……………………… 198
対標準1秒量………………………… 45
タイムアウト………………………… 70
ダグラス窩…………………… 117,198
脱臼…………………………………… 207
胆管チューブ………………………… 196
胆汁漏………………………………… 197
弾性ストッキング……… 51,52,159,167
　──装着中のケアのポイント…… 57
　──の種類………………………… 27
　──の計測………………………… 27
　──の脱がせかた………………… 57
　──の履かせかた………………… 55
断続性副雑音………………………… 14
ダンピング症候群…………………… 194

ち

恥骨後式前立腺全摘除術…………… 204
チャイルド法………………………… 196
中央配管方式………………… 98,104
腸蠕動………………………………… 154
　術後の──を促進するための温湿布
　　…………………………………… 154
腸閉塞…………………………… 20,143

治療的ドレーン………………… 117,164

て

低圧持続吸引法………………… 125,127
低血圧………………………………… 92
低血糖………………………………… 186
低酸素血症…………………………… 91
低体温………………………………… 91
低調性連続性副雑音………………… 14
低密度リポタンパクコレステロール… 16
低流量器具…………………… 100,101
笛音…………………………………… 14
転換期………………………………… 90
電気メス……………………………… 59
点滴…………………………… 158,160
転倒………………………………… 145

と

同化期………………………………… 90
糖質コルチコイド…………………… 139
疼痛…………………………………… 5
疼痛スケール………………………… 29
導尿………………………………… 146
　→「持続的導尿」も参照
糖尿病………………………… 178,197
動脈血ガス分析……………………… 15
動脈血酸素分圧………………… 15,66
動脈血酸素飽和度…………………… 66
動脈血二酸化炭素分圧……………… 15
トランスフェリン…………………… 16
トリグリセリド……………………… 16
努力肺活量…………………………… 45
ドレーン……………………… 117,125
　持続吸引ができる閉鎖式 …… 118
　手術直後のチューブ類、──の取り
　　扱い……………………………… 88
　創部──………………… 159,164
　　──のテープ固定の方法…… 128
　　──の排液………………… 126
　腹腔──のおもな留置位置… 117

な

内視鏡的治療…………………… 194,199
内視鏡的粘膜下層剥離術…………… 199
内視鏡的粘膜切除術………………… 199
内視鏡的ポリープ切除術…………… 199
内服薬の確認………………………… 32
ナトリウム（Na）……………… 16,20

に

乳がんの手術………………………… 202
乳び胸………………………………… 189
乳び尿………………………………… 166
乳房円状部分切除術………………… 202

乳房温存手術………………………… 202
乳房切除術…………………………… 202
乳房扇状部分切除術………………… 202
尿検査………………………………… 212
尿生成………………………………… 146
尿潜血………………………………… 20
尿素窒素……………………………… 20
尿タンパク…………………………… 20
尿糖…………………………………… 20
尿の色調……………………………… 166
尿閉…………………………… 152,205
尿路感染症…………………… 152,166
認知機能……………………………… 23

ね・の

捻髪音………………………………… 14
脳性ナトリウム利尿ペプチド……… 12
脳性ナトリウム利尿ペプチド前駆体N
　端フラグメント…………………… 12
膿尿…………………………………… 166
ノルアドレナリン…………………… 139

は

バーセル・インデックス…………… 21
パーセント最大換気量……………… 45
パーセント最大中間呼気流量……… 45
パーセント肺活量…………………… 45
排液ボトル（胸腔ドレーン）…… 127,133
肺炎………………………… 8,15,34,39
肺活量…………………………… 45,46
肺がん………………………………… 15
肺がんの手術………………………… 188
肺機能検査…………………………… 38
　──の基準値……………………… 45
肺区域………………………………… 36
肺結核………………………………… 15
肺血栓塞栓症………………… 6,52,145
排泄…………………………………… 20
肺線維症……………………………… 46
肺全摘術……………………………… 188
バイタルサインの基準値…………… 66
排痰援助法…………………………… 33
排尿障害……………………………… 200
肺葉切除術…………………………… 188
白血球数……………………………… 143
鼻カニューレ………………………… 101
羽ばたき振戦………………………… 182
ハフィング…………………… 28,37
バリアンス…………………………… 31
ハルステッド法……………………… 202
反回神経麻痺………………………… 192

ひ

皮下気腫…………………………… 133

腓骨神経麻痺	115	
非清潔扱いの看護師	75	
非清潔区域	72,74	
必要水分量	16	
皮膚トラブル	7	
——術後1日目の観察項目	137	
弾性ストッキングによる——	115	
ドレーンによる——	124	
鼻カニューレ型酸素吸入器具による——	103	
マスク型酸素吸入器具による——	104	
ヒュー・ジョーンズの呼吸困難分類	175	
ビルロートⅠ法	193	
ビルロートⅡ法	193	
貧血	195	

ふ

ファイン・クラックル	14
不安	22,32
フィブリノゲン	18,19
フィブリン・フィブリノゲン分解産物	19
フェイススケール	29
不感蒸泄	16
不完全外瘻	197
腹圧性尿失禁	205
腹会陰式直腸切断術	198
腹腔鏡下手術	194
腹腔鏡下前立腺全摘除術	204
腹腔ドレーンのおもな留置位置	117
腹腔ドレーン排液の性状	208
腹腔内出血	197,208
腹腔内膿瘍	195,197,208
副雑音	14
腹式呼吸	175
副腎皮質刺激ホルモン	139
副腎皮質ステロイド薬	32,185
腹水	16,18,182
浮腫	12,16,18,114,182
不整脈	91
フットポンプ	111,159,167
足底スリーブの履かせかた	113
膝丈スリーブの履かせかた	112
フローボリューム曲線	46
プロトロンビン活性	19
プロトロンビン時間	18,19
吻合部通過障害	194
噴門側胃切除術	193

へ

閉鎖式ドレーン	117
→「ドレーン」も参照	

閉塞性換気障害	45
ペイティ法	202
ベッドの準備	85
ヘパプラスチンテスト	18,19
ヘマトクリット(Ht)	16,20
ヘモグロビン(Hb)	16,20
ヘモグロビンエーワンシー	16
ベンチュリー効果	100
ベンチュリマスク	102

ほ

膀胱刺激症状	152
縫合不全	10,143
膀胱留置カテーテル	159,166
——の抜去	150
——抜去のめやす	147
——留置中の感染経路	147
乏尿期	95,166
ホーマンズ徴候	114
ボディイメージ	23
ポリペクトミー	199

ま・み・む

マイルズ手術	198
麻酔覚醒遅延	91
慢性心不全	170
慢性腎不全	180
慢性閉塞性肺疾患(COPD)	15,46,173
未熟児網膜症	109
ミルキング	123
ムーアの分類	90
無気肺	4,34,39,109

め・も

迷走神経反射	144
滅菌ガウンの装着	80
滅菌手袋の装着	81
滅菌排液バッグの排液のしかた	119
メデューサの頭	18,182
免疫血清検査	212
免疫反応	140
モリソン窩	117

や・ゆ・よ

薬物学的予防法(DVT)	54
薬物性肝機能障害	182
幽門側胃切除術	193
輸液ポンプ	158,160
輸入脚症候群	195
予備吸気量	46
予備呼気量	46
予防的ドレーン	117,164

ら・り・る・れ・ろ

ラビング法	79
理学的予防法(DVT)	54
リザーバー付き酸素マスク	101
離床	144
利尿薬	171
リン	20
リンパ浮腫	203
ルーワイ法	193
レニン	139
連続性副雑音	14
ローエンベルグ徴候	114
ロボット支援前立腺全摘除術	204
ロンカイ	14

わ

ワルファリンカリウム	185

本書は、2020年9月30日第1版第1刷発行の
『急性期実習に使える！ 周術期看護ぜんぶガイド』を改訂、改題したものです。

急性期実習で使える！
周術期看護ぜんぶガイド 第2版

2020年 9 月30日　第 1 版第 1 刷発行	著　者	北島　泰子
2023年11月 7 日　第 1 版第 6 刷発行		中村　充浩
2025年 3 月31日　第 2 版第 1 刷発行	発行者	森山　慶子
	発行所	株式会社 照林社

〒 112 - 0002
東京都文京区小石川 2 丁目 3 - 23
電　話　03 - 3815 - 4921 （編集）
　　　　03 - 5689 - 7377 （営業）
https://www.shorinsha.co.jp/
印刷所　　株式会社シナノ パブリッシングプレス

●本書に掲載された著作物(記事・写真・イラスト等)の翻訳・複写・転載・データベースへの取り込み、および送信に関する許諾権は、照林社が保有します。
●本書の無断複写は、著作権法上の例外を除き禁じられています。本書を複写される場合は、事前に許諾を受けてください。また、本書をスキャンしてPDF化するなどの電子化は、私的使用に限り著作権法上認められていますが、代行業者等の第三者による電子データ化および書籍化は、いかなる場合も認められていません。
●万一、落丁・乱丁などの不良品がございましたら、「制作部」あてにお送りください。送料小社負担にて良品とお取り替えいたします(制作部 ☎0120 - 87 - 1174)。

検印省略 （定価はカバーに表示してあります）
ISBN978-4-7965-2641-8
©Yasuko Kitajima, Mitsuhiro Nakamura/2025/Printed in Japan